Anatomia para a Voz

Compreender e melhorar a dinâmica do aparelho vocal

Blandine Calais-Germain
François Germain

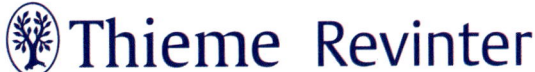

Dados Internacionais de Catalogação na Publicação (CIP) de acordo com ISBD

C141a

Calais-Germain, Blandine
  Anatomia para a voz: compreender e melhorar a dinâmica do aparelho vocal / Blandine Calais-Germain, François Germain; tradução Juliana Marschal Ramos, et al. – Rio de Janeiro, RJ: Thieme Revinter, 2024.

  16 x 23 cm
  Inclui bibliografia.

  Título Original: *Anatomie Pour la Voix*
  ISBN 978-65-5572-231-4
  eISBN 978-65-5572-232-1

  1. Fonoaudiologia. 2. Voz. 3. Laringe – Anatomia. I. Ramos, Juliana Marschal. II. Título.

  CDD: 611.22

Elaborado por Maurício Amormino Júnior – CRB6/2422

Revisão Técnica:
ROGÉRIO A. DEDIVITIS
Professor Livre Docente do Departamento de Cirurgia da Faculdade de Medicina da USP.
Médico Supervisor do Grupo de Tumores de Laringe e Hipofaringe do Serviço de Cirurgia de Cabeça e Pescoço do Hospital das Clínicas da FMUSP.

Título original:
Anatomie Pour la Voix – Comprendre et améliorer la dynamique de l'appareil vocal
Copyright © 2019 by Éditions DésIris
ISBN 978-2-36403-183-8

© 2024 Thieme. All rights reserved.
Thieme Revinter Publicações Ltda.
Rua do Matoso, 170
Rio de Janeiro, RJ
CEP 20270-135, Brasil
http://www.ThiemeRevinter.com.br

Thieme USA
http://www.thieme.com

Impresso no Brasil por Hawaii Gráfica e Editora Ltda.
5 4 3 2 1
ISBN 978-65-5572-231-4

Também disponível como eBook:
eISBN 978-65-5572-232-1

Nota: O conhecimento médico está em constante evolução. À medida que a pesquisa e a experiência clínica ampliam o nosso saber, pode ser necessário alterar os métodos de tratamento e medicação. Os autores e editores deste material consultaram fontes tidas como confiáveis, a fim de fornecer informações completas e de acordo com os padrões aceitos no momento da publicação. No entanto, em vista da possibilidade de erro humano por parte dos autores, dos editores ou da casa editorial que traz à luz este trabalho, ou ainda de alterações no conhecimento médico, nem os autores, nem os editores, nem a casa editorial, nem qualquer outra parte que se tenha envolvido na elaboração deste material garantem que as informações aqui contidas sejam totalmente precisas ou completas; tampouco se responsabilizam por quaisquer erros ou omissões ou pelos resultados obtidos em consequência do uso de tais informações. É aconselhável que os leitores confirmem em outras fontes as informações aqui contidas. Sugere-se, por exemplo, que verifiquem a bula de cada medicamento que pretendam administrar, a fim de certificar-se de que as informações contidas nesta publicação são precisas e de que não houve mudanças na dose recomendada ou nas contraindicações. Esta recomendação é especialmente importante no caso de medicamentos novos ou pouco utilizados. Alguns dos nomes de produtos, patentes e design a que nos referimos neste livro são, na verdade, marcas registradas ou nomes protegidos pela legislação referente à propriedade intelectual, ainda que nem sempre o texto faça menção específica a esse fato. Portanto, a ocorrência de um nome sem a designação de sua propriedade não deve ser interpretada como uma indicação, por parte da editora, de que ele se encontra em domínio público.

Tradução:
JULIANA MARSCHAL RAMOS
Tradutora, Estudante do 8° Semestre de Letras Bacharelado português-francês na Universidade Federal do Rio Grande do Sul

GABRIELLE AIMI
Tradutora Formada pela UFRGS

DÉBORA FIALHO GOULART
Tradutora, Graduanda no curso de Bacharelado em Letras Francês da UFRGS

DORIS GOLDSTEIN FRIDMAN
Tradutora, Graduanda no curso de Bacharelado em Letras Francês da UFRGS

THIAGO DA SILVA PRUSOKOWSKI
Tradutor, Graduando no curso de Bacharelado em Letras Francês da UFRGS

Todos os direitos reservados. Nenhuma parte desta publicação poderá ser reproduzida ou transmitida por nenhum meio, impresso, eletrônico ou mecânico, incluindo fotocópia, gravação ou qualquer outro tipo de sistema de armazenamento e transmissão de informação, sem prévia autorização por escrito.

*Este livro é dedicado a Laurent,
rei das vocalizações,
e a todos os seus irmãos e irmãs com
síndrome de Down,
que trazem tanta doçura
em nossa terra.*

Agradecemos aqui as pessoas
que ajudaram na elaboração deste livro,
posando para os desenhos,
às vezes discutindo por muito tempo...

Pierre-Yves Binard
Bernard Coignard
Françoise Contreras
Anne Debreilly
Odile Dhénain
Benjamin Duluc
Gloria Gastaminza
Brigitte Hap
Francis Jeser
Allison Liddiart
Ibai Lopez
Jose Luis Marin Mateo
Etoile Mechali
Nicole Nussbaum
Julia Roux
Simone Ushirobira

E graças aos designers
Marie-Luce Dehondt e Florence Penouty
pelo entusiasmo...

Prefácio à edição brasileira

Você pode ter estranhado o nome deste livro. *Anatomia para a voz* e não Anatomia para a laringe ou Anatomia para o aparelho fonador causa, de fato, um certo estranhamento. A anatomia estuda a forma e as estruturas do corpo humano e a voz é o som produzido pelo aparelho fonador: Anatomia do Aparelho Fonador seria então melhor? Estas dúvidas podem nos induzir a achar que houve um erro ou inadequação dos autores ou dos tradutores, contudo, ao ler este livro você vai entender a escolha dos autores pela abordagem única sobre o fascinante mecanismo envolvido na produção do som da voz para falar, cantar e expressar emoções.

As informações oferecidas são cientificamente embasadas e apresentadas em uma perspectiva clínica prática, aliada a uma concepção artística sofisticada, que fará você embarcar em uma jornada visual, com desenhos riquíssimos que transformam a complexidade da voz humana em pranchas de arte. Esta poderosa ferramenta de comunicação humana, a voz, é explorada em seus intrincados mecanismos, do pulmão à cavidade oral. Essa viagem pictórico-científica vai atrair clínicos, fonoaudiólogos, artistas e pedagogos vocais. Os especialistas em voz e laringe, sejam fonoaudiólogos ou médicos, vão encontrar uma fonte de recursos para melhorar sua decisão clínica e sua comunicação com o paciente. Os apaixonados pela voz artística, sejam pedagogos vocais, *coaches*, cantores ou atores, que dedicam sua atividade profissional a desenvolver ou usar a voz para se conectar com os outros pelo canto ou pela fala, vão ficar ainda mais encantados e validados em suas escolhas. Todos encontrarão eco nesta leitura.

Prepare-se para um salto de qualidade em sua compreensão da produção da voz, o que justificará plenamente a escolha que os autores fizeram para o nome deste livro e para a forma de apresentar o conteúdo. Permita ser surpreendido por termos diferentes dos usuais, como o esqueleto da voz. Algumas opções de vocabulário foram escolhidas para facilitar a compreensão de quem não é especialista, mas sempre com profundo respeito pela ciência. A experiência dos autores mostra que, a partir de uma vivência particular, pode-se ousar e apresentar algo novo, respeitando-se o conhecimento científico desenvolvido em séculos de interesse sobre a voz humana.

Dra. Mara Behlau
Diretora do Centro de Estudos da Voz (CEV)

Prefácio a 3 vozes...

Existe um tempo para a voz e, para algumas pessoas, existe a necessidade de entender como o corpo da voz é construído. Como, porém, você mantém a trilha vocal, envolvendo-se nos detalhes da descrição?

Foi o que tentaram os autores, cujo objetivo foi tornar acessível a apresentação de uma anatomia muito complexa por partes.

Para isso, Blandine Calais-Germain retomou os métodos de seus trabalhos anteriores, multiplicando os desenhos que mostram as estruturas de diferentes ângulos de visão, com um texto que, muitas vezes, descreve o desenho como um dedo apontando.

Encontramos neste livro a sua forma de ensinar, que conhecemos nas suas aulas: tudo o que é descrito está sempre relacionado com o corpo da voz, mas também com o movimento. François Germain trouxe, em muitas páginas, a precisão de certas noções relativas à Física, mas permanecendo ao alcance de um público não especializado.

É com prazer que olhamos para o trabalho que os autores fizeram para nos apresentar a beleza da anatomia da voz. Este livro nos mostra, de forma óbvia, a capacidade da natureza em produzir o mundo dos sons.

Vicente Fuentes
metteur en scène,
directeur du département Voix et langage
à l'École royale d'art dramatique de Madrid,
conseiller au Théâtre national espagnol

Dr Guy Cornut
médecin phoniatre,
ancien responsable du département de Phoniatrie
de la Clinique ORL de la Faculté de médecine de Lyon,
chef de chœur (Ensemble vocal de Lyon)

Annie Trolliet-Cornut
orthophoniste à Lyon,
pédagogue du chant
spécialisée dans la thérapie vocale
parlée et chantée

Sumário

1. Introdução — p. 11

Algumas regras de descrição dos movimentos — p. 12
O aparelho fonador — p. 13
Corpo locomotor (corpo postural), corpo respiratório, corpo fonador (ou aparelho fonador) — p. 14

2. O esqueleto da voz — p. 23

A coluna vertebral — p. 26
Os três principais "blocos": cabeça, caixa torácica, pelve — p. 42
A pelve — p. 44
A caixa torácica — p. 48
O crânio vocal — p. 62

3. O sistema respiratório — p. 89

Introdução — p. 90
As duas cavidades — p. 91
Os órgãos da respiração e seu entorno — p. 98
Os músculos da respiração e da voz — p. 101
Os músculos que produzem a expiração vocal — p. 102
Os músculos inspiratórios — p. 114
Músculos posturais — p. 128

4. A laringe — p. 133

As cartilagens da laringe — p. 136
Ligamentos, membranas — p. 146
As articulações — p. 152
Músculos intrínsecos da laringe — p. 157
A mucosa da laringe — p. 167
Os três andares da laringe — p. 170
Os músculos extrínsecos da laringe — p. 182

5. O trato vocal — p. 193

O trato vocal em parte no pescoço — p. 200
A faringe — p. 214
A boca — p. 222
O palato mole (véu palatino) — p. 232
A língua — p. 244
Os lábios — p. 260
O nariz e as fossas nasais — p. 272
A orelha — p. 278

6. Alguns termos do campo da voz — p. 281

A matéria — p. 282
Gás e pressão — p. 284
Da pressão ao som — p. 286
Altura, intensidade e duração do som — p. 288
Timbre — p. 290

Anexos — p. 292

Blandine Calais-Germain — p. 292
Índice remissivo — p. 293
Bibliografia — p. 299

Visão geral e observações gerais

Anatomia para a voz aborda o conhecimento anatômico em relação à prática da voz humana. Este livro destina-se a pessoas que fazem uso regular e, por vezes, intensivo da voz: cantores, atores, professores, conferencistas, coristas, advogados... Destina-se também a todos os que se interessam por esta temática, por motivos profissionais ou pessoais. O objetivo é fazer com que o leitor possa compreender a si mesmo, reconhecer tal região ou estrutura de seu corpo para, possivelmente, refinar, transformar, adequar seu gesto vocal. Este objetivo explica algumas escolhas técnicas e práticas que são detalhadas aqui.

A apresentação está em consonância com os livros de *Anatomie pour le mouvement* por Blandine Calais-Germain: este livro gira em torno de ilustrações simples diretamente comentadas pelo texto. Esta abordagem muito visual tem como objetivo tornar o assunto mais acessível ao leitor.

Sempre neste espírito de acessibilidade, a apresentação leva, na descrição anatômica, apenas o que é diretamente necessário ao tema da voz, numa ideia de aproveitamento dos dados para a prática vocal. Algumas estruturas, como vasos e nervos, não são mostradas. Doenças não são apresentadas.
Além disso, o livro não adota o alfabeto fonético internacional como exemplo de fonemas, pois isso significaria explicá-lo. Esses exemplos são apresentados em alfabeto francês.

As cores das ilustrações destinam-se a tornar cada desenho fácil de ler.
Para tanto, não são estritamente realistas, mas adotam um código de cores que se encontra ao longo do livro:
- como em muitos livros de anatomia, o osso é apresentado em bege, tom mais identificável do que o marfim, que é seu tom real;
- quando está em um desenho que mostra um músculo, o osso é apresentado em cinza, como se o desenho fosse bicolor;
- as cartilagens são coloridas em azul claro, que se refere ao aspecto vítreo da cartilagem hialina, embora, na realidade, muitas das cartilagens apresentadas não sejam azuis, mas amareladas (porque contêm fibra);
- os músculos são coloridos de forma simplificada como lençóis ou massas vermelhas.
O vocabulário anatômico procurou permanecer acessível ao leitor não especialista.

Em geral toma-se emprestado da nomenclatura médica, mas a palavra preferida, às vezes, é a de uso comum. (como *omoplata* por *escápula*).
Alguns termos são usados de forma intercambiável (*apófise* usada tanto quanto *processo* para designar certas proeminências ósseas).

Algumas estruturas do aparelho vocal foram descritas em outros livros por Blandine Calais-Germain: *Anatomie pour le mouvement, Le périnée féminin, Respiration-geste respiratoire, Abdos sans risque.*
A fim de evitar certas repetições, às vezes o leitor é encaminhado a esses livros para obter mais detalhes.

Muitos destaques relatam um detalhe, uma aplicação vocal.
Dentre estes, alguns se propõem a localizar a estrutura apresentada pela palpação.
Observe que não são aulas de massagem e muito menos manipulação, mas apenas localização, quando possível.
Cada palpação deve ser realizada com muita delicadeza, sem pressionar.

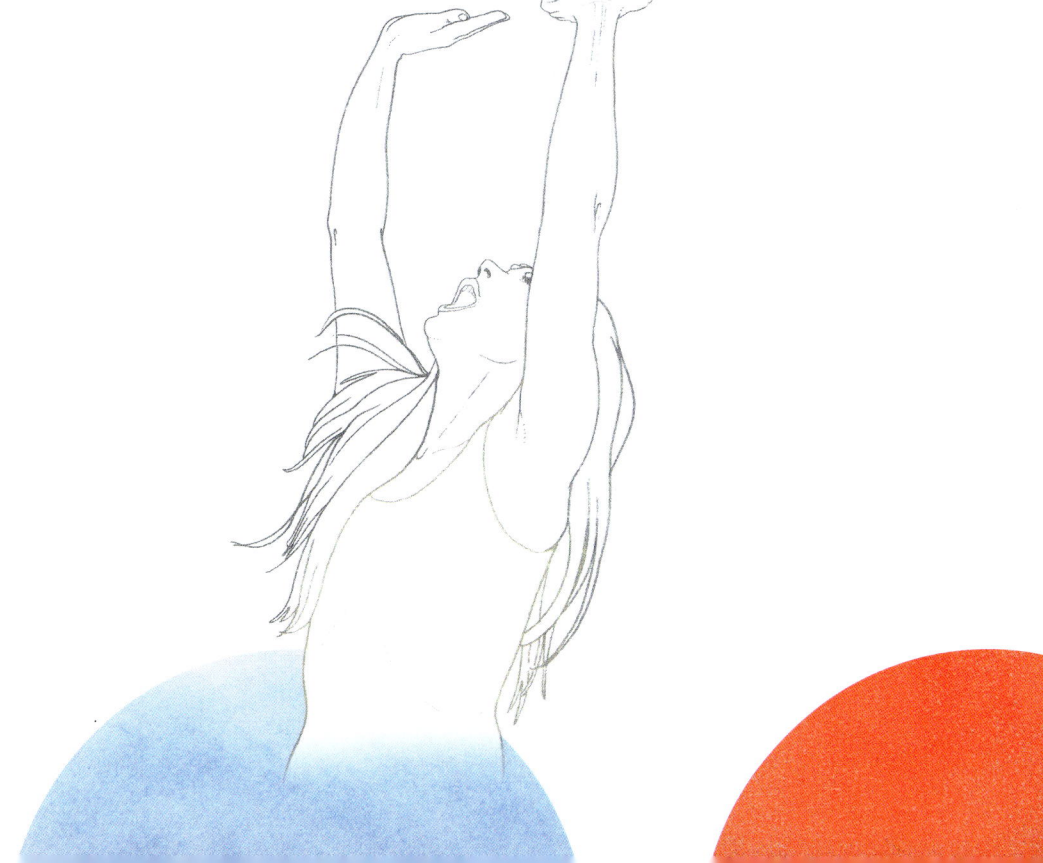

## Introdução	p. 11

O corpo locomotor	p. 15
O corpo postural	p. 16
O corpo respiratório (ou "pneumático")	p. 18
O corpo fonador ou aparelho fonador	p. 19
Os "corpos" locomotor, pneumático e
fonador podem interagir	p. 20

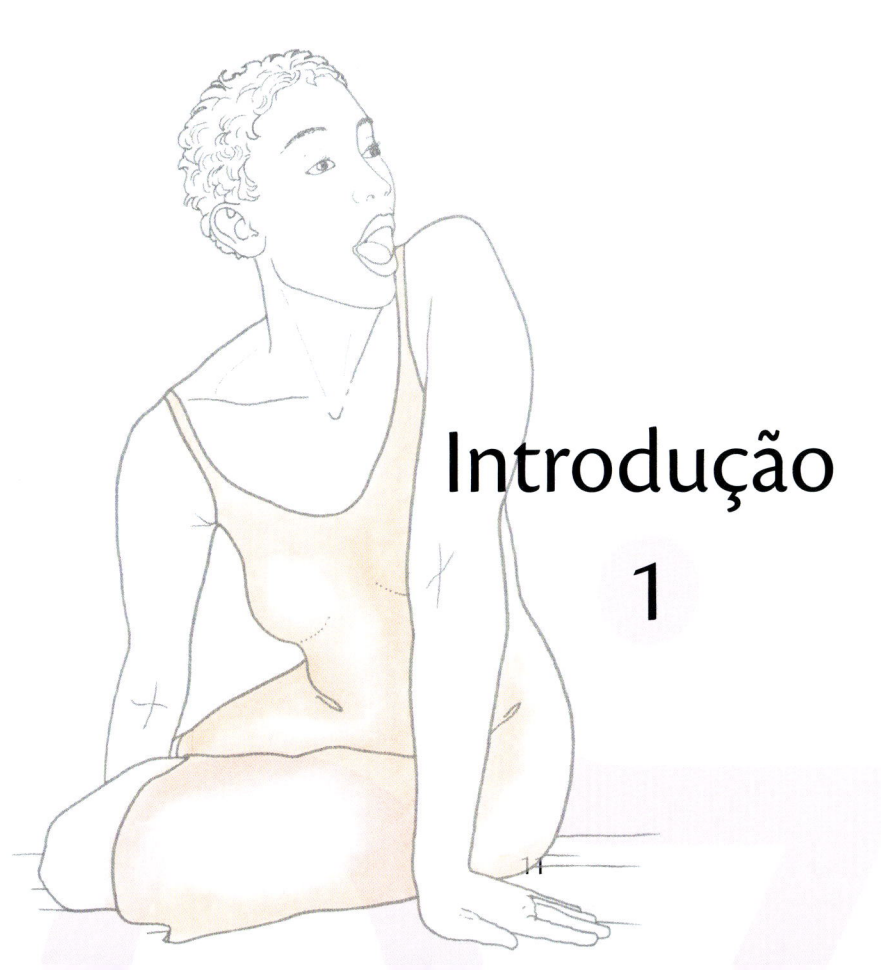

Introdução

1

Algumas regras de descrição dos movimentos

Este livro trata tanto de movimento quanto de voz.
Nomear e descrever movimentos é uma tarefa complexa, pois eles assumem nomes diferentes de uma técnica corporal para outra e há muitos casos específicos.
Os movimentos vocais não são exceção. Sem entrar em muitos detalhes, este livro adotará algumas regras simples.

Uma posição de referência

O corpo está ereto, os pés paralelos e os braços ao lado do corpo.
Portanto, quando uma estrutura é descrita como vertical ou horizontal, é com base na posição de pé.

Planos de movimentação*

Plano "sagital", em que ocorrem movimentos para frente e para trás.
Em geral, um movimento para frente é denominado *flexão*, e um movimento para trás é denominado *extensão*.
Plano "frontal", em que ocorrem os movimentos laterais.
Os movimentos laterais são denominados *inclinação lateral* para a coluna vertebral, *abdução* (lateralização) ou *adução* (aproximação) para os membros ou pregas vocais.
Plano "transversal", em que os movimentos são feitos em torno de um eixo vertical.
Por convenção, os movimentos nesse plano são chamados de *rotações*:
em direção ao meio do corpo, rotação *interna* ou *medial*,
em direção à parte externa do corpo, rotação *externa* ou *lateral*.

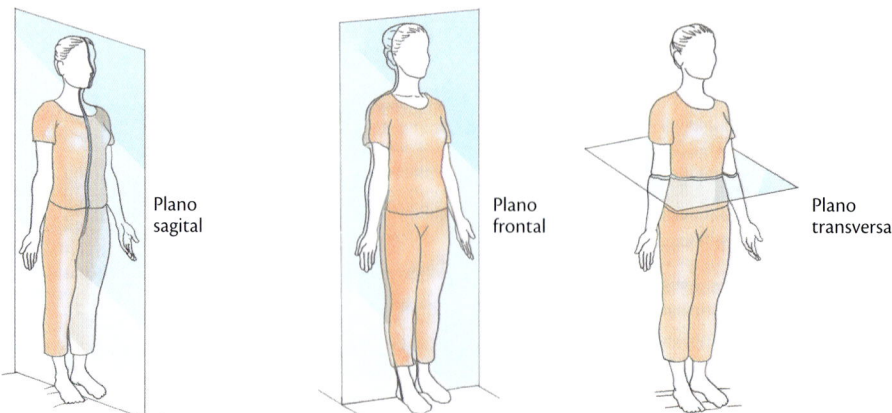

Plano sagital

Plano frontal

Plano transversal

*Na realidade, a maioria dos movimentos não ocorre somente em um desses três planos ortogonais, mas em planos e direções que os combinam. Portanto, é importante lembrar que esses planos são apenas instrumentos de descrição (como o quadriculado em uma folha de papel) e que o movimento não pode ser reduzido a eles.

O aparelho fonador

Classicamente, considera-se que a voz é produzida por um conjunto de *regiões do corpo*, conhecidas coletivamente como **aparelho fonador**.
Geralmente, esse aparelho é dividido em três *funções* principais, que correspondem a três regiões:

uma função consiste em levar ar sob pressão para as pregas vocais: denominada *conjunto respiratório*.
Ela corresponde à parte respiratória do aparelho fonador;

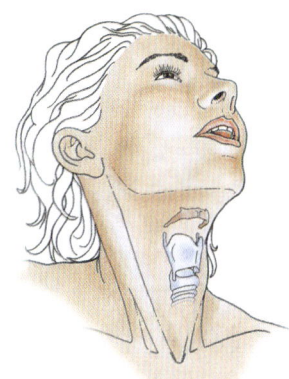

um órgão faz esse ar vibrar e produz um primeiro som:
a **laringe**;

os ressonadores permitem filtrar e enriquecer o primeiro som produzido: essas são as regiões da **laringe** e da **boca**.

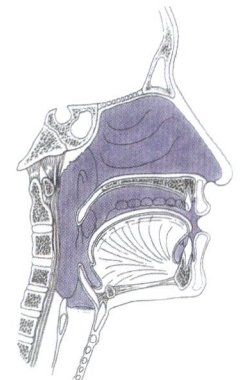

Duas observações podem ser feitas

1. Não existe um "aparelho fonador" especificamente dedicado à voz.
As várias partes do aparelho fonador são usadas para outras funções além da produção da voz.
Por exemplo: os pulmões também são usados para respirar, a boca, para comer, e o nariz, para sentir odores. Entretanto, se uma dessas partes estiver deficiente, a voz será afetada.

2. A voz é um fenômeno que não pode ser fragmentado nessas partes.
Ela envolve não apenas o corpo inteiro e seu equilíbrio interno no momento da sua produção, mas também a intenção subjacente, a relação com o mundo ao redor e com as pessoas a quem se destina. A distinção do aparelho fonador em três partes é, portanto, uma *conveniência de descrição* e nunca deve ser um motivo para dividir o ato vocal. No entanto, ela será muito útil para identificar áreas de aperfeiçoamento específicas ao trabalhar com a voz.

Corpo locomotor (corpo postural), corpo respiratório, corpo fonador (ou aparelho fonador)

Quando se fala do *aparelho fonador*, diz-se também que, na pessoa que canta ou fala, o instrumento é "seu próprio corpo" (diferentemente de um músico, por exemplo) e às vezes se diz "cantar com o corpo inteiro".
É preciso entender que, nesse caso, não se trata mais apenas do aparelho fonador, mas de um conjunto físico mais amplo.
Isso leva a distinguir três ou quatro "corpos" que coexistem na voz e que serão descritos nas linhas a seguir (atenção, esses três ou quatro corpos não são as três partes do aparelho fonador):

- *corpo locomotor, incluindo o postural;*
- *corpo respiratório;*
- *corpo fonador.*

Esses são corpos "*funcionais*",
(ou seja, iremos reconhecê-los a partir de uma função)
e não por sua *anatomia distinta*
(eles não são *anatomicamente* separados, pelo contrário, eles se sobrepõem).
Reconhecê-los possibilitará a compreensão de muitos eventos vocais nos quais esses corpos funcionais interagem.

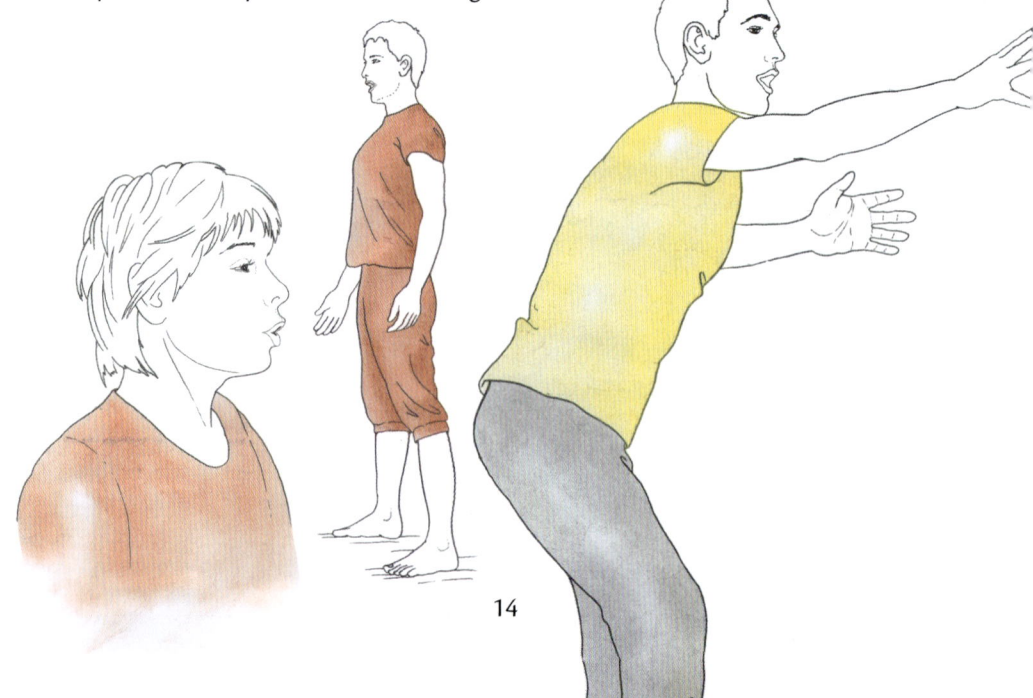

O corpo locomotor

Esse é o corpo ligado aos *movimentos*,
no sentido de "grandes" movimentos.
É o corpo usado para andar, subir ou descer
escadas, para dançar, pegar,
empurrar ou levantar objetos etc.
É claro que esse corpo que se move
pode ser visto como "o corpo inteiro",
mas é possível considerar em especial
as partes dedicadas aos grandes movimentos:
o *esqueleto*, suas *articulações* e os *músculos*.

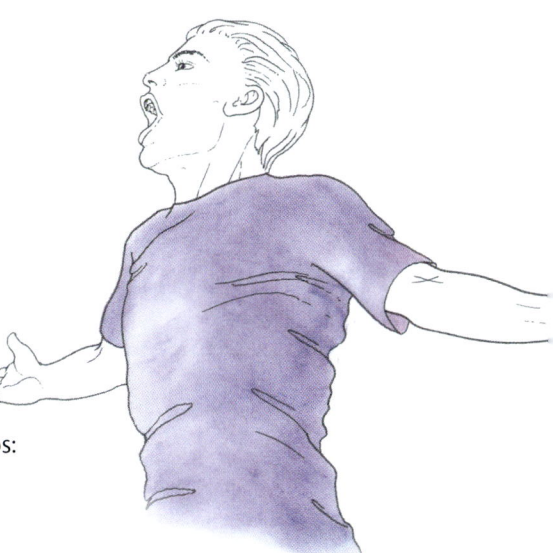

O corpo locomotor mistura-se com os corpos
respiratório e fonador. Em algumas situações,
ele tem pouca participação no ato vocal
(em certas técnicas vocais, seu movimento
é até mesmo impedido). Em outras, pode
estar muito envolvido, provocando o corpo
respiratório/fonador ou reagindo a ele.

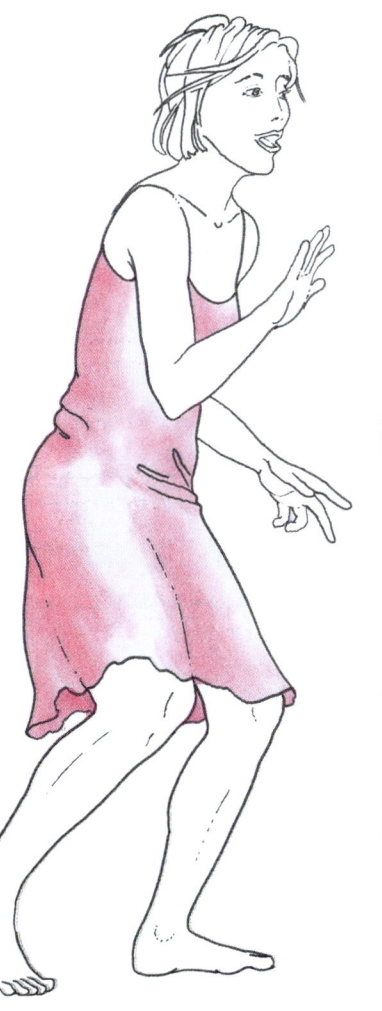

Corrida, ioga, pilates para melhorar a voz?

Uma boa coordenação do corpo, decorrente de um
exercício regular, é, muitas vezes, importante para uma
boa produção de som. É preciso controlar a postura para
produzir determinados sons.
Porém, isso não se aplica a todos os sons: alguns, ao
contrário, exigem que você deixe seu corpo locomotor
completamente relaxado, como sons emocionais,
rebirthing, gritos primitivos e determinadas ações
teatrais. O que é certo é que o movimento corporal ativa
a circulação geral e, mais especificamente, a circulação
na região da laringe, deixando-a, muitas vezes, mais
hidratada, mais bem preparada para a produção vocal.

O corpo locomotor
O corpo postural

Quando o corpo locomotor está parado e apenas se mantém em uma posição vertical, diz-se que ele está em pé e fala-se de um *corpo postural* (isso não tem o mesmo significado de quando se fala de uma postura de ioga, em que o corpo assume uma forma específica, não necessariamente vertical).

Muitas situações vocais colocam o corpo em ação nessa situação de aparente imobilidade, em que a única coisa que se tenta fazer é manter o equilíbrio vertical: na maioria dos coros e corais, os cantores ficam em pé e seus órgãos locomotores quase não se movem.

Isso também acontece em certas situações de canto solo ou declamação, onde o gestual às vezes é mínimo.

Esqueleto sustentador

Quando está em pé, o corpo usa, em maior ou menor grau, o esqueleto dos "*ossos sustentadores*", ou seja, aqueles para os quais se pode levar o *peso* das partes sobrepostas.

As massas viscerais

As vísceras não se sustentam sozinhas no tórax e no abdômen: elas são *suspensas* por invólucros que aderem ao esqueleto e *mantidas* no lugar pelos músculos que as contêm. Essas massas viscerais influenciam a disposição do esqueleto.

Os músculos posturais

Uma parte inteira da *musculatura* pode estar dedicada a essa função de *equilíbrio postural*. Esses músculos endireitam o corpo e evitam que ele caia aqui e ali: eles são conhecidos coletivamente como *músculos posturais*. Entretanto, atenção: esses mesmos músculos, que são usados com mais frequência para essa função, podem estar envolvidos na execução do movimento se o corpo começar a se mover. O termo *músculos posturais* significa simplesmente que, na maioria das vezes, esses músculos estão envolvidos na manutenção da postura.

Diversas formas de postura

A partir dessas diferentes forças que se combinam, a postura de pé pode assumir expressões muito variadas de uma pessoa a outra, dependendo das proporções do corpo, dos hábitos e dos grupos musculares recrutados. O estudo dessas variantes está além do escopo deste livro. Ressalte-se, sobretudo, que a postura em pé pode favorecer o funcionamento da voz ou, ao contrário, dificultá-lo.

O corpo respiratório (ou "pneumático")

Nessa obra, a parte do corpo ligada à *respiração* será assim denominada.
Isso, é claro, inclui todo o corpo respiratório visceral: pulmões, vias aéreas inferiores e superiores.
Mas também é tudo o que permite o movimento desse aparelho:
o diafragma e toda a região abdominal,
a caixa torácica,
a coluna cervical,
quase todos os ossos do crânio,
e os músculos que atuam nessas partes do corpo.

Espontaneamente, ao longo das ações respiratórias, esse corpo se move durante os fluxos:
ele "se abre" durante o fluxo inspiratório,
e "se fecha" durante o fluxo expiratório.
Espontaneamente, ele fica imóvel durante a apneia.

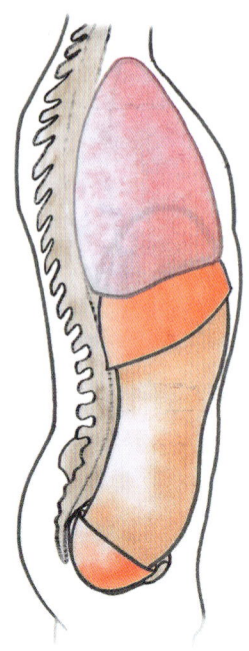

No entanto, esse corpo pneumático *pode agir na direção oposta à da respiração*:
por exemplo, ele pode se mover durante a apneia ou se abrir durante a expiração.
Nesses casos, há transformação,
quer do gesto respiratório,
quer dos jogos de pressão no corpo central,
o que por vezes terá uma consequência na voz.

Preciso aprender a respirar?

Cada pessoa já sabe respirar, para sua própria sobrevivência. Durante o ato vocal, no entanto, é possível aprender a gerenciar melhor o ar, sobretudo a pressão do ar. É preciso muito pouco para cantar (portanto, a instrução de "respirar profundamente" antes de cantar não serve para gerenciar essa pressão, mas para relaxar bem).

O corpo fonador ou aparelho fonador

Essa é a parte do corpo envolvida na *fonação* ("conjunto dos fenômenos envolvidos na produção da voz e da linguagem articulada"*).

Trata-se, é claro, de todo o aparelho respiratório mencionado anteriormente, mas ele age mais frequentemente durante a *expiração*.

É uma parte do corpo respiratório que desempenha uma função específica
- para *fazer vibrar* o ar expirado (são as pregas vocais), formando um som inicial;
- para *fazer ressonar* o som assim criado;
- para *articular* o som assim criado.

Esse é, portanto, o aparelho fonador descrito na página 13.

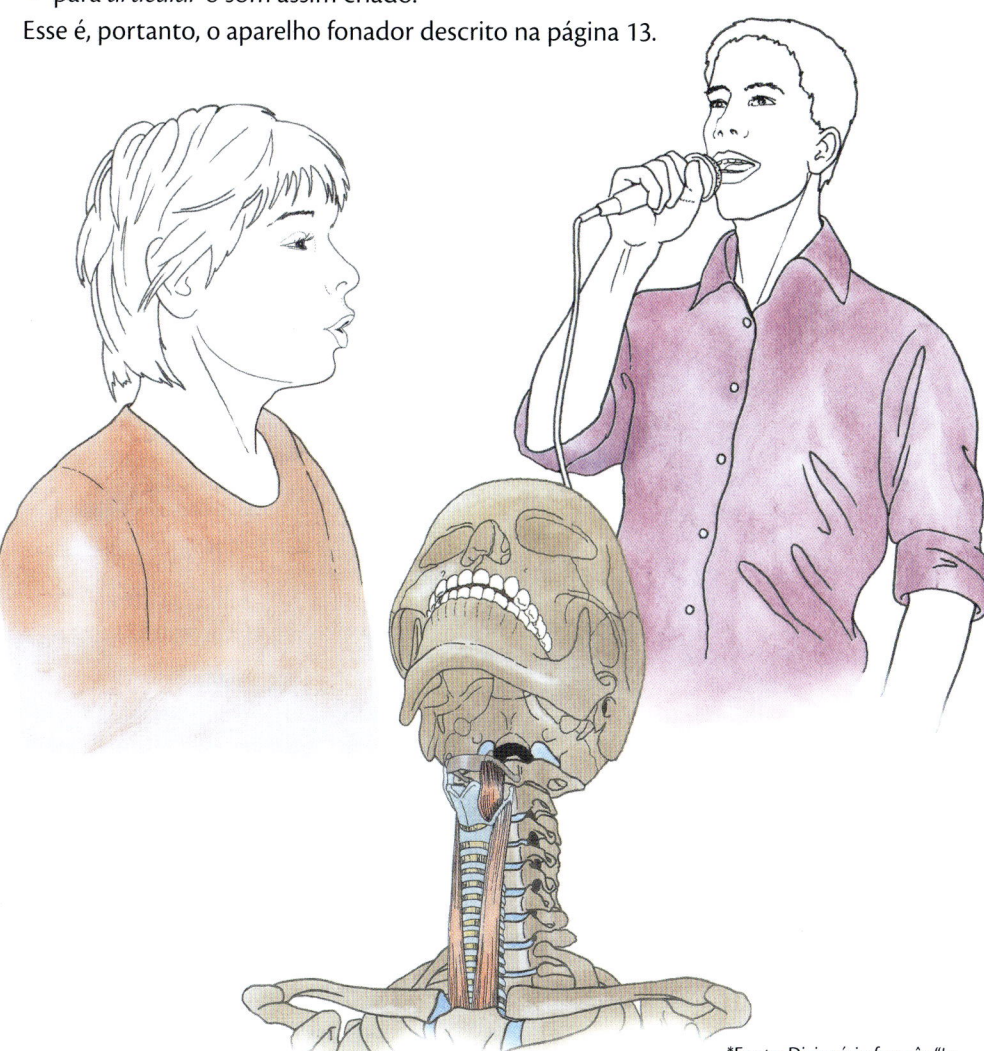

*Fonte: Dicionário francês *"Le Nouveau Petit Robert"*

Os "corpos" locomotor, pneumático e fonador podem interagir

O corpo locomotor pode influenciar o corpo respiratório...

pela forma que assume:
Por exemplo, o ato de levantar os braços abre as costelas e facilita a inspiração e até mesmo uma inspiração do tipo costal...

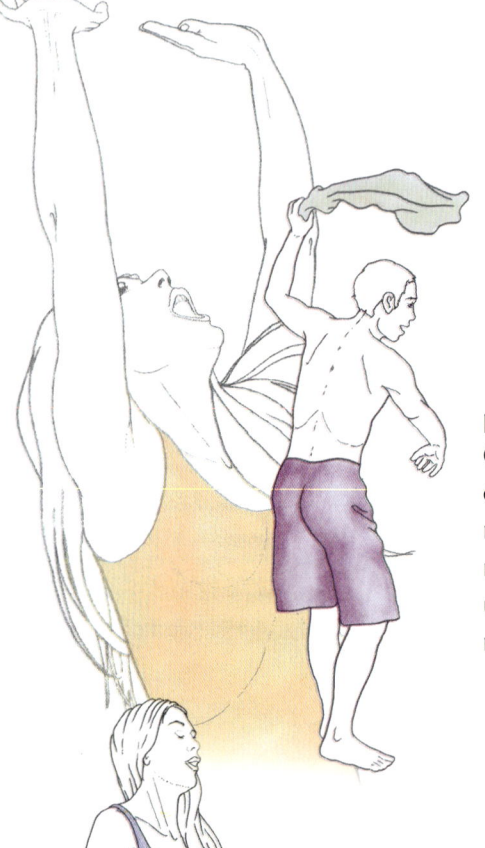

Curvar a coluna para frente cria a tendência de abaixar as costelas e, portanto, de expirar etc.

pelo ritmo que apresenta:
Correr enquanto respira ou girar os braços altera o ritmo da respiração, por adaptação cardíaca e respiratória, mas também porque o corpo bate no chão ou o braço balança o tronco, o que cria um ritmo que se espalha pelo tronco e agita a respiração.

O corpo locomotor pode ser influenciado pelo corpo pneumático...

Por exemplo, o ato de expirar tende a levar os ombros e os braços para a frente do tronco; outro exemplo, o ato de inspirar profundamente tende a endireitar a coluna vertebral.

O corpo fonador pode ser influenciado pelo corpo pneumático ou locomotor...

Por exemplo, o ato de dobrar rapidamente a coxa sobre o tronco arredonda a parte inferior da coluna vertebral.
Isso provoca uma expiração e pode contribuir para a produção de um som vocal.

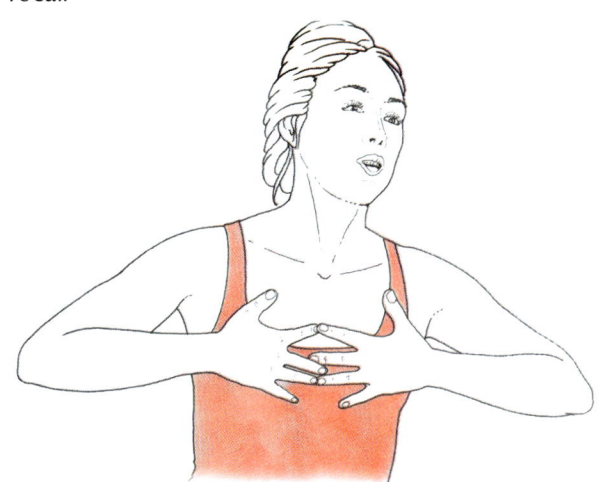

O corpo fonador pode ser influenciado pelo corpo pneumático...

Por exemplo, o ato de abaixar o esterno contribui para a expiração e pode ajudar a produzir uma expiração vocal.

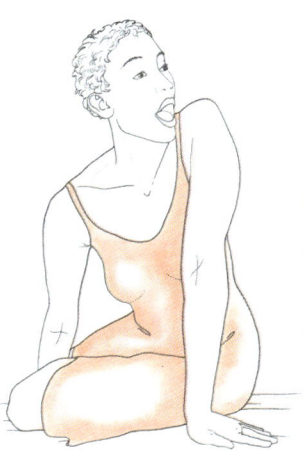

O corpo locomotor pode influenciar o corpo fonador

O ato de girar ou inclinar a cabeça e de virar ou subir/abaixar os ombros altera a posição da laringe, o que, por sua vez, altera a voz.

A coluna vertebral
A ligação entre o tronco, o pescoço e a cabeça
p. 26

A vértebra	p. 28
As vértebras são articuladas em cada nível	p. 29
A coluna lombar: cintura, cavidade abdominal	p. 30
A coluna dorsal: costas, caixa torácica	p. 32
A coluna cervical	p. 33
As vértebras cervicais de C3 a C7	p. 34
O Atlas	p. 36
O áxis	p. 37
A cabeça e o atlas	p. 38
Como o atlas se articula com o áxis	p. 40

Os três principais "blocos": cabeça, caixa torácica, pelve

A pelve
p. 44

Principais pontos de referência da pelve (palpáveis ou não)	p. 45
Os fêmures e a articulação do quadril	p. 46
As "inclinações" e "posicionamentos" da pelve	p. 47

A caixa torácica, o bloco deformável
p. 48

As costelas: os únicos ossos flexíveis	p. 50
A 1ª costela: um local de observação importante	p. 51
As cartilagens costais	p. 52
O esterno	p. 53
A coluna dorsal	p. 54
As articulações costovertebrais	p. 55
As variações no eixo costovertebral	p. 56
Os dois tipos de movimento das costelas	p. 57
Ao redor da caixa torácica: cintura escapular e braços	p. 58
O braço e o ombro	p. 60

O crânio vocal — p. 62

A base do crânio vocal — p. 63
O osso posterior do crânio: o occipital — p. 64
O osso central do crânio: o esfenoide — p. 66
Os dois ossos das orelhas: os temporais — p. 68
O osso malar — p. 69
Os ossos do nariz — p. 70
O maxilar superior — p. 74
O osso do palato e das fossas nasais: o palatino — p. 75
O maxilar inferior (ou mandíbula) — p. 76
As articulações da mandíbula
(articulação temporomandibular ou ATM) — p. 78
Os movimentos da articulação da ATM — p. 80
As arcadas dentárias e os dentes — p. 82
O osso hioide — p. 84
O osso hioide, seu entorno e suas funções — p. 86

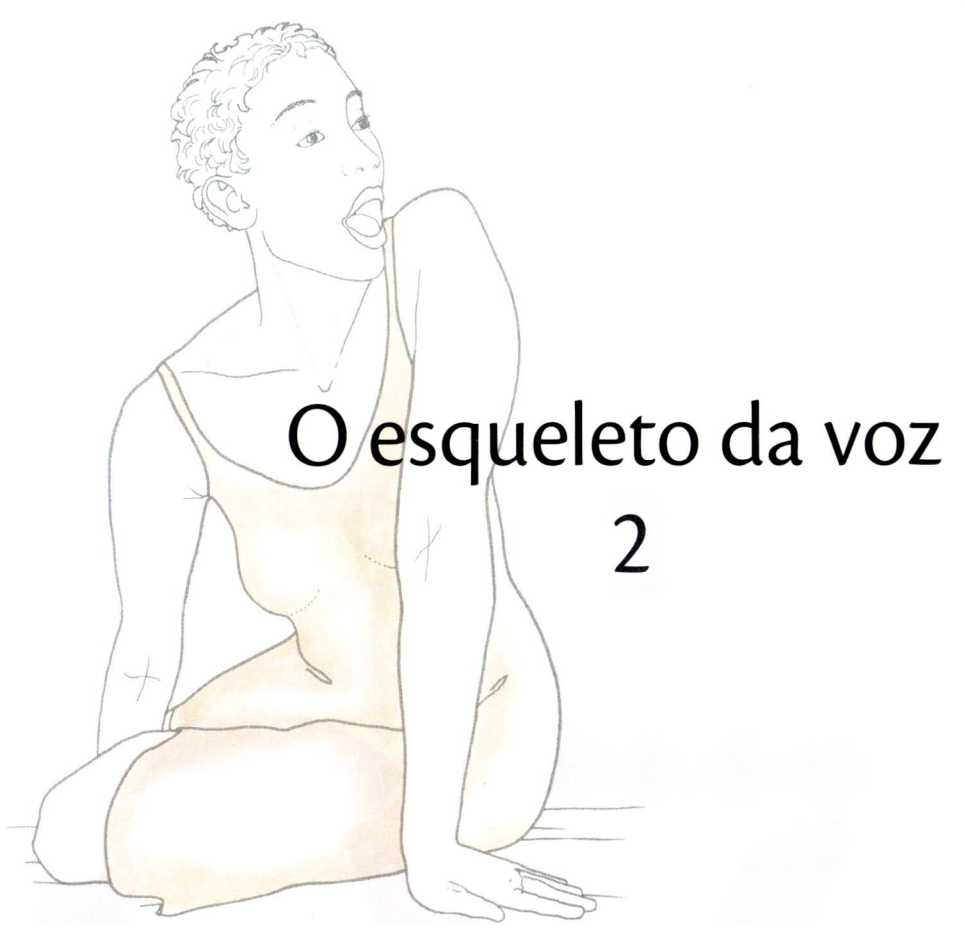

O esqueleto da voz

2

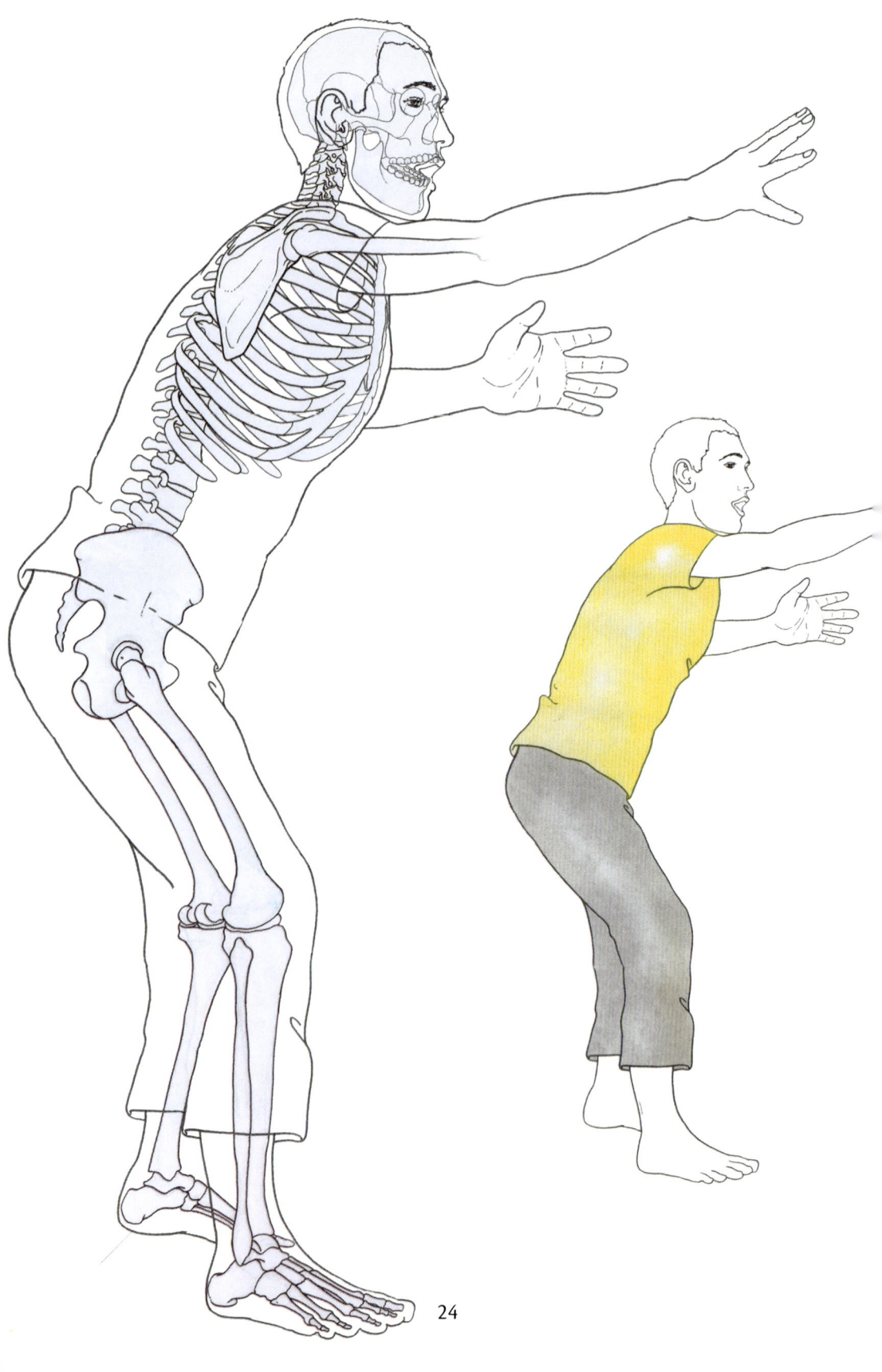

A voz é uma ação do ar, mas o sistema respiratório/fonador é composto por uma estrutura óssea cuja rigidez permite dar uma forma precisa aos movimentos respiratórios e a certos movimentos vocais. Os numerosos ossos e cartilagens envolvidos são ligados por um grande número de articulações e permitem certa mobilidade a essa estrutura. Neste capítulo veremos quais são os ossos associados à voz:

- os que são influenciados pela respiração, o conjunto respiratório.
São os ossos situados na região central do corpo:
coluna vertebral, pelve, caixa torácica, crânio...

- os que são influenciados pela laringe.
São as vértebras cervicais, a base do crânio, a mandíbula, o esterno, a cintura escapular;

- os que são influenciados pela ressonância e pela articulação.
São as vértebras cervicais altas, o crânio...

- os que são influenciados pela postura ereta.
São os ossos do "esqueleto sustentador" (que sustenta o peso do corpo): ossos dos membros inferiores, pelve, coluna vertebral...

As páginas a seguir descreverão o esqueleto, limitando a descrição no que diz respeito à voz.
Para um estudo anatômico mais detalhado, o leitor é encaminhado aos livros *Anatomie pour le mouvement et Respiration*, de Blandine Calais-Germain.

A coluna vertebral
A ligação entre o tronco, o pescoço e a cabeça

A coluna vertebral é composta por várias regiões grandes, formadas por vértebras de tipos ligeiramente diferentes:

A *região cervical* (7 vértebras), com vértebras muito pequenas, que corresponde ao pescoço.

A região dorsal ou torácica (12 vértebras), que corresponde à caixa torácica.

A região lombar (5 vértebras), que corresponde à cintura, com vértebras sólidas.

A coluna vertebral não "serve" diretamente à voz. Porém, ela é uma verdadeira "guardiã" do corpo fonador/respiratório/locomotor e, além disso, uma guardiã adaptável. Ela será descrita aqui de baixo para cima. Com relação ao corpo fonador ela é o elo entre o conjunto respiratório, a região da laringe e a dos ressonadores.

É uma haste composta de 32 *vértebras* separadas/unidas pelas articulações.

Na parte superior, ela está conectada ao osso occipital, pertencente ao crânio e, na parte inferior, à pelve.

A região sacral e o cóccix
Embaixo, as vértebras mais baixas, compactadas, formam a região sacral ou o **sacro** e o **cóccix**, que fazem parte da pelve.

Vista de lado, a coluna apresenta curvaturas:

- as vértebras cervicais estão posicionadas em **lordose**, com uma curva côncava para trás.

- as vértebras dorsais estão posicionadas em **cifose**, curvadas convexamente para trás.

- as vértebras lombares estão posicionadas em **lordose**, com uma curva côncava para trás.

 Disponibilidade vocal

Essas curvaturas são normais. Não se deve pensar que elas foram sistematicamente eliminadas.
Entretanto, elas podem ser
- muito pronunciadas (hiperlordose, hipercifose),
- muito retificadas ou até mesmo invertidas ("inversão da curvatura").

Quando um grupo de pessoas canta em uma posição de pé, cada um estabelece sua verticalidade gerenciando as curvaturas da coluna de forma diferente.

Essas curvaturas são o resultado de sua postura geral e do seu empenho vocal. Veremos neste livro que essas curvaturas devem às vezes ser deixadas livres no ato vocal ou, ao contrário, ser controladas.

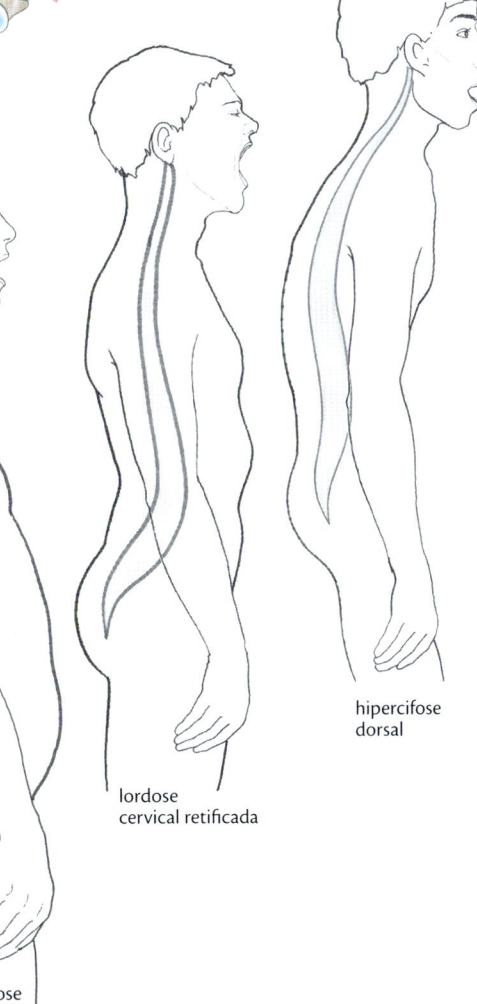

hiperlordose lombar

lordose cervical retificada

hipercifose dorsal

A vértebra

A vértebra é a unidade óssea da coluna vertebral.
Cada vértebra é um pequeno osso com duas partes principais:

uma parte anterior compacta e cilíndrica, usada principalmente para suportar cargas. Esse é o **corpo vertebral**.

uma parte mais complexa na parte de trás: o **arco posterior**, com saliências às quais a maioria dos músculos e ligamentos se conecta. Há três tipos de saliências:

a **apófise espinhosa** (ou **processo espinhoso**) única, dirigida para trás.

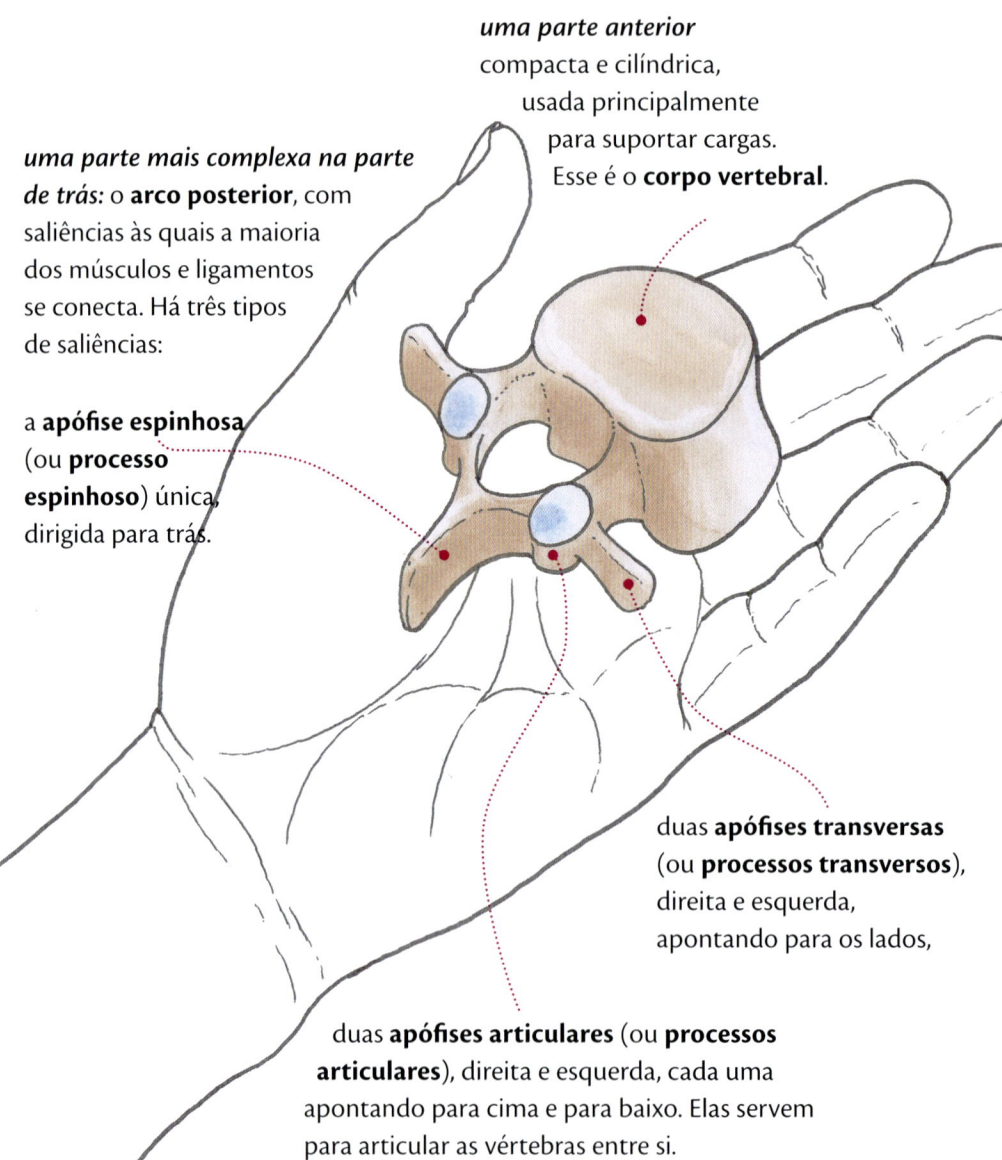

duas **apófises transversas** (ou **processos transversos**), direita e esquerda, apontando para os lados,

duas **apófises articulares** (ou **processos articulares**), direita e esquerda, cada uma apontando para cima e para baixo. Elas servem para articular as vértebras entre si.

As vértebras são articuladas em cada nível

Entre duas vértebras,
há três articulações em cada nível:

- **na parte posterior,
à direita e à esquerda,**
há uma articulação entre
as apófises articulares.
É uma articulação móvel, com:
• **cartilagens articulares** (nas
extremidades das apófises
correspondentes),
• um manguito fibroso
denominado
cápsula,
• **líquido sinovial**,
• **ligamentos**.

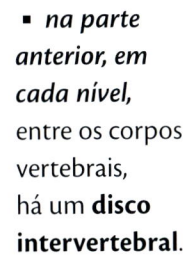

- **na parte
anterior, em
cada nível,**
entre os corpos
vertebrais,
há um **disco
intervertebral**.

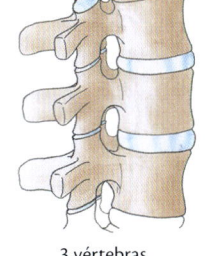

3 vértebras
sobrepostas

A cápsula e os ligamentos são mais do que simples
conectores: são tecidos dotados de inúmeros receptores
sensoriais que informam o sistema nervoso sobre as
posições da articulação e sobre a dor.

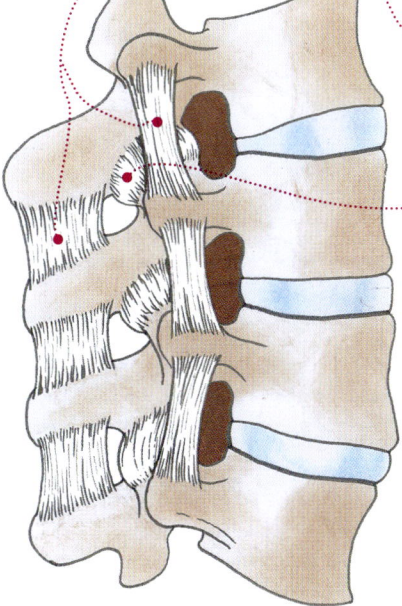

Disponibilidade vocal

A mobilidade dessas articulações pode
ser trabalhada como exercícios básicos.
Eles não modificarão diretamente a voz,
mas tornarão o corpo mais disponível,
principalmente para a postura e a
respiração.

Mais detalhes sobre os ligamentos estão em
Anatomie pour le mouvement t. 1, p. 38-39.

A coluna lombar: cintura, cavidade abdominal

Essa é a parte da coluna entre a pelve e as costelas.

Características da vértebra lombar

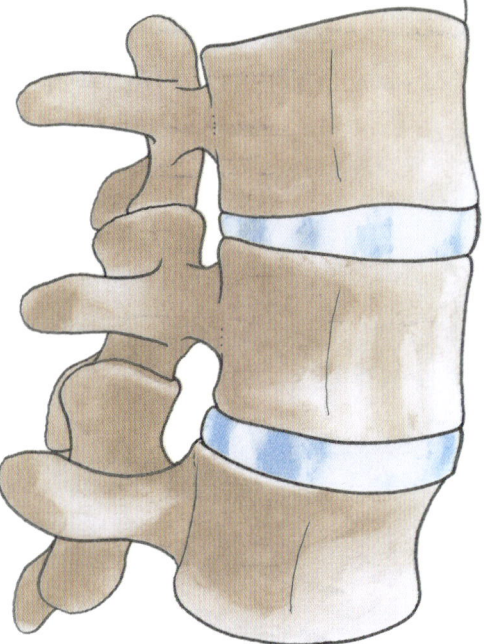

Seu corpo vertebral é largo e alto, pois essa é a região que recebe as cargas mais pesadas.

O disco intervertebral é espesso.

Nas extremidades das apófises articulares, tanto à direita quanto à esquerda, há superfícies articulares revestidas de cartilagem:

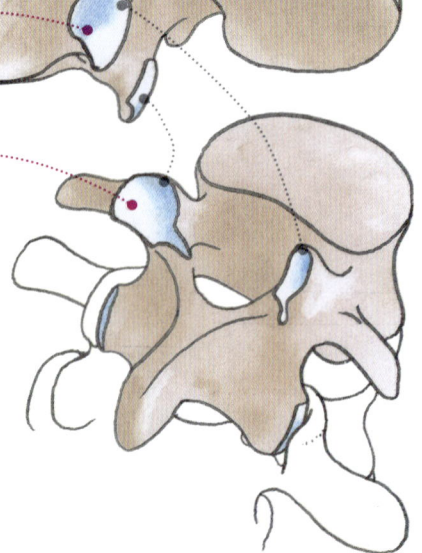

- **uma na parte inferior,** no formato de um cilindro sólido,

- **uma na parte superior** em forma de cilindro oco,

Em cada nível, essas superfícies se apresentam aos pares e permitem a articulação entre duas vértebras lombares.

Os principais movimentos da coluna lombar

As rotações não são possíveis, mas...

- **na parte superior,** ela é *móvel em quase todas as direções*. Quando se move a caixa torácica durante o ato vocal para orientá-la em uma direção ou outra, geralmente isso é feito a partir da coluna lombar superior ou da coluna dorsal inferior;

- **na parte inferior,** é a mobilidade em extensão que predomina.

A coluna lombar no corpo postural de pé

A lordose lombar está relacionada à posição da pelve e da caixa torácica:

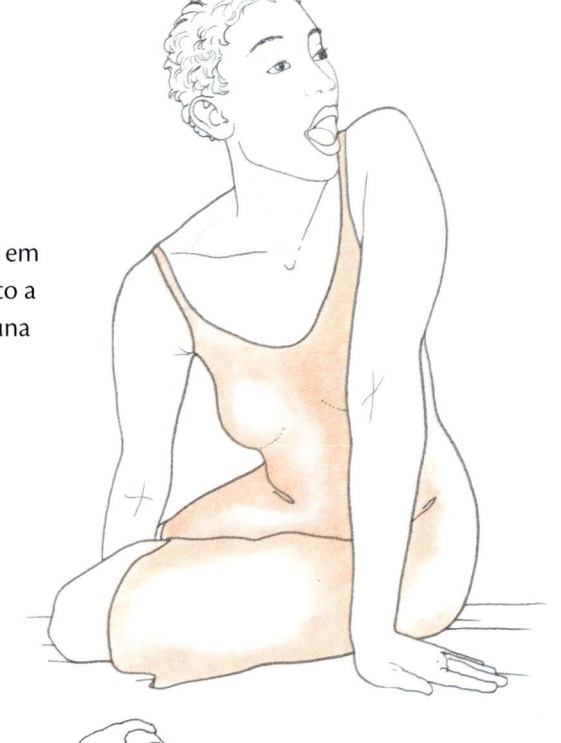

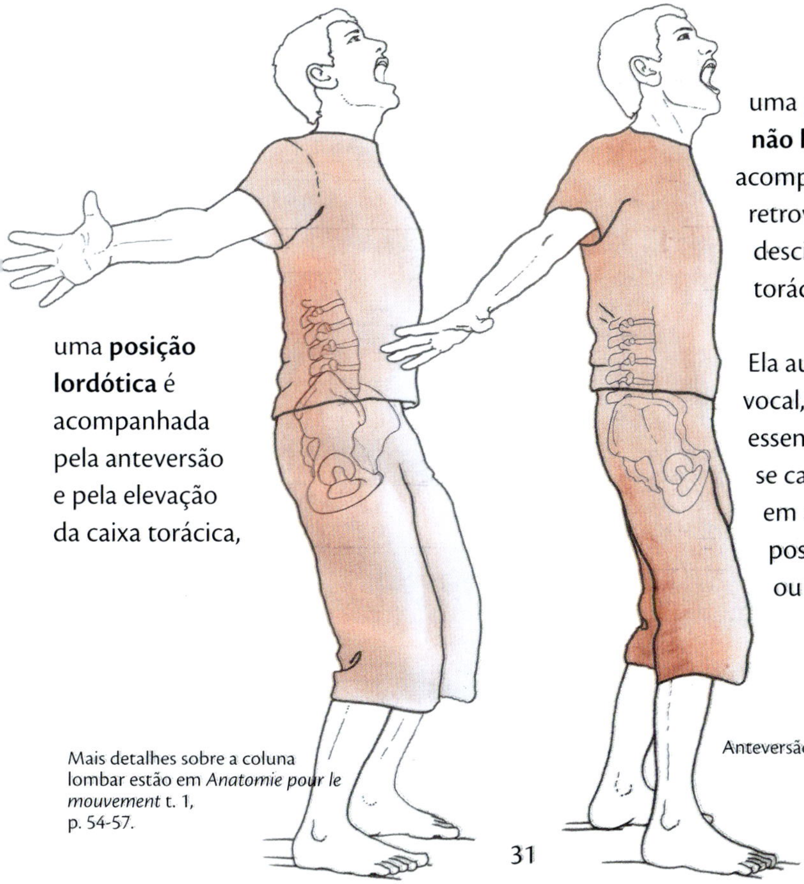

uma **posição lordótica** é acompanhada pela anteversão e pela elevação da caixa torácica,

uma **posição não lordótica** é acompanhada pela retroversão e pela descida da caixa torácica inferior.

Ela auxilia a expiração vocal, mas não é essencial (p. ex., pode-se cantar/declamar em ambas as posições: lordótica ou não lordótica).

Mais detalhes sobre a coluna lombar estão em *Anatomie pour le mouvement* t. 1, p. 54-57.

Anteversão, retroversão, ver p. 47.

A coluna dorsal: costas, caixa torácica

Essa é a parte da coluna vertebral que corresponde à *caixa torácica*. Elas são estudadas em detalhes juntas, na página 54.

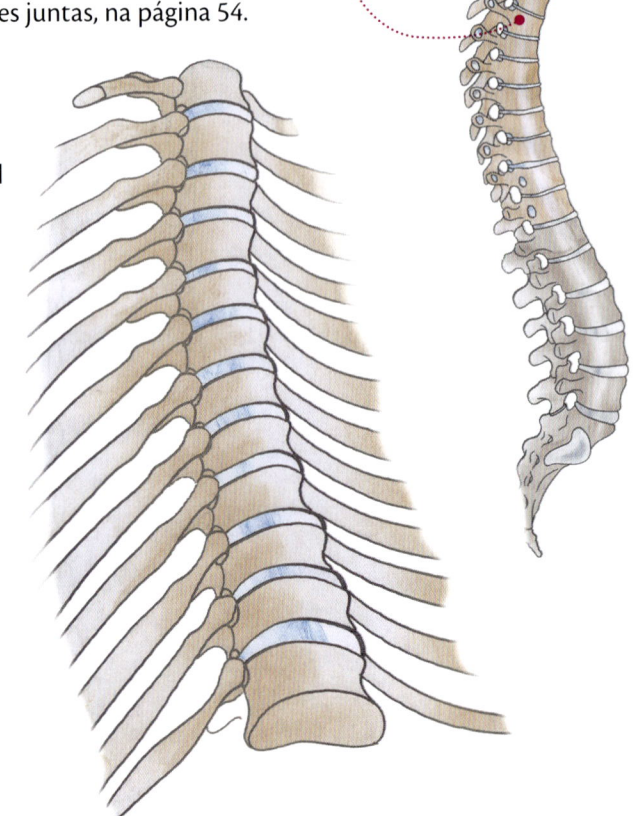

A característica dessa região é que *ela se articula com as costelas*: entre a coluna dorsal e as costelas há pelo menos *48 articulações costovertebrais*.
Elas são minúsculas e numerosas. Devido a essa proximidade, há uma influência constante entre a mobilidade/estabilidade da caixa torácica e a dessa região vertebral.

A coluna dorsal no corpo postural de pé

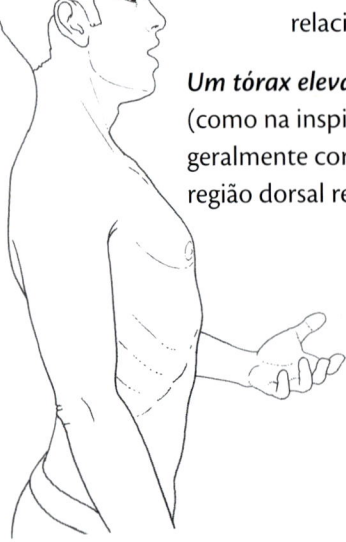

A coluna dorsal está relacionada à posição da caixa torácica, que, por sua vez, pode estar relacionada à respiração.

Um tórax elevado (como na inspiração) geralmente corresponde a uma região dorsal retificada,

um tórax abaixado (como na expiração) geralmente corresponde a uma região dorsal cifótica.

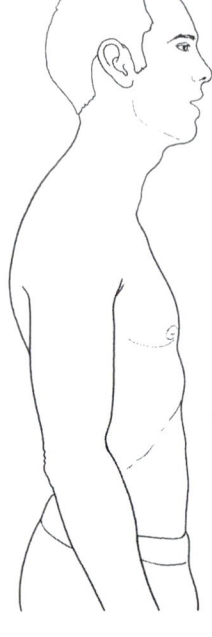

A coluna cervical

O esqueleto do pescoço é formado pelas 7 vértebras cervicais, em 2 níveis.

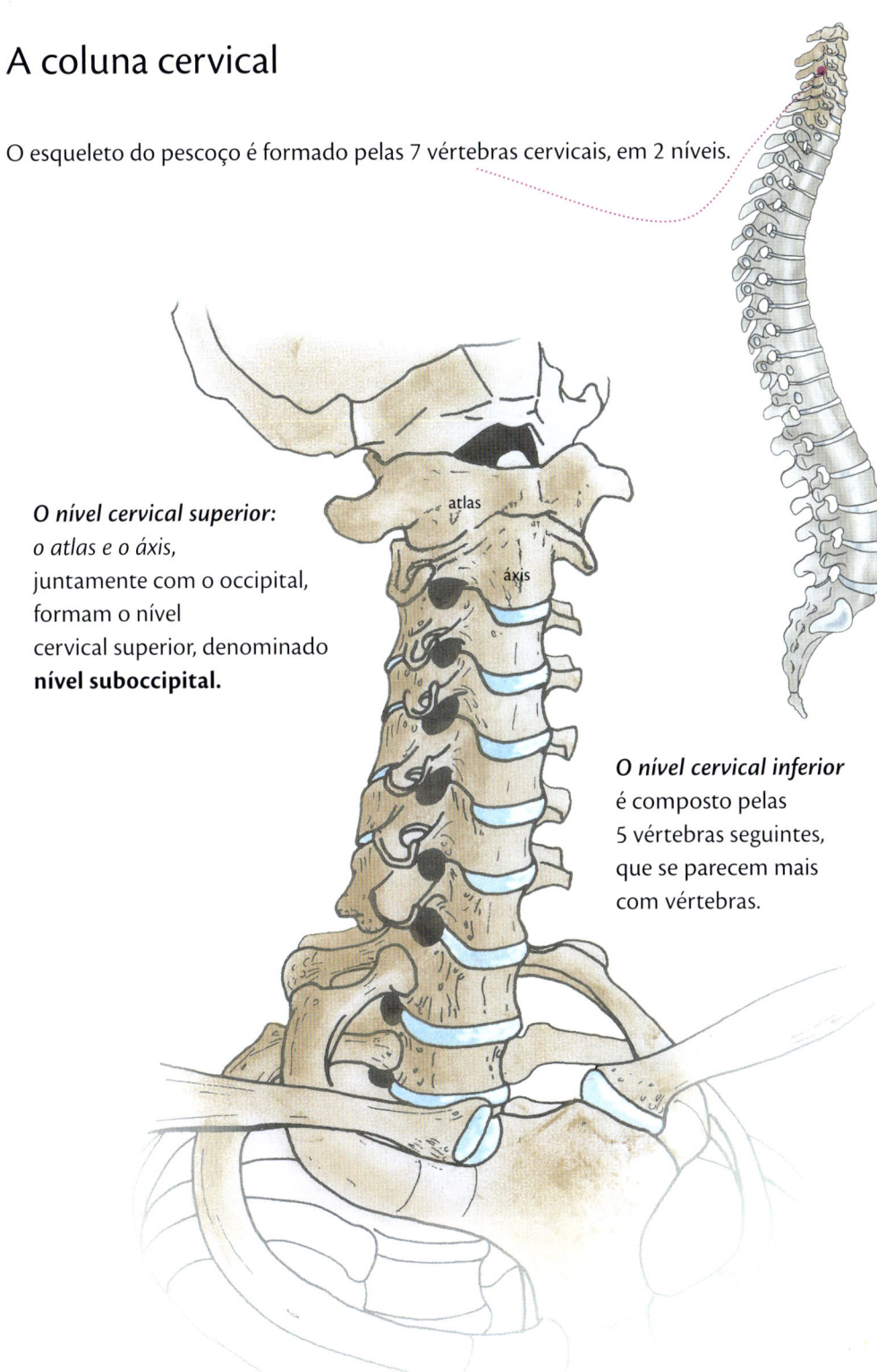

O *nível cervical superior:*
o atlas e o áxis,
juntamente com o occipital,
formam o nível
cervical superior, denominado
nível suboccipital.

O *nível cervical inferior*
é composto pelas
5 vértebras seguintes,
que se parecem mais
com vértebras.

As vértebras cervicais de C3 a C7

O formato da vértebra cervical

Aqui, duas vértebras cervicais empilhadas são vistas de cima.

Seu corpo vertebral é muito pequeno.

Sua face superior é elevada nas laterais.

Em cada lado do corpo estão as apófises transversas, que são ao mesmo tempo
- *ocas,* em forma de calha, guiando a passagem dos nervos cervicais,
- *furadas,* permitindo a passagem da **artéria vertebral**, uma pequena artéria que irriga parcialmente o encéfalo.

O disco intervertebral é espesso, o que favorece a mobilidade cervical.

Sua parte inferior é, ao contrário, chanfrada em ambos os lados.

As cervicais, pequenas, se encaixam mais que as outras vértebras. Isso contribui, apesar do seu tamanho, para uma certa estabilidade do pescoço, como um todo.

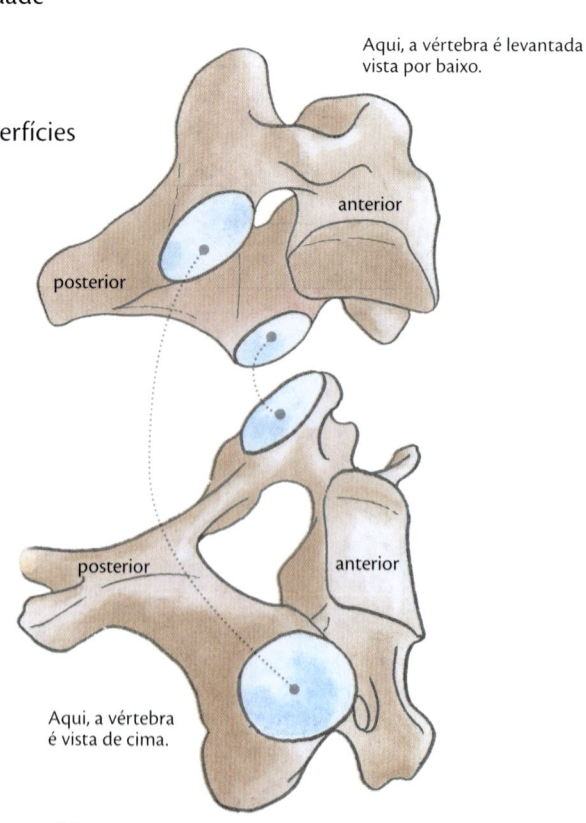

Aqui, a vértebra é levantada e vista por baixo.

Atrás das apófises transversas há superfícies articulares revestidas de cartilagem:

- *uma inferior,* apontando para baixo e para frente,

- *uma superior,* apontando para cima e para trás.

Na parte posterior, em cada nível, de cada lado, a superfície articular inferior da vértebra de cima se articula com a superfície articular superior da vértebra de baixo.

Aqui, a vértebra é vista de cima.

Como as vértebras cervicais se articulam entre si

Os movimentos das vértebras cervicais são *amplos* e distribuídos da seguinte forma:

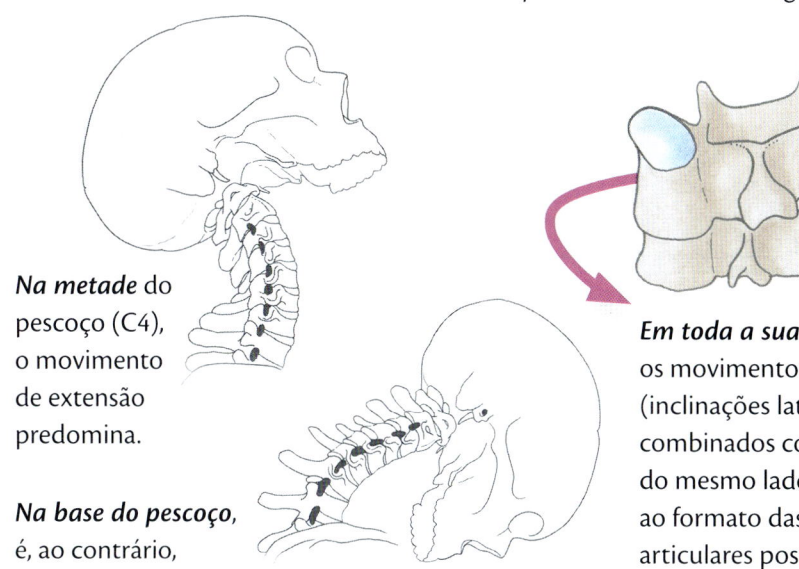

Na metade do pescoço (C4), o movimento de extensão predomina.

Na base do pescoço, é, ao contrário, o movimento de flexão.

Em toda a sua altura, os movimentos laterais (inclinações laterais) são combinados com rotações do mesmo lado, devido ao formato das superfícies articulares posteriores.

As mobilizações cervicais, movimentos de risco

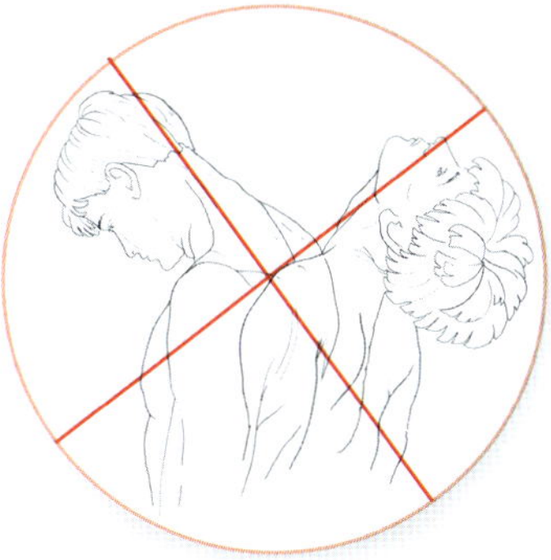

As miniarticulações entre as vértebras cervicais costumam ficar doloridas, o que contribui para uma reação frequente de rigidez. Também é interessante conhecer os movimentos para voltar delicadamente a mobilizar o pescoço.

O principal ponto a ser lembrado é o seguinte: quando se quer mobilizar o pescoço *para obter flexibilidade, é essencial sustentar (apoiar) o peso da cabeça*. Caso contrário, os músculos do pescoço, contraídos, causarão uma compressão importante das cartilagens das articulações descritas na página anterior.

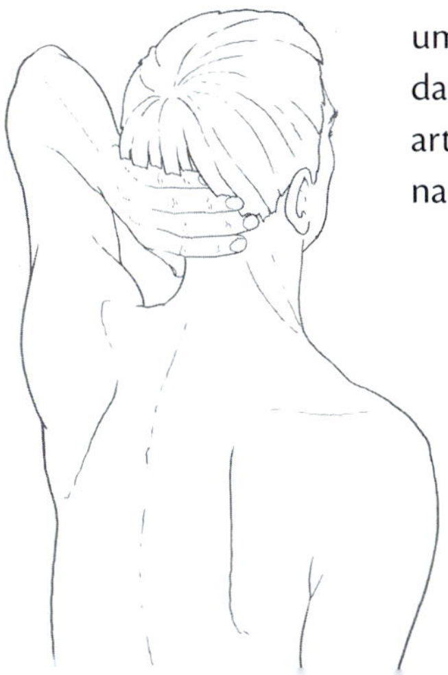

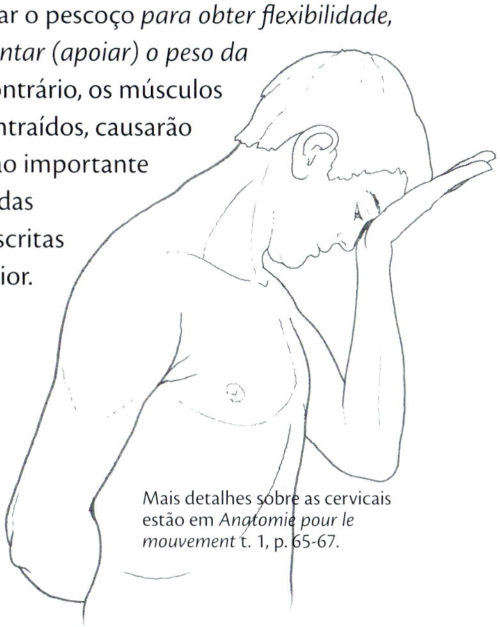

Mais detalhes sobre as cervicais estão em *Anatomie pour le mouvement* t. 1, p. 65-67.

O Atlas

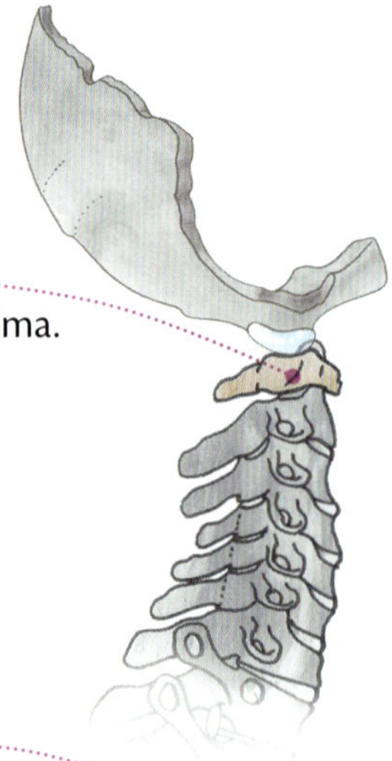

Ele é a primeira vértebra cervical (C1) e a primeira de todas as vértebras, partindo de cima. Está sob o occipital e sobre o áxis.

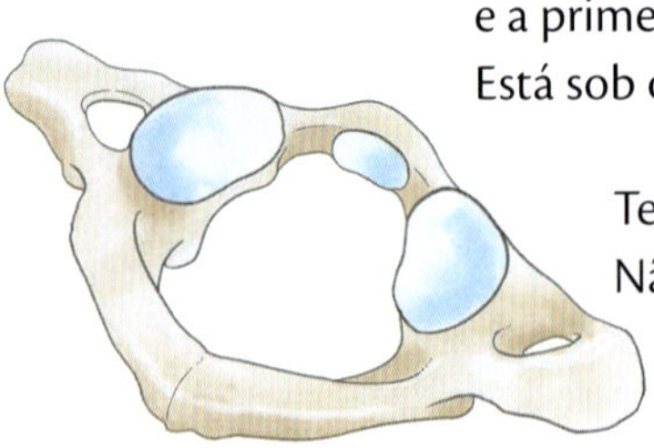

Tem o formato de um anel. Não possui corpo vertebral nem apófise espinhosa.

Ele apresenta dois espessamentos: as **massas laterais**.
Na parte superior de cada massa lateral há uma superfície oval, côncava para cima, coberta de cartilagem:
a **face articular superior**, que se articula com o occipital.
Na parte inferior há uma superfície oval, coberta de cartilagem, que se articula com o áxis.

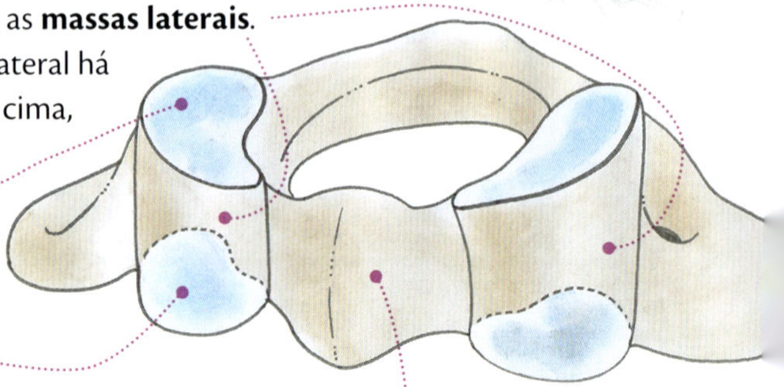

Aqui, o atlas é visto de frente.

Entre as duas massas, o atlas forma *dois arcos ósseos*:

O **arco anterior** é pequeno. Apresenta, em sua face posterior, uma superfície articular côncava que se articula com o áxis.

O **arco posterior** é maior. Ele envolve a medula espinhal.

Aqui, o atlas é visto de cima e de trás.

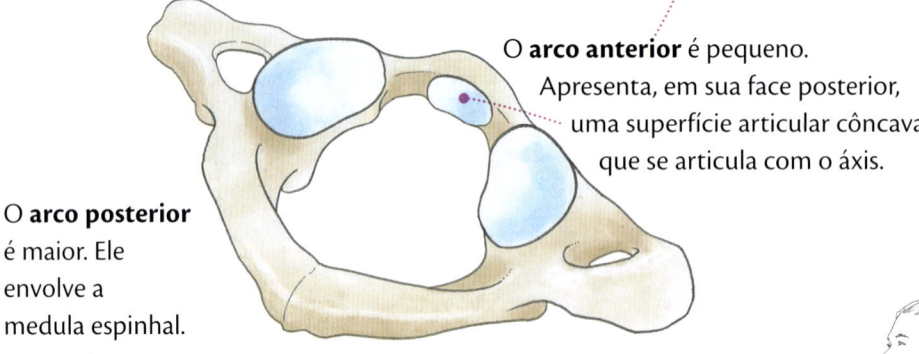

Palpando o atlas

As apófises transversas do atlas são mais ou menos palpáveis 1 cm abaixo do lóbulo da orelha.

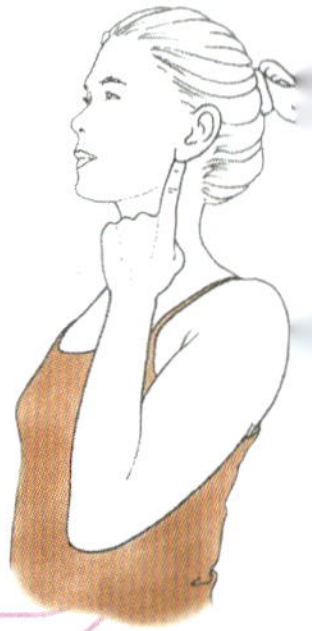

O áxis

É a segunda vértebra de cima para baixo.
Assim como o atlas, ela não tem o formato de uma vértebra cervical.

Na frente, em seu corpo vertebral, há uma saliência: a **apófise odontoide** ou "**dente**" do áxis.

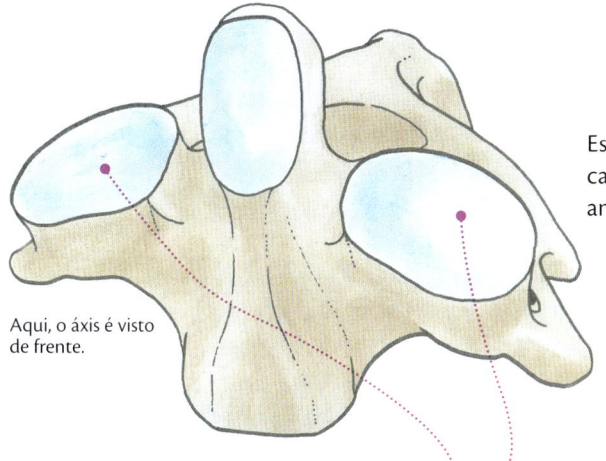

Essa saliência é coberta por cartilagem em suas faces anterior e posterior.

Aqui, o áxis é visto de frente.

Sobre laterais do corpo vertebral, a face superior do áxis apresenta duas *superfícies articulares* ovaladas, convexas, que se articulam com as superfícies situadas sob as massas laterais do atlas.

Aqui, o atlas é visto por cima e por trás.

Os processos transversos do áxis são curtos, mas o processo espinhoso é longo.

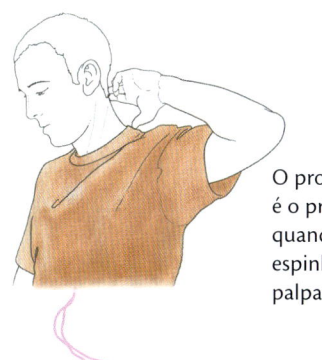

Encontrar o áxis

O processo espinhoso do áxis é o primeiro a ser encontrado quando os processos espinhosos do pescoço são palpados a partir do occipital.

A cabeça e o atlas

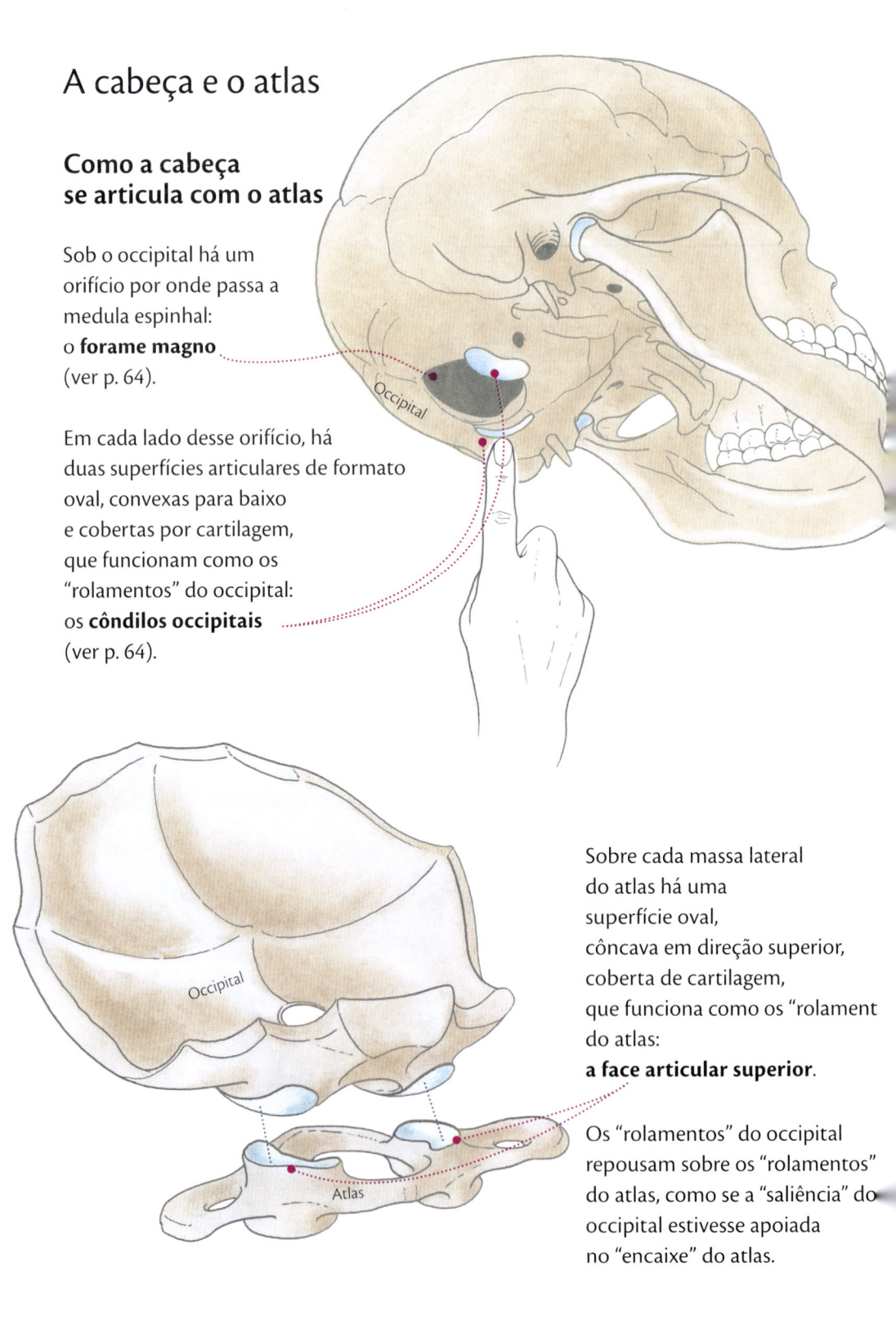

Como a cabeça se articula com o atlas

Sob o occipital há um orifício por onde passa a medula espinhal:
o **forame magno**
(ver p. 64).

Em cada lado desse orifício, há duas superfícies articulares de formato oval, convexas para baixo e cobertas por cartilagem, que funcionam como os "rolamentos" do occipital:
os **côndilos occipitais**
(ver p. 64).

Sobre cada massa lateral do atlas há uma superfície oval, côncava em direção superior, coberta de cartilagem, que funciona como os "rolamentos" do atlas:
a face articular superior.

Os "rolamentos" do occipital repousam sobre os "rolamentos" do atlas, como se a "saliência" do occipital estivesse apoiada no "encaixe" do atlas.

A posição da cabeça sobre o atlas altera a voz

A articulação dupla occipital-atlas permite todas as direções de movimento. Entretanto, entre esses dois ossos há ligamentos poderosos que restringem quase todos os movimentos, exceto os de flexão/extensão. É essa articulação que posiciona a cabeça sobre o pescoço para cantar ou declamar.

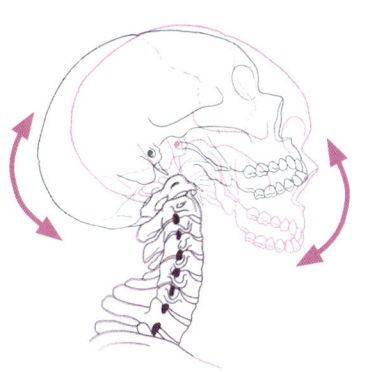

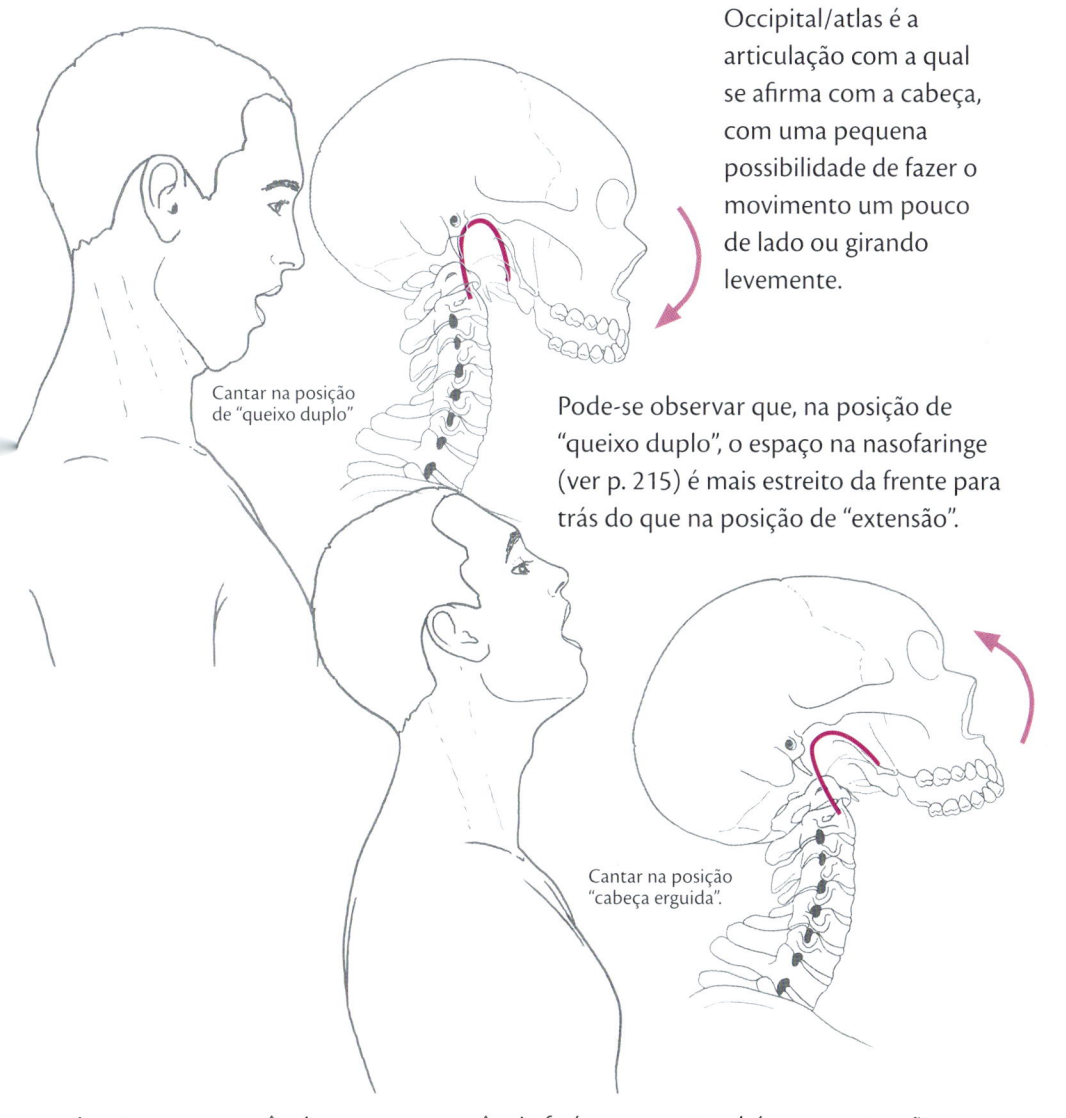

Occipital/atlas é a articulação com a qual se afirma com a cabeça, com uma pequena possibilidade de fazer o movimento um pouco de lado ou girando levemente.

Cantar na posição de "queixo duplo".

Pode-se observar que, na posição de "queixo duplo", o espaço na nasofaringe (ver p. 215) é mais estreito da frente para trás do que na posição de "extensão".

Cantar na posição "cabeça erguida".

Isso tem consequências para a ressonância faríngea, mas também para a tensão nos músculos do véu palatino (ver p. 236-239), para a posição da mandíbula (ver p. 229) e para a língua (ver p. 250-251).

Como o atlas se articula com o áxis

Há quatro pontos de união entre o atlas e o áxis.

A apófise odontoide é alojada no interior do atlas graças a duas articulações.
Ela é mantida na parte anterior do anel por um cordão fibroso chamado **ligamento transverso do atlas,** que se liga à parte interna das massas laterais. A face anterior desse ligamento tem uma pequena *superfície articular* revestida de cartilagem (o áxis não pode ser posicionado mais para trás, pois o espaço é ocupado pela medula espinhal).

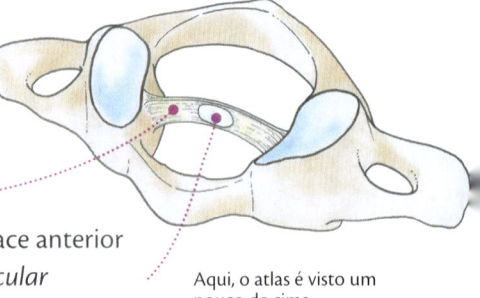

Aqui, o atlas é visto um pouco de cima.

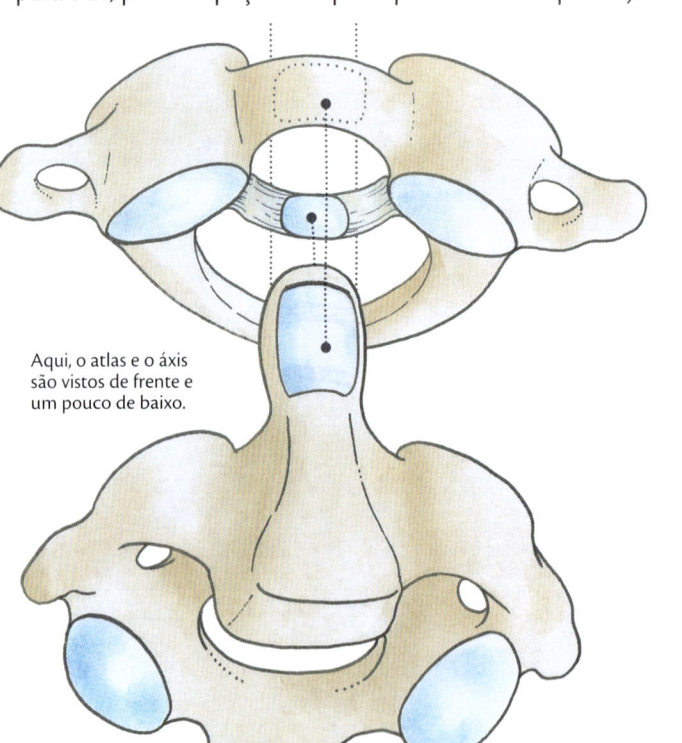

A parte anterior da apófise odontoide, revestida por uma faceta cartilaginosa convexa, articula-se com a face posterior do arco anterior, revestida por uma faceta cartilaginosa côncava.

A parte posterior do processo odontoide, revestida por uma faceta cartilaginosa convexa, articula-se com a face anterior do ligamento transverso, que é revestido por uma faceta cartilaginosa côncava.

Aqui, o atlas e o áxis são vistos de frente e um pouco de baixo.

A apófise odontoide é assim mantida de forma flexível, não podendo entrar no espaço posterior do arco do atlas, ocupado pela medula espinhal.

Aqui, o atlas e o áxis são vistos de cima.

Em cada lado, o atlas se apoia no áxis graças a duas articulações simétricas.
Cada massa lateral do atlas se articula com uma superfície lateral da parte superior do áxis. As superfícies dos dois ossos são revestidas por cartilagem espessa, que as torna *convexas*. Assim, as duas articulações são pouco encaixadas e altamente móveis: os movimentos do atlas/eixo ocorrem de maneira particularmente fácil.

Graças a essas quatro articulações, o atlas pode girar em torno do áxis. Entretanto, a rotação não ocorre estritamente em torno do processo odontoide, o que colocaria o arco posterior do atlas no canal raquidiano, mas combinada com a translação (o atlas desliza lateralmente). Esse movimento é possível graças à capacidade de deformação do ligamento transverso.

Aqui, o atlas e o áxis são vistos de cima.

O movimento do atlas sobre o áxis permite virar a cabeça. Esse movimento tensiona/relaxa de maneira assimétrica os músculos que se ligam à parte inferior do crânio, em particular aqueles que descem em direção à língua ou à laringe e, portanto, têm impacto sobre a voz.

O aparelho articular também permite movimentos de frente para trás e movimentos laterais, muito menos importantes em amplitude.

Os três principais "blocos":
cabeça
caixa torácica
pelve

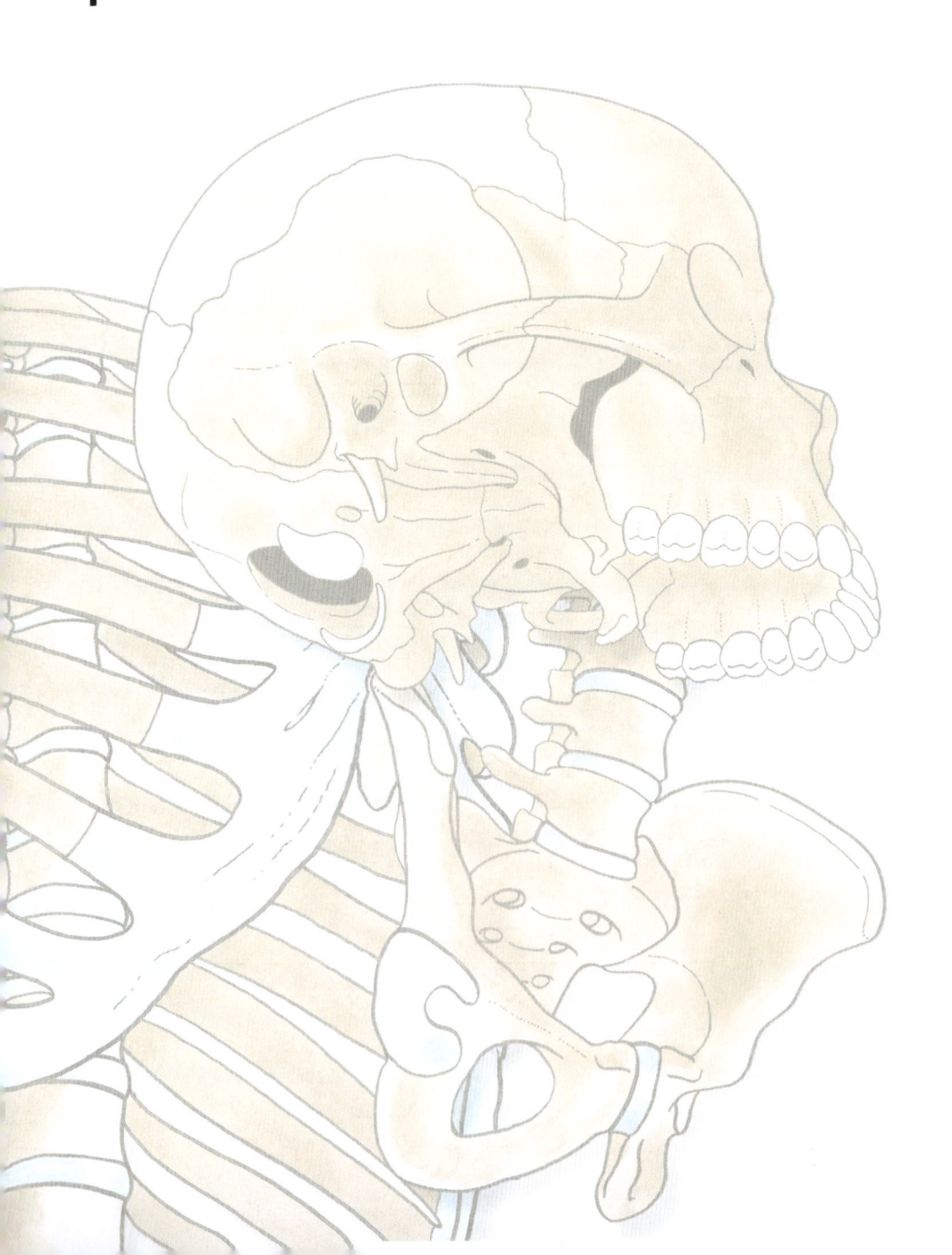

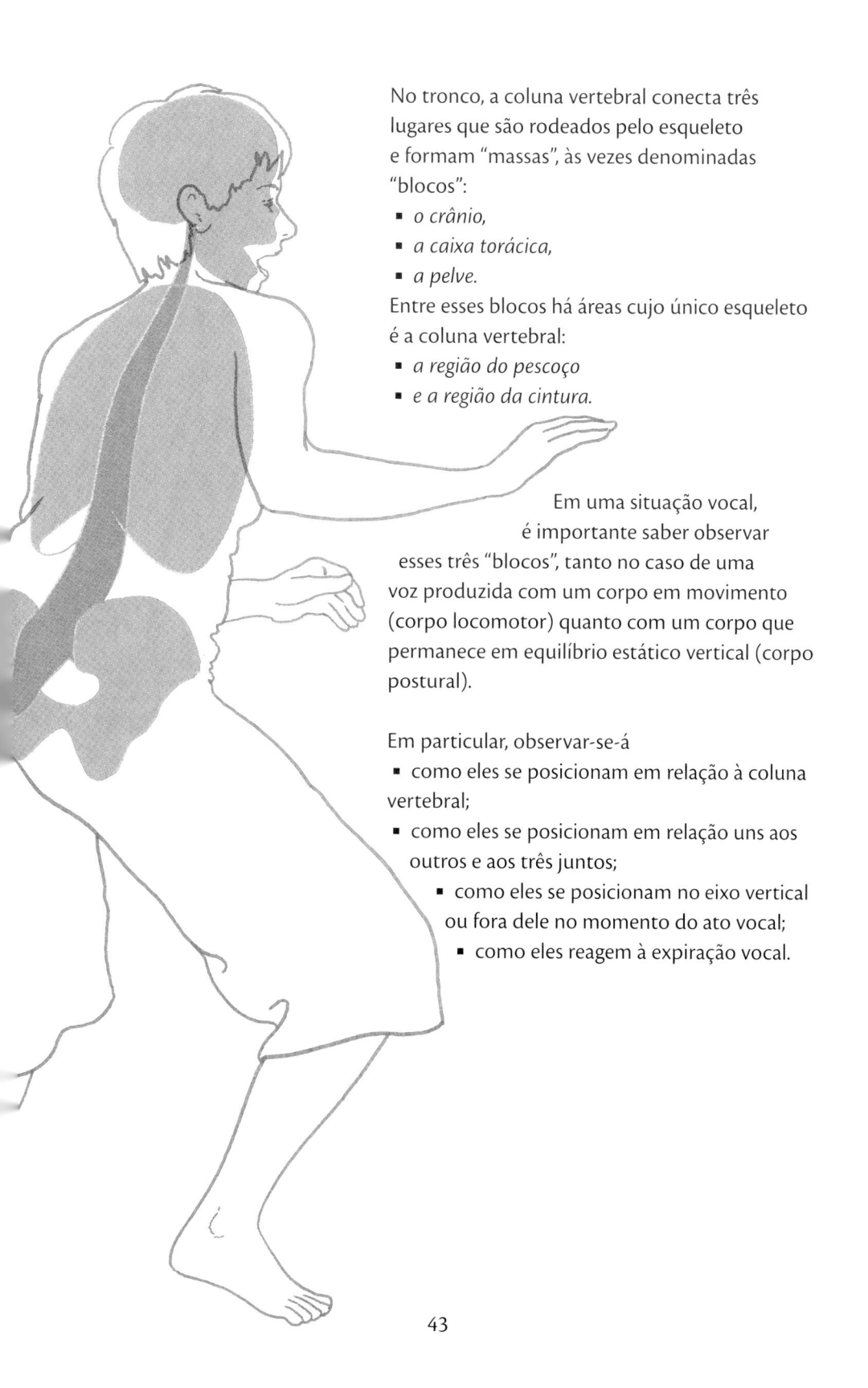

No tronco, a coluna vertebral conecta três lugares que são rodeados pelo esqueleto e formam "massas", às vezes denominadas "blocos":
- *o crânio,*
- *a caixa torácica,*
- *a pelve.*

Entre esses blocos há áreas cujo único esqueleto é a coluna vertebral:
- *a região do pescoço*
- *e a região da cintura.*

Em uma situação vocal, é importante saber observar esses três "blocos", tanto no caso de uma voz produzida com um corpo em movimento (corpo locomotor) quanto com um corpo que permanece em equilíbrio estático vertical (corpo postural).

Em particular, observar-se-á
- como eles se posicionam em relação à coluna vertebral;
- como eles se posicionam em relação uns aos outros e aos três juntos;
- como eles se posicionam no eixo vertical ou fora dele no momento do ato vocal;
- como eles reagem à expiração vocal.

Os três grandes "blocos"
A pelve

O esqueleto na base do tronco, a pelve, é como um anel irregular de osso, composto por quatro ossos:

O **sacro** e o **cóccix**, localizados na parte posterior, fazem parte da coluna vertebral.

Os dois **ossos ilíacos** (também conhecidos como **ossos coxais**), localizados na parte frontal e nas laterais, são como uma extensão dos membros inferiores.

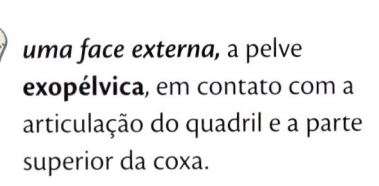

A pelve apresenta

uma face externa, a pelve **exopélvica**, em contato com a articulação do quadril e a parte superior da coxa.

uma face interna, a pelve **endopélvica**, em contato com as vísceras abdominais e pélvicas.

Na pelve interna, duas partes são claramente distinguidas…

…a *pelve maior,* na parte superior, que contém as vísceras abdominais.

…a *pelve menor,* que contém as vísceras pélvicas.

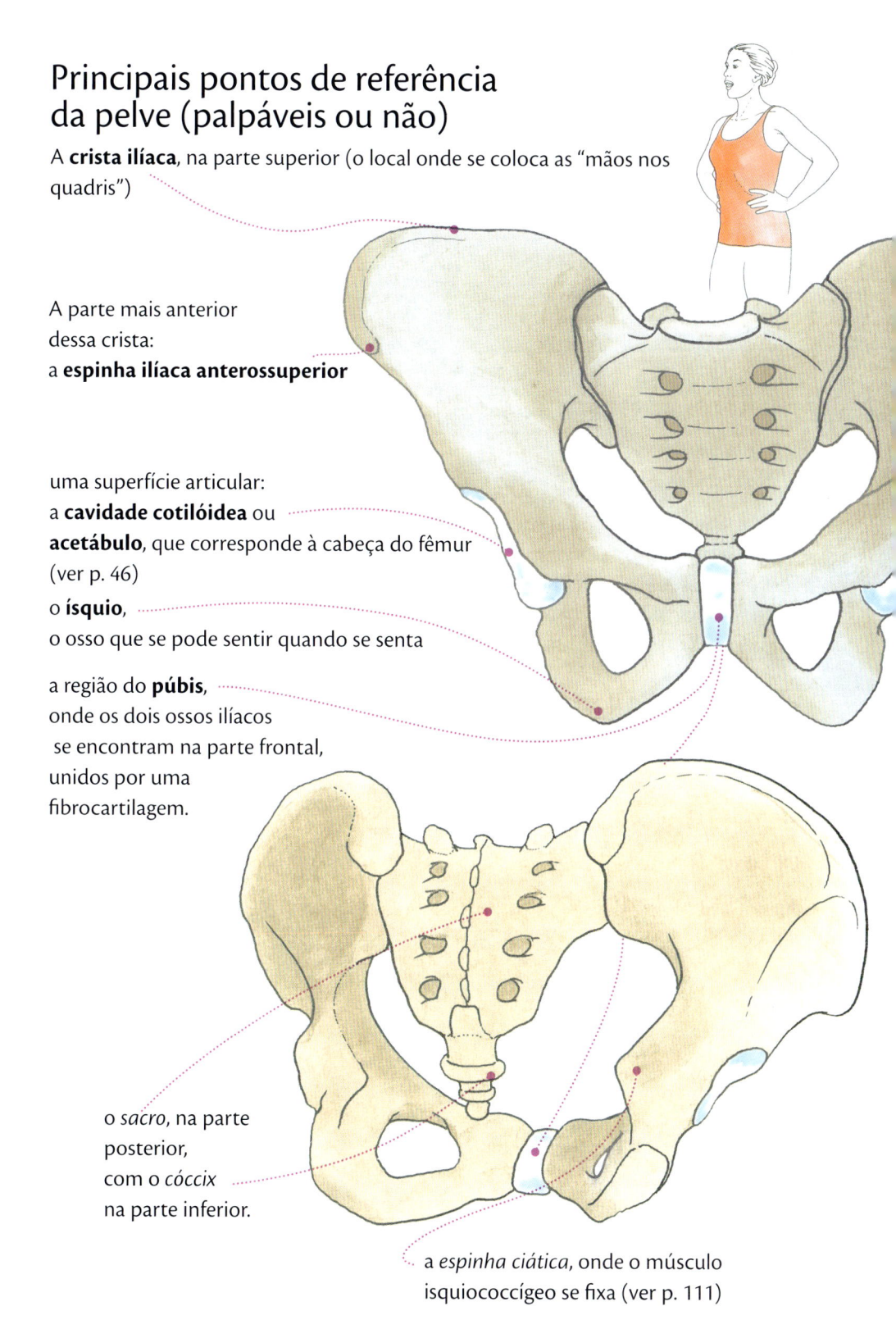

Principais pontos de referência da pelve (palpáveis ou não)

A **crista ilíaca**, na parte superior (o local onde se coloca as "mãos nos quadris")

A parte mais anterior dessa crista:
a **espinha ilíaca anterossuperior**

uma superfície articular:
a **cavidade cotilóidea** ou **acetábulo**, que corresponde à cabeça do fêmur (ver p. 46)

o **ísquio**,
o osso que se pode sentir quando se senta

a região do **púbis**, onde os dois ossos ilíacos se encontram na parte frontal, unidos por uma fibrocartilagem.

o *sacro*, na parte posterior, com o *cóccix* na parte inferior.

a *espinha ciática*, onde o músculo isquiococcígeo se fixa (ver p. 111)

Os fêmures e a articulação do quadril

A pelve se articula com os dois ossos da coxa: os **fêmures**. A articulação assim formada é denominada "**coxofemoral**" ou, mais comumente, "articulação do quadril". Estas poucas linhas a descreverão brevemente. Por que é importante estudá-la neste livro? Porque no trabalho vocal, o *posicionamento da pelve* frequentemente condiciona o posicionamento dos outros dois "grandes blocos" acima dela. Esse posicionamento ocorre no nível das articulações do quadril.

A articulação do quadril

É uma das articulações mais maciças do corpo. Ela une a **cavidade cotilóidea** (ou **acetábulo**), localizada na parte externa do osso ilíaco e a **cabeça do fêmur**, a parte superior do fêmur, que é sustentada pelo **colo femoral**.

a cápsula

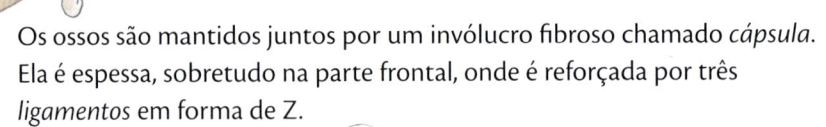

Os ossos são mantidos juntos por um invólucro fibroso chamado *cápsula*. Ela é espessa, sobretudo na parte frontal, onde é reforçada por três *ligamentos* em forma de Z.

Os movimentos da articulação coxofemoral

O quadril une uma superfície convexa (cabeça do fêmur) a uma superfície côncava (acetábulo).
Esse formato permite o movimento em todas as direções. Portanto, o fêmur pode assim se mover...

para trás (extensão, mais limitado)

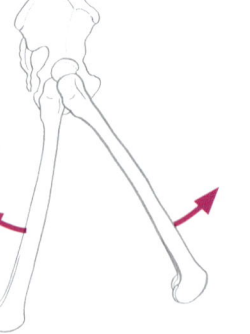

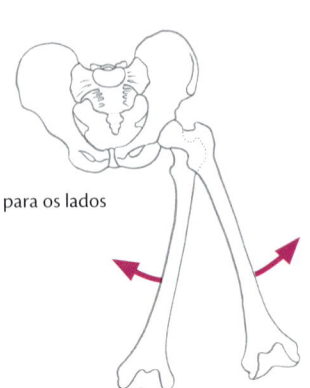

para frente (flexão)

para os lados

em rotação (não mostrado)

As "inclinações" e "posicionamentos" da pelve

Mas o mais importante aqui são os movimentos que essa articulação permite que a pelve faça sobre os fêmures. A pelve pode se "*inclinar*". Esses movimentos são denominados movimentos da espinha ilíaca anterossuperior (neste livro, eles serão observados apenas da frente para trás, pois essa é nessa direção em que são mais frequentes no ato vocal):

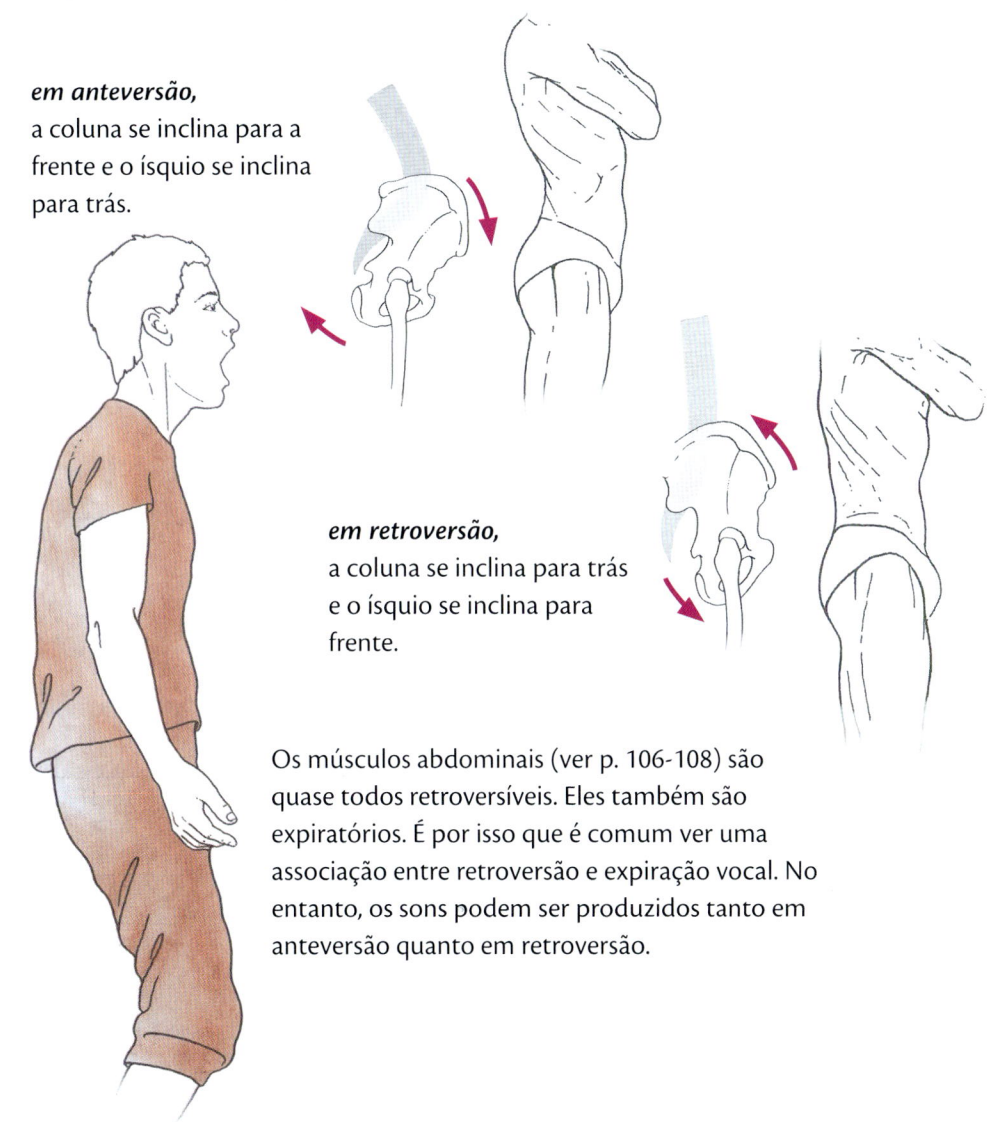

em anteversão,
a coluna se inclina para a frente e o ísquio se inclina para trás.

em retroversão,
a coluna se inclina para trás e o ísquio se inclina para frente.

Os músculos abdominais (ver p. 106-108) são quase todos retroversíveis. Eles também são expiratórios. É por isso que é comum ver uma associação entre retroversão e expiração vocal. No entanto, os sons podem ser produzidos tanto em anteversão quanto em retroversão.

O restante do esqueleto dos membros inferiores (joelhos, pés etc.) não será abordado neste livro, embora esteja envolvido no ato vocal, mas não de forma específica.

Mais detalhes sobre os movimentos do quadril/ pelve estão em *Anatomie pour le mouvement* t. 1, p. 194-199.

Os três grandes "blocos"
A caixa torácica, o bloco deformável

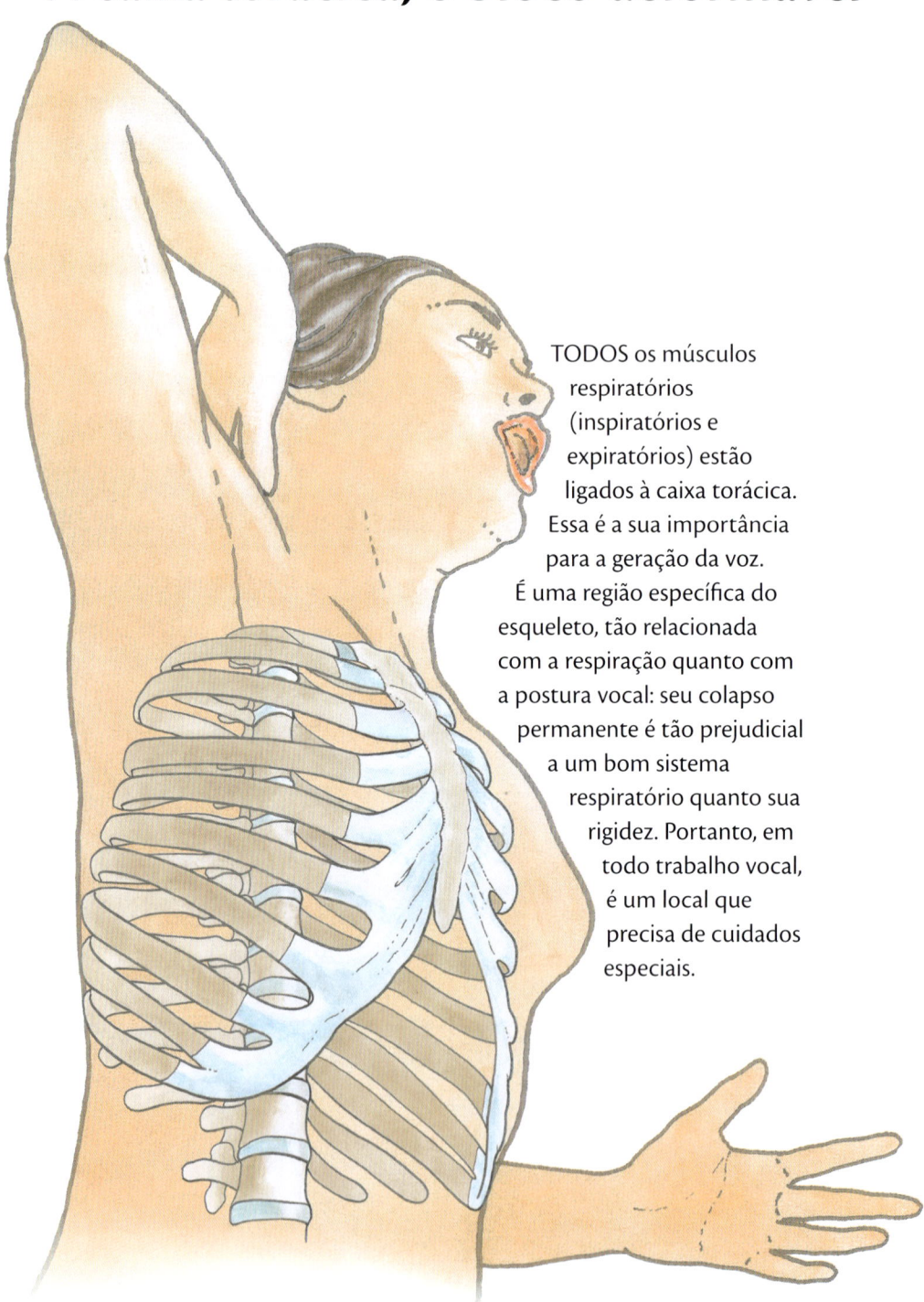

TODOS os músculos respiratórios (inspiratórios e expiratórios) estão ligados à caixa torácica. Essa é a sua importância para a geração da voz. É uma região específica do esqueleto, tão relacionada com a respiração quanto com a postura vocal: seu colapso permanente é tão prejudicial a um bom sistema respiratório quanto sua rigidez. Portanto, em todo trabalho vocal, é um local que precisa de cuidados especiais.

A caixa torácica é composta de muitos elementos diferentes.
É o conjunto osteoarticular que inclui o maior número de elementos em todo o corpo.
Ela é composta por:
- **coluna dorsal** (ou **torácica**) na parte posterior,
- **12 pares de costelas**, completadas, na parte anterior, pelas respectivas cartilagens costais,
- **esterno**, na parte anterior.

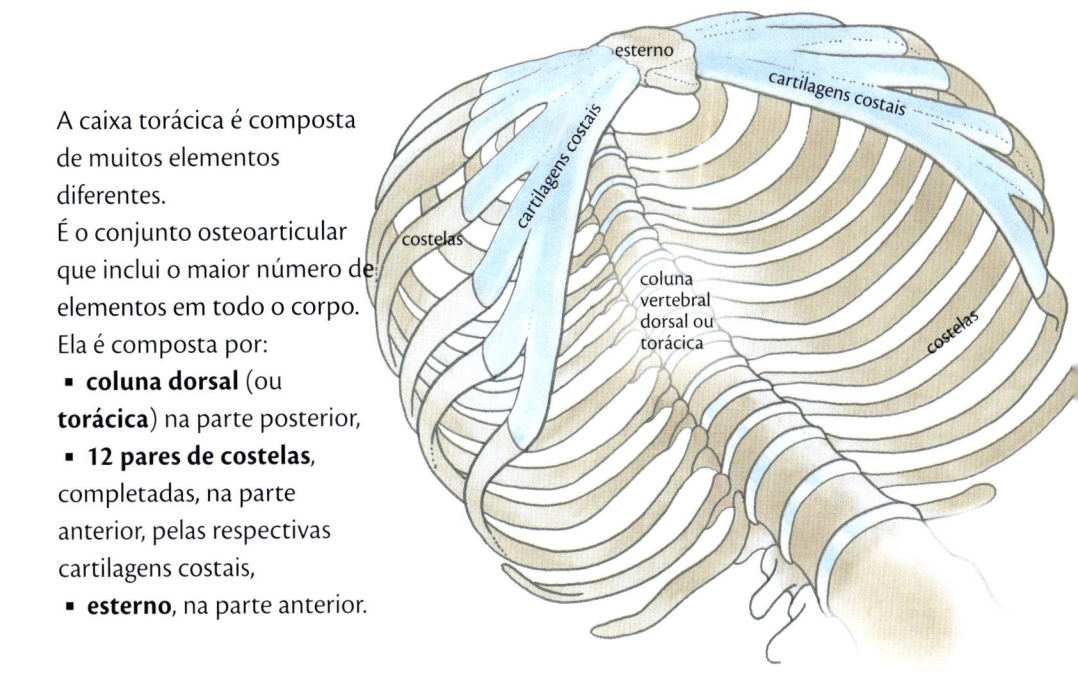

As páginas a seguir descrevem esses elementos e as articulações que os conectam.

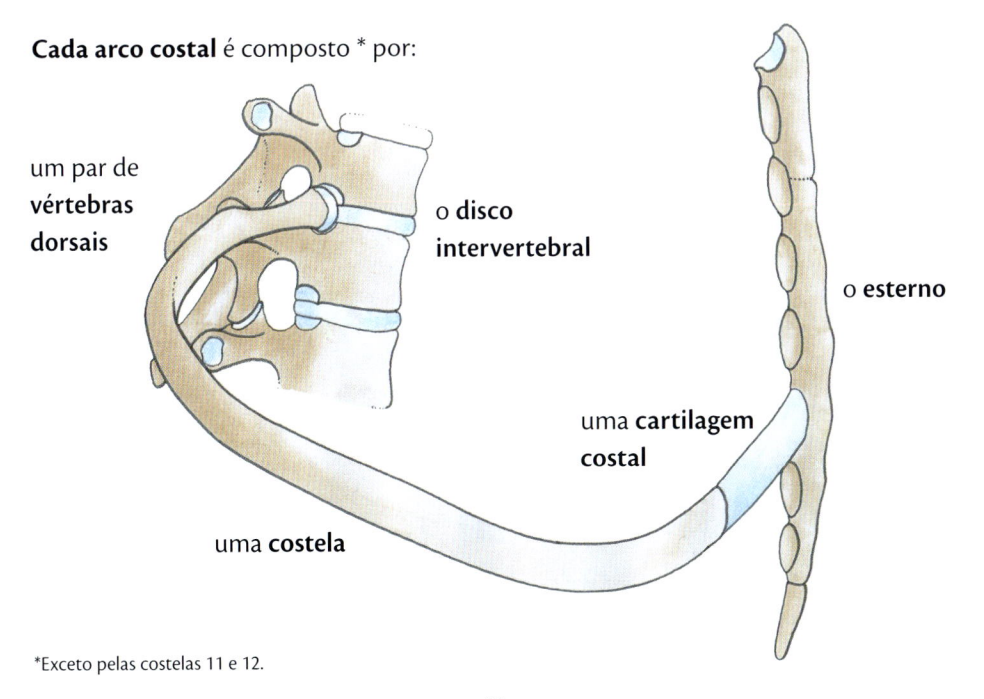

Cada arco costal é composto * por:

um par de **vértebras dorsais**

o **disco intervertebral**

o **esterno**

uma **cartilagem costal**

uma **costela**

*Exceto pelas costelas 11 e 12.

As costelas: os únicos ossos flexíveis

Cada costela é um osso plano e curvo.
Dentre os ossos do corpo, elas são as únicas que são *flexíveis* e até mesmo *elásticas*. Isso se deve, em parte, ao formato da costela, que tem uma *curvatura tripla*: em uma extremidade, ela circunda o tórax; na outra, quando vista de perfil, ela desce e depois sobe e, por fim, se torce sobre si mesma. Cada costela tem uma face interna (voltada para as vísceras) e uma face externa (voltada para os músculos costais e a pele) e apresenta três partes:

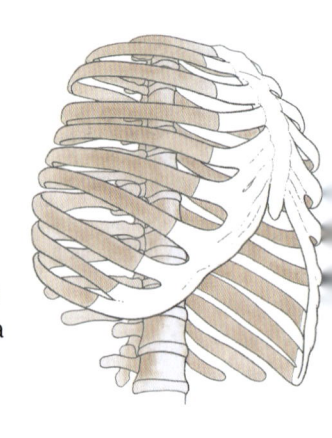

tubérculo costal
colo
cabeça

- *a parte posterior*, que compreende três elementos:
  • **a cabeça**, uma parte protuberante coberta de cartilagem, que se articula com as vértebras,
  • **o tubérculo costal**, revestido de cartilagem articular,
  • **o colo**, que une os dois elementos anteriores;

- *mais adiante, o corpo*

- *a extremidade anterior,* que se junta à cartilagem costal.

A 1ª costela é pequena e achatada.

As costelas ficam mais longas à medida que se desce.

A 11ª e a 12ª costelas são curtas, principalmente a 12ª.

As costelas... seguem-se, mas não se parecem!

Mantendo a flexibilidade

A flexibilidade das costelas é mantida pela movimentação da caixa torácica com ou sem respiração.

A 1ª costela: um local de observação importante

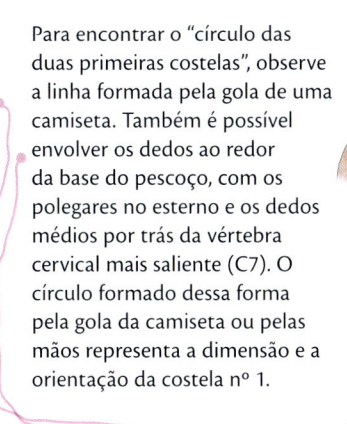

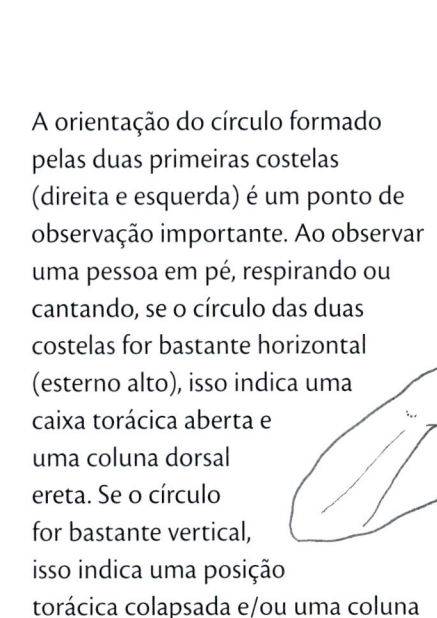

Para encontrar o "círculo das duas primeiras costelas", observe a linha formada pela gola de uma camiseta. Também é possível envolver os dedos ao redor da base do pescoço, com os polegares no esterno e os dedos médios por trás da vértebra cervical mais saliente (C7). O círculo formado dessa forma pela gola da camiseta ou pelas mãos representa a dimensão e a orientação da costela nº 1.

A orientação do círculo formado pelas duas primeiras costelas (direita e esquerda) é um ponto de observação importante. Ao observar uma pessoa em pé, respirando ou cantando, se o círculo das duas costelas for bastante horizontal (esterno alto), isso indica uma caixa torácica aberta e uma coluna dorsal ereta. Se o círculo for bastante vertical, isso indica uma posição torácica colapsada e/ou uma coluna dorsal em cifose (ver p. 32).

As cartilagens costais

Na parte frontal, **as cartilagens costais** ligam as costelas ao esterno. Elas se tornam mais longas à medida que se dirigem, em sentido inferior, pelo esterno.

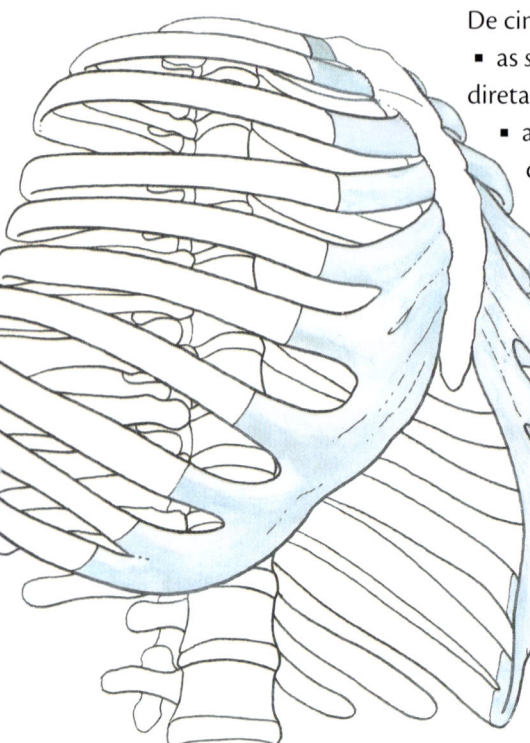

De cima para baixo:
- as *sete primeiras* são curtas e se unem diretamente ao esterno;
- as *três seguintes* (8, 9, 10) se unem à 7ª cartilagem costal;
- por fim, as duas últimas costelas não têm cartilagem e são denominadas "**costelas flutuantes**".

As cartilagens costais são mais flexíveis do que as costelas. Elas aumentam a elasticidade da caixa torácica.

A caixa torácica apresenta, portanto, três regiões com diferentes graus de mobilidade:

da 1ª à 7ª costela: costelas curtas, cartilagens curtas; nesse nível, a mobilidade é reduzida;

da 8ª à 10ª costela: costelas mais longas, cartilagens longas; nesse nível, a mobilidade é muito maior, sobretudo lateralmente;

nas 11ª e 12ª costelas: costelas sem cartilagens; nesse nível, a mobilidade é grande.

Como as cartilagens costais se unem às costelas

Cada cartilagem costal apresenta uma extremidade externa (lateral) de formato oval.

Cada costela apresenta uma extremidade anterior de formato oval.

A costela e a cartilagem são unidas por essas superfícies. Essas articulações são junções simples, sem cápsula ou membrana sinovial.

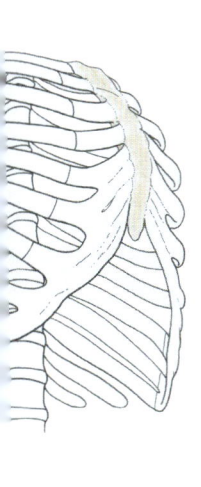

O esterno

O esterno é um osso achatado, semelhante a uma espada, localizado na parte frontal e central da caixa torácica. Sua face profunda fica contra o coração e o pericárdio. Sua face superficial, anterior, fica sob a pele.

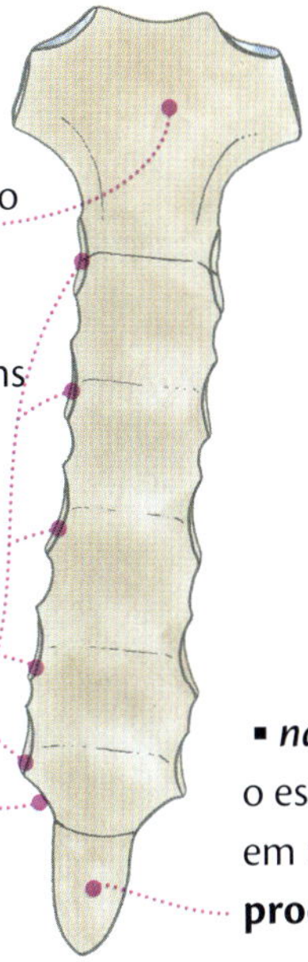

Três partes estão descritas:
- *na parte superior,*
o **manúbrio**, que se assemelha ao punho de uma espada. Ele se articula na parte superior com a clavícula e pelas bordas laterais com as duas primeiras cartilagens costais;

- *no meio,*
o **corpo**: essa é a parte mais maciça. Suas bordas laterais apresentam recuos que correspondem às cartilagens costais 2 a 7;

- *na parte inferior,*
o esterno termina em um ponto, o **processo xifoide.**

Como as cartilagens costais se unem ao esterno

Na borda lateral do esterno, o osso é ligeiramente côncavo, formando pequenas superfícies ovais.

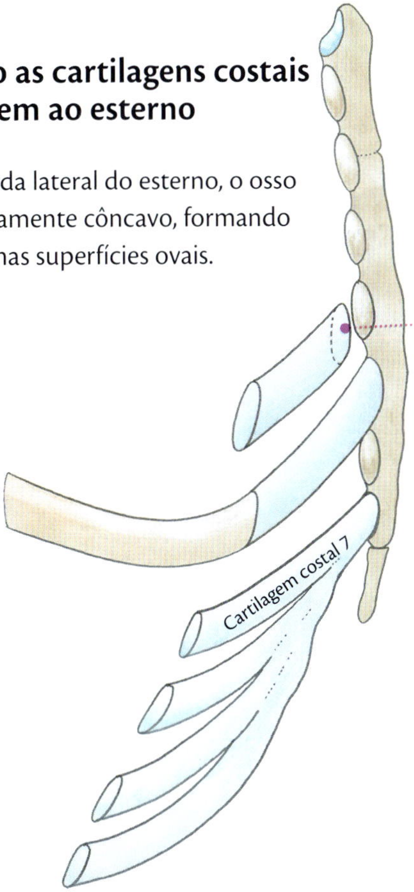

Cada cartilagem costal (de 1 a 7) apresenta uma extremidade interna (medial) de formato oval e se une ao esterno nesse ponto. Essas articulações são junções simples (não há cápsula articular).

As cartilagens costais 8 a 10 unem-se à cartilagem costal 7: elas não se articulam diretamente ao esterno.

A coluna dorsal

Essa é a parte da coluna vertebral que constitui a caixa torácica, com características locais.

De modo geral, essa parte da coluna é *pouco móvel*, exceto pelas vértebras inferiores.

Cada corpo vertebral possui *facetas articulares* atrás de sua superfície lateral: uma na parte superior e outra na parte inferior. Essas facetas, juntamente com o disco intervertebral, fazem parte da **articulação costovertebral**, que corresponde à cabeça da costela (ver a próxima página).

Cada apófise transversa possui uma *faceta cartilaginosa* em sua superfície anterior. Isso faz parte de outra *articulação costovertebral*, que une a vértebra ao tubérculo costal (ver a próxima página).

"Respire pelas costas"

A mobilização de todas essas facetas articulares às vezes é a chave para a mobilidade torácica e a facilitação da respiração. É importante usá-la especialmente para se preparar para fazer a respiração "posterior" ("respirar pelas costas").

As articulações costovertebrais

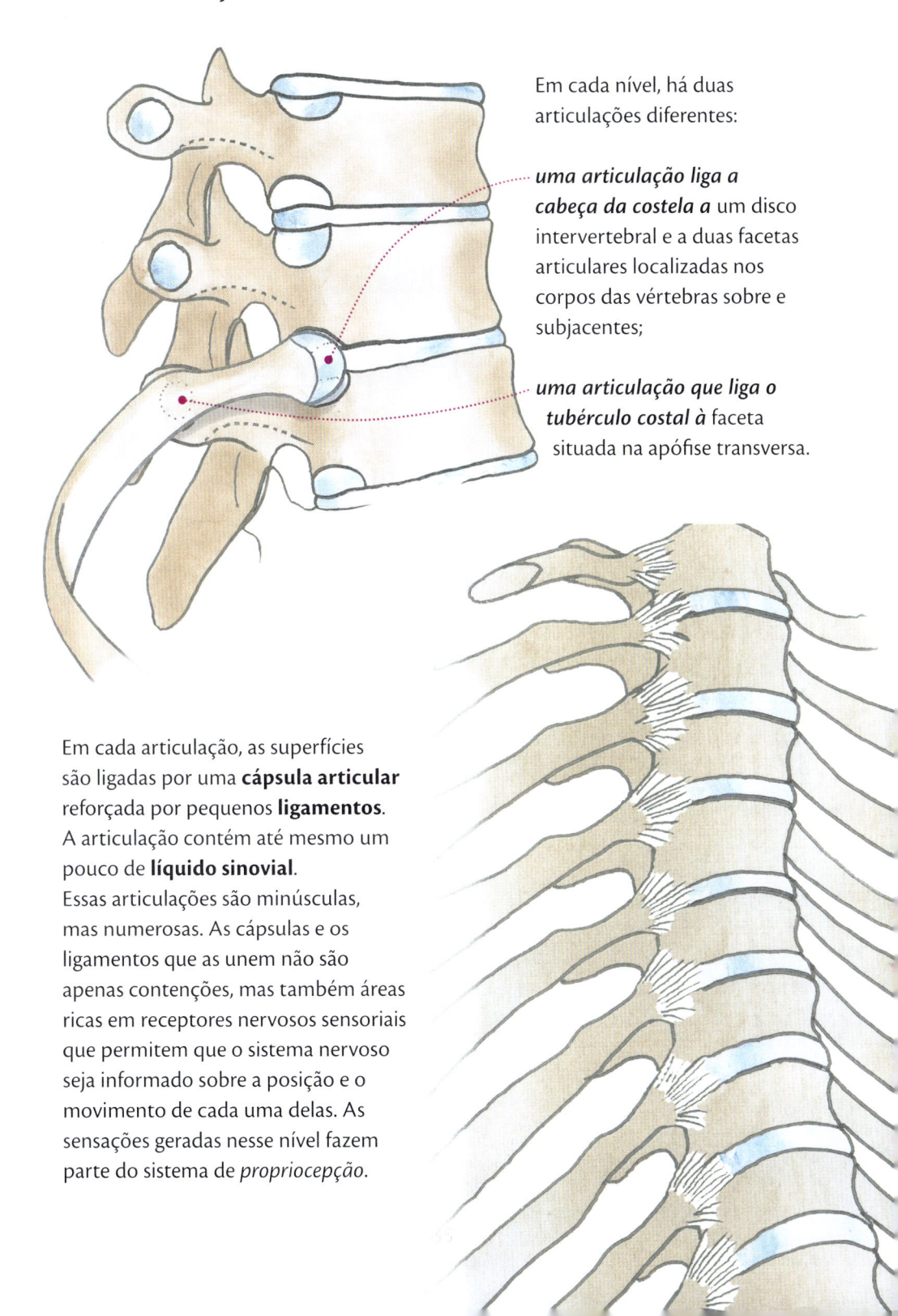

Em cada nível, há duas articulações diferentes:

uma articulação liga a cabeça da costela a um disco intervertebral e a duas facetas articulares localizadas nos corpos das vértebras sobre e subjacentes;

uma articulação que liga o tubérculo costal à faceta situada na apófise transversa.

Em cada articulação, as superfícies são ligadas por uma **cápsula articular** reforçada por pequenos **ligamentos**. A articulação contém até mesmo um pouco de **líquido sinovial**.
Essas articulações são minúsculas, mas numerosas. As cápsulas e os ligamentos que as unem não são apenas contenções, mas também áreas ricas em receptores nervosos sensoriais que permitem que o sistema nervoso seja informado sobre a posição e o movimento de cada uma delas. As sensações geradas nesse nível fazem parte do sistema de *propriocepção*.

As variações no eixo costovertebral

O eixo formado entre as duas articulações costovertebrais varia de nível para nível e isso faz variar o tipo de movimento que as costelas podem realizar.

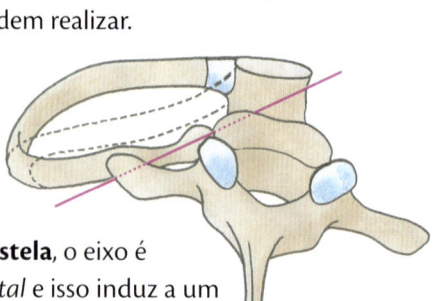

Da 1ª à 7ª costela, o eixo é bastante *frontal* e isso induz a um movimento majoritariamente *anteroposterior*:

na parte superior da caixa torácica, o movimento é mais para frente/para trás.

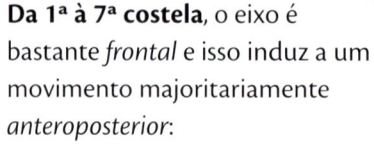

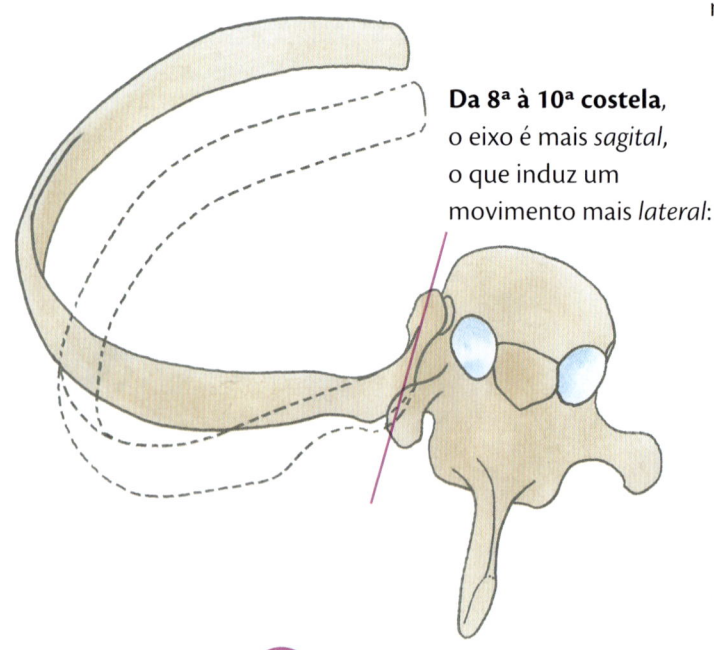

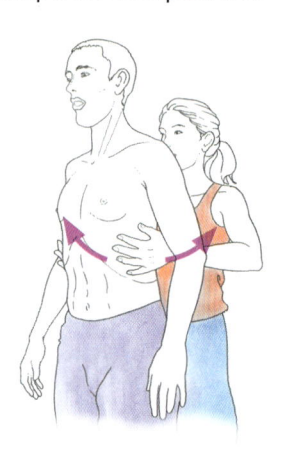

Da 8ª à 10ª costela, o eixo é mais *sagital*, o que induz um movimento mais *lateral*:

na caixa torácica média e inferior, o movimento das costelas é mais para fora/para dentro.

Direções importantes...

É importante conhecer essas direções para orientar os movimentos das costelas no trabalho vocal. Isso se aplica tanto ao vocabulário utilizado (evite dizer "aumentar a caixa torácica" na parte superior) quanto à orientação da caixa torácica pelo contato para provocar um movimento respiratório.

Os dois tipos de movimento das costelas

Independentemente dos eixos costovertebrais, as costelas e a caixa torácica se movem em duas direções principais, sendo que algumas pessoas preferem uma a outra.

O movimento das costelas em plano sagital ("braço de bomba")

A costela pode se mover mais alinhada ao esterno, que se move para frente ou para trás, o que aumenta o diâmetro sagital do tórax quando o esterno se move para cima e o diminui quando se move para baixo.

Observa-se que o movimento do próprio esterno pode ser diferenciado:

ou é sobretudo sua parte inferior que se eleva e avança e, nesse caso, o movimento é maior nas costelas mais baixas;

ou é todo o esterno que se move e, nesse caso, o movimento é em todas as costelas.

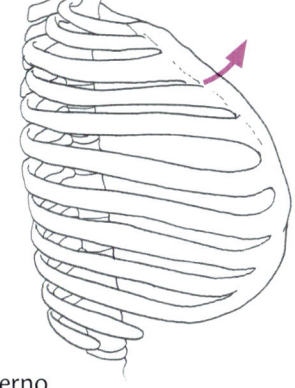

👁 Observe o esterno

O esterno é um local importante a ser observado orientado no conjunto vocal: sua orientação é o resultado das forças exercidas dentro e fora da caixa torácica e, em particular, do tônus dos músculos inspiratórios/expiratórios.

O movimento das costelas em um plano frontal ("alça de balde")

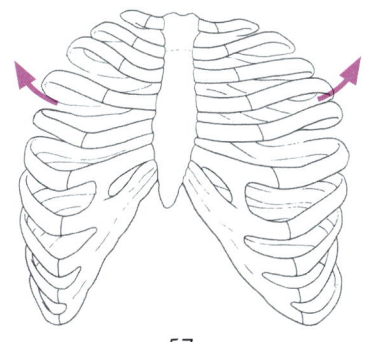

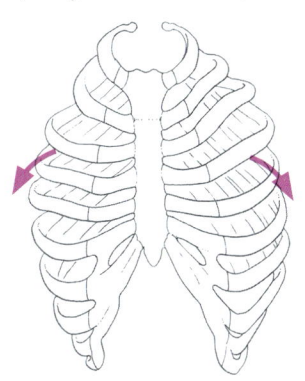

A costela pode se mover principalmente de forma lateral, o que aumenta o diâmetro lateral do tórax quando se move para cima, e o diminui quando se move para baixo.

Ao redor da caixa torácica: cintura escapular e braços
A cintura escapular

Composta de cada lado pela **clavícula**, pela **escápula** e pelo **esterno**, no meio, a cintura escapular é o dispositivo ósseo e articular que permite a ligação dos braços ao tronco. Ela será apenas mencionada aqui.

Palpação

A clavícula é facilmente palpada em ambos os lados da base do pescoço.

A clavícula

A clavícula é uma barra de osso entre a escápula e o esterno. Ela tem duas faces (superior e inferior), duas bordas (anterior e posterior) e duas extremidades. Em ambas as extremidades há superfícies articulares cartilaginosas: *na extremidade externa*, uma superfície correspondente à que se encontra no acrômio, formando a **articulação acromioclavicular**.

na extremidade interna, uma superfície correspondente à que se encontra no esterno, formando a **articulação esternoclavicular.**

A escápula

Também denominada **escápula**, é um osso plano e triangular, preso à face posterolateral do tórax.
Possui duas faces (anterior, posterior), três bordas (superior, interna ou medial, externa ou lateral) e três ângulos (superior, externo, inferior). Pode-se destacar uma série de indicadores importantes para a voz:

- em sua borda superior, a **incisura escapular** e, destacando-se para a frente, a **apófise** (ou **processo**) **coracoide**;

no ângulo externo, uma superfície articular cartilaginosa pertencente à articulação do ombro: a **glenoide da omoplata**;

- contra sua face externa, uma lâmina saliente:

a **espinha da omoplata**, que é estendida para baixo e para frente por uma lâmina óssea: o **acrômio**;

- na extremidade anterior do acrômio há uma superfície articular.

Mais detalhes sobre a clavícula e a escápula estão em *Anatomie pour le mouvement* t. 1, p. 110-115.

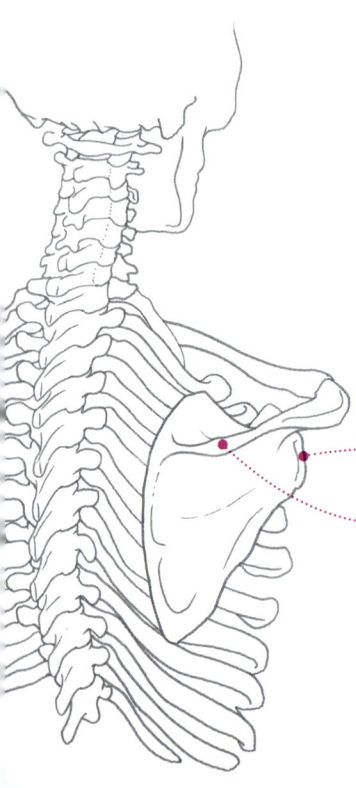

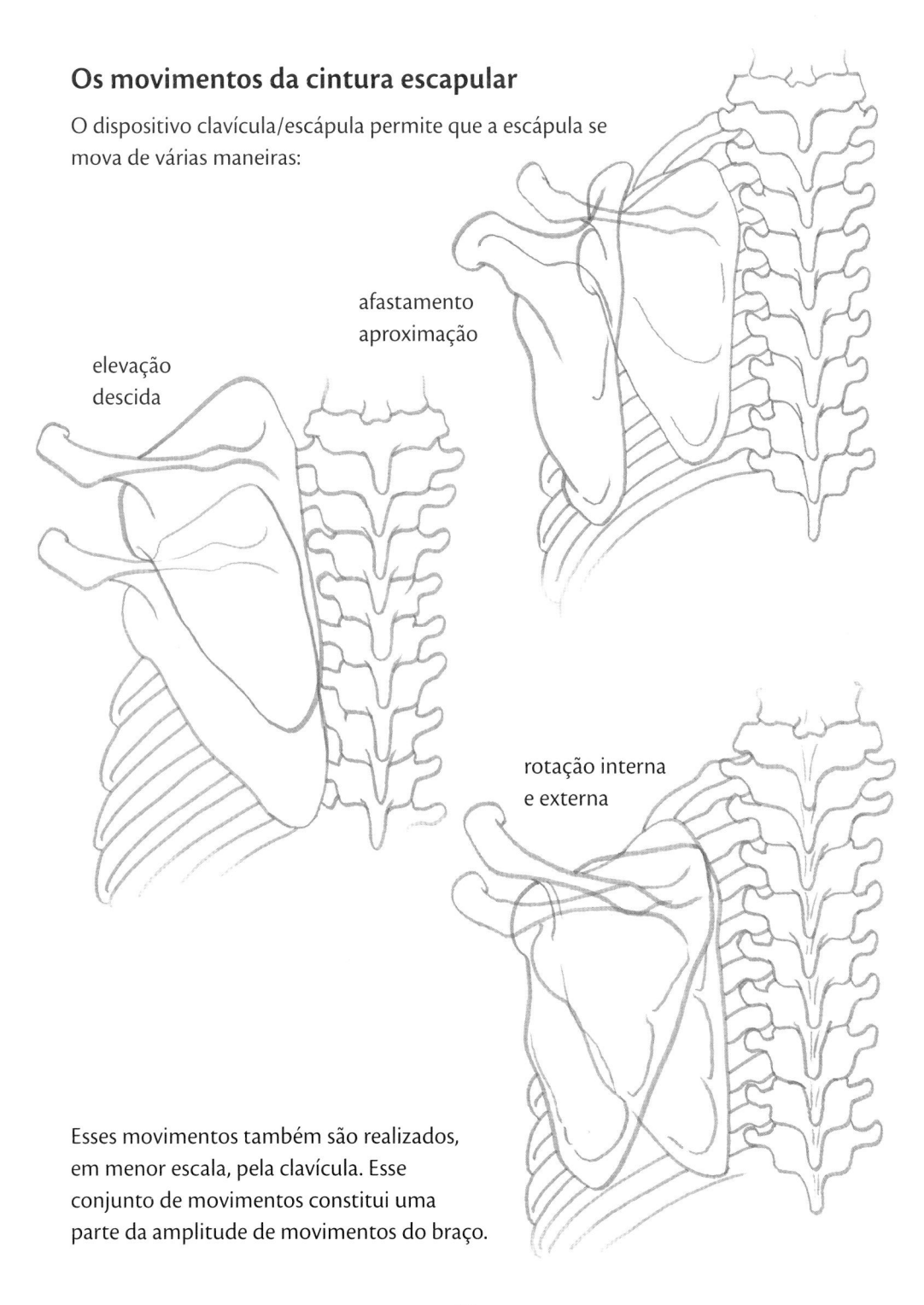

Os movimentos da cintura escapular

O dispositivo clavícula/escápula permite que a escápula se mova de várias maneiras:

afastamento
aproximação

elevação
descida

rotação interna
e externa

Esses movimentos também são realizados, em menor escala, pela clavícula. Esse conjunto de movimentos constitui uma parte da amplitude de movimentos do braço.

O braço e o ombro

Depois da cintura escapular, o ombro une a escápula ao osso do braço: o úmero. Ele será apenas mencionado aqui.

O úmero

É um osso longo, cuja parte superior será descrita aqui. Apresenta uma superfície articular esférica, a *cabeça do úmero*, revestida de cartilagem, que encaixa na cavidade glenoide da escápula.

Os movimentos do ombro

A forma da articulação (côncava/convexa) permite movimentos em todas as direções, cujas amplitudes são aumentadas pelas da cintura escapular. Esses movimentos do braço frequentemente mobilizam a caixa torácica: dessa forma, são importantes na preparação e facilitação da respiração.

movimento lateral

movimento para frente/para trás

Mais detalhes sobre o ombro e o braço estão em *Anatomie pour le mouvement* t. 1, p. 116-118.

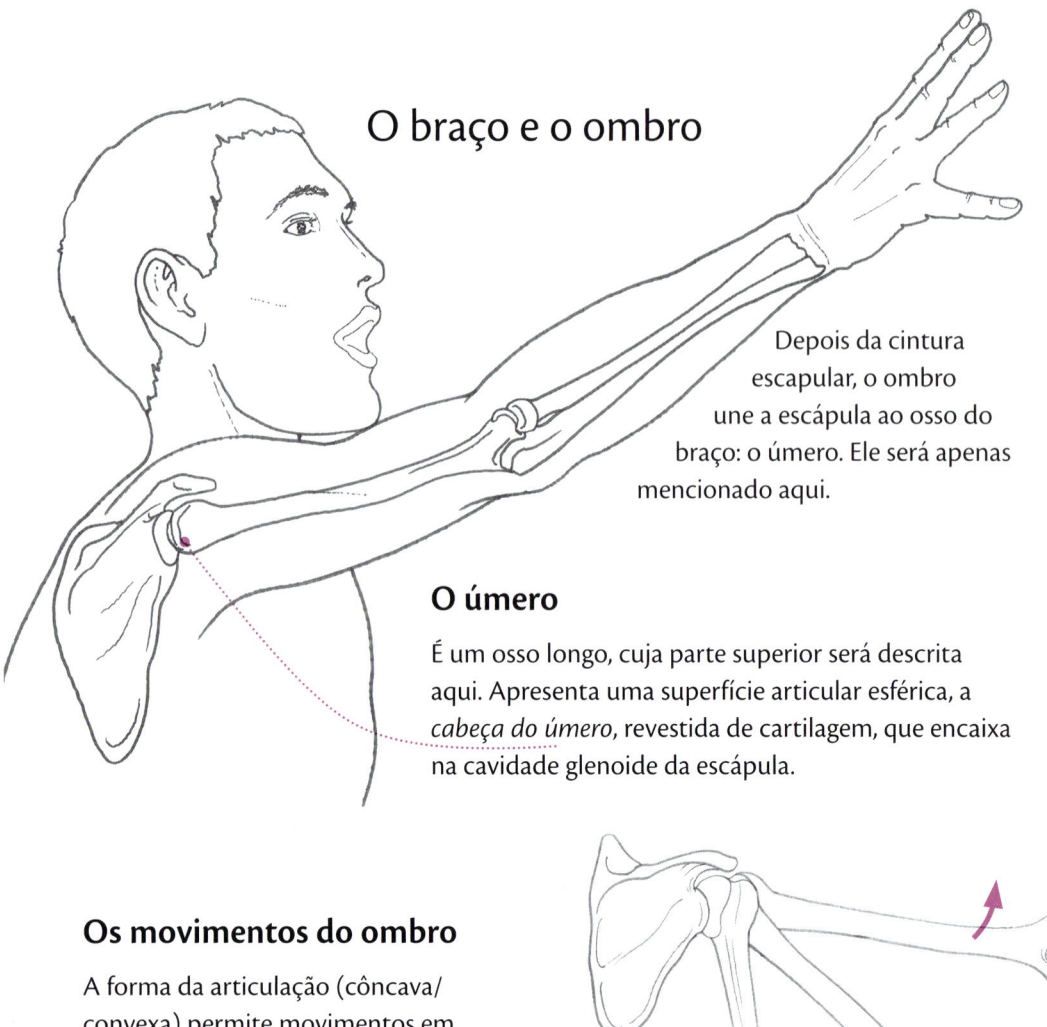

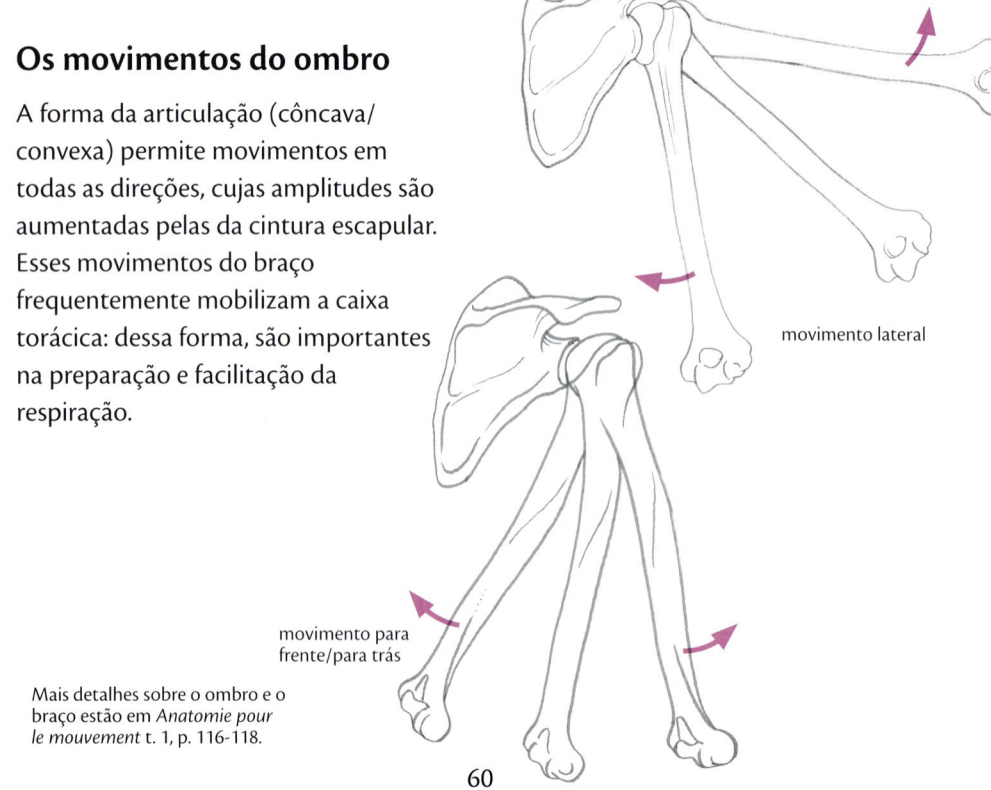

Braços e voz

Cantar com os braços pendurados, como é feito em certas técnicas de canto clássico ou em muitos corais, não ajuda a caixa torácica a permanecer ampliada, nem as costelas a se elevarem. Ainda mais com uma partitura nas mãos, o que tende a levar a cabeça e a coluna cervical para a frente.

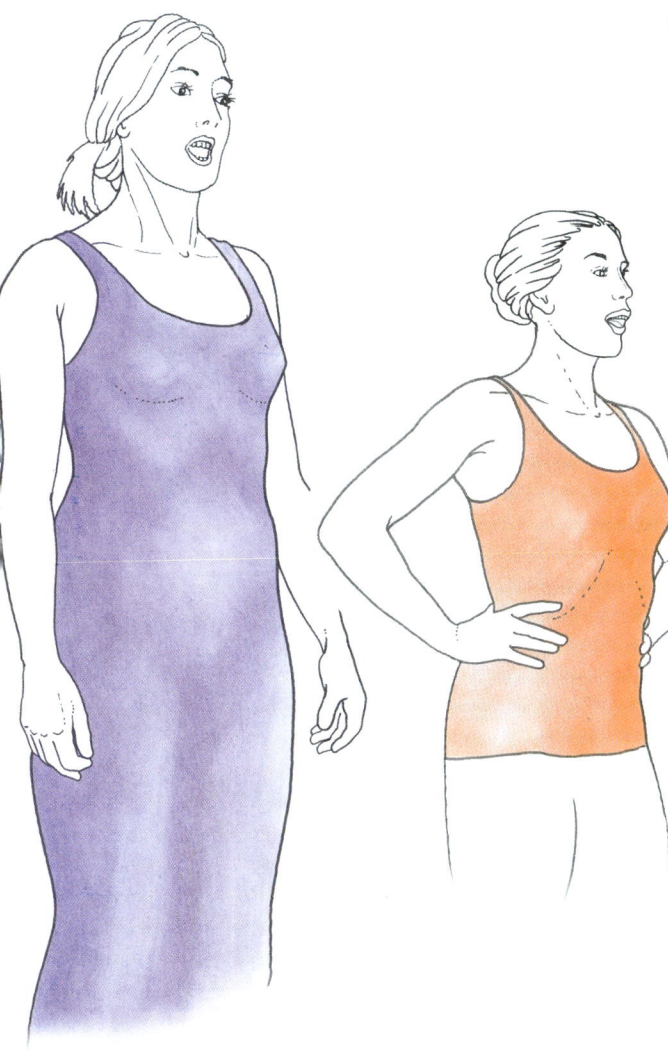

No trabalho vocal, às vezes, é interessante colocar as mãos nos quadris, na cabeça ou em um suporte, como o encosto de uma cadeira ou de um piano ou juntas atrás da pelve, para aliviar o tórax.

Por outro lado, se o tórax já estiver acostumado a se abrir, os braços podem ser deixados propositalmente ao lado do corpo para estimular os músculos que levantam as costelas. Isso só é possível se esses músculos já tiverem força muscular suficiente, o que, frequentemente, não é o caso.

Os três grandes "blocos"
O crânio vocal

O crânio, o esqueleto da *cabeça*, é composto por três partes principais:

uma parte superior, cobrindo o cérebro e o cerebelo, composta de ossos planos e curvos: o **neurocrânio**;

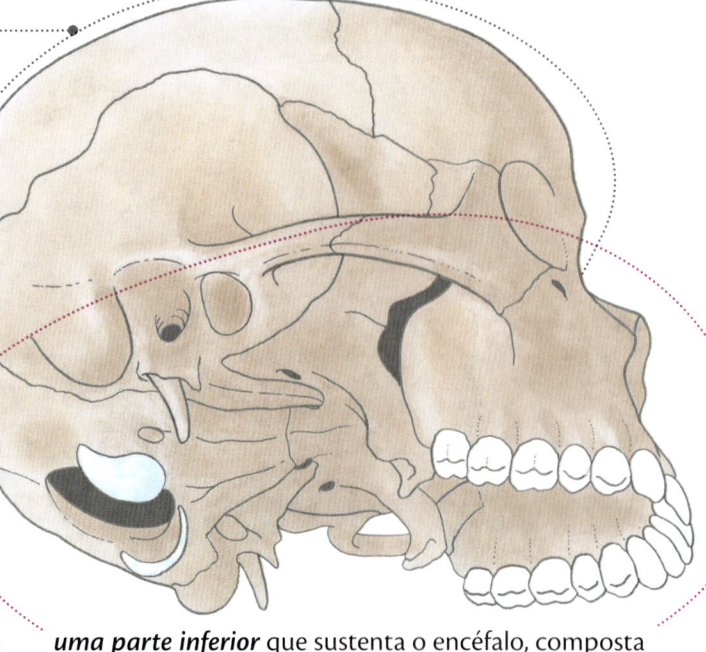

uma parte inferior que sustenta o encéfalo, composta de partes ósseas mais grossas: é a **base do crânio**,

uma parte anterior, correspondente aos ossos da face, que são muito mais complexos: esse é o **viscerocrânio.**

Todos os ossos do crânio estão envolvidos no aparelho vocal, sendo que cada osso tem pelo menos um músculo, ligamento ou mucosa ligado a ele. Em outras palavras, todo o crânio está envolvido no ato vocal. Nas páginas seguintes, os ossos serão apresentados um a um, com ênfase na descrição das partes que dizem respeito ao corpo vocal.

A base do crânio vocal

Visto de baixo, um crânio — sem a mandíbula — revela uma estrutura contínua denominada **base do crânio**, em que diferentes ossos formam um quebra-cabeça. Essa base do crânio é composta:

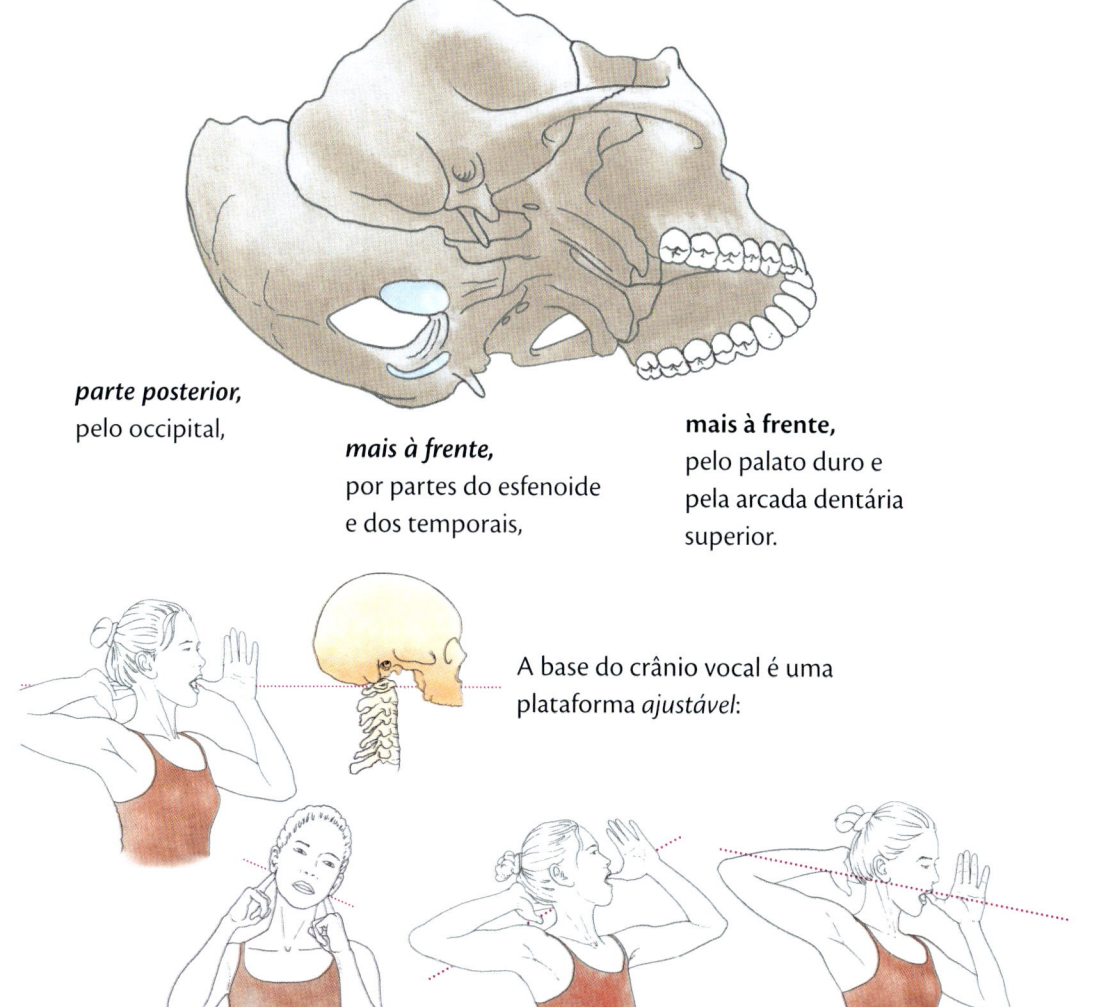

parte posterior,
pelo occipital,

mais à frente,
por partes do esfenoide
e dos temporais,

mais à frente,
pelo palato duro e
pela arcada dentária
superior.

A base do crânio vocal é uma plataforma *ajustável*:

lateralmente no pescoço;

de frente para trás no atlas.

É também uma plataforma *mobilizada* e/ou *estabilizada* pelos músculos do pescoço. Nela estão suspensos elementos do **trato vocal** (ver p. 195): sua orientação é, portanto, importante, pois influencia na tensão ou no relaxamento desses elementos.

O osso posterior do crânio: o occipital

Trata-se de um osso plano, que tem três partes: a **basilar**, a **escamosa** e os **côndilos**.

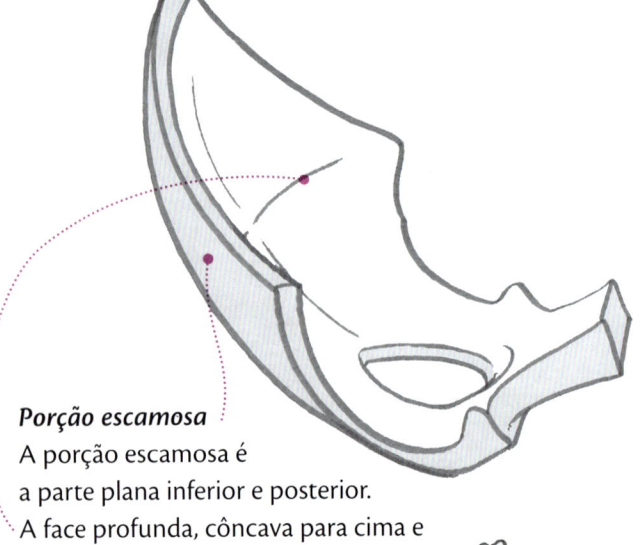

Porção basilar ou apófise basilar

É uma parte anterior, de forma cúbica, que se articula com o corpo do esfenoide e cujas faces inferiores constituem o teto da nasofaringe. Na sua face inferior, encontra-se uma saliência: o tubérculo faríngeo (ver p. 216).

Porção escamosa

A porção escamosa é a parte plana inferior e posterior. A face profunda, côncava para cima e para frente, forma a parte posterior da caixa craniana e está em contato com o cerebelo e o cérebro (não detalhada aqui). A face inferior é convexa e apresenta uma saliência palpável, a **protuberância occipital externa** e, de cada lado, cristas paralelas: as **linhas nucais superior e inferior** (também denominadas **linhas curvas occipitais superior e inferior**), às quais se ligam os músculos posteriores do pescoço (ver p. 204, 206, 209).

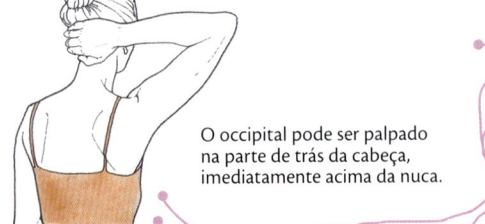

O occipital pode ser palpado na parte de trás da cabeça, imediatamente acima da nuca.

Os côndilos

Entre as duas partes anteriormente citadas, o occipital é atravessado pelo **forame magno**, onde passa a *medula espinhal*. De cada lado do forame, encontram-se superfícies articulares: os **côndilos occipitais** (ver p. 38).

O occipital e o esfenoide: micromovimentos

Esses dois ossos se articulam: a *parte anterior da porção basilar* se conecta à *parte posterior do corpo do esfenoide*: é a **sincondrose esfeno-occipital**, local dos micromovimentos de flexão e extensão, que só são possíveis se o occipital estiver relativamente livre sobre a coluna vertebral.

O occipital e o sacro: uma relação flexível

No interior da coluna vertebral, no canal raquidiano, está localizada a medula espinhal. Ela é envolta por invólucros denominados **meninges** (como no encéfalo). Essas meninges se sobrepõem como lâminas e se estendem de cima para baixo no canal raquidiano. A meninge mais externa e espessa, a "dura-máter", liga-se principalmente ao sacro e, na parte superior, ao forame magno. O occipital e o sacro estão, portanto, conectados por esse invólucro.

Uma microflexibilidade para a fluência vocal

No trabalho vocal, deve-se evitar que o alinhamento postural da coluna se torne rígido demais (excesso de contrações dos músculos posturais) para permitir essa microflexibilidade entre o occipital e o sacro, exceto nos momentos – pontuais – em que se deseja alcançar a potência vocal extrema, como no *belting*.

O osso central do crânio: o esfenoide

Esse osso se assemelha a uma borboleta ou a um morcego.

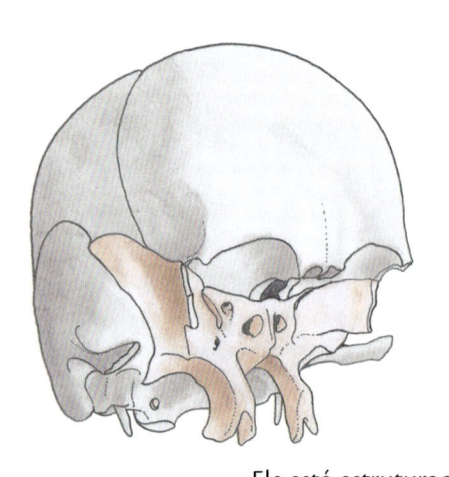

O esfenoide pode ser palpado nas têmporas.

Ele está estruturado em torno de uma parte central, o **corpo**, que tem a forma de um cubo oco, de onde se inserem, simetricamente três tipos de saliências:

1. as **asas menores**, que se destacam da face superior do corpo e se encontram na caixa craniana;

2. as **asas maiores**, que se ligam por uma raiz a cada lado do corpo. Dessa raiz se originam três faces orientadas de forma distinta:
   - a **face temporal**, que constitui parcialmente a região das têmporas;
   - a **face orbital**, que forma parcialmente o esqueleto da órbita;
   - a **face maxilar**, que participa na constituição da fossa pterigopalatina (ver p. 226);

Aqui, a vista anterior do esfenoide.

3. as **apófises pterigóideas**, que são as saliências mais importantes (com relação ao trato vocal, ver p. 196).

lâmina lateral | lâmina medial | lâmina medial | lâmina lateral

Aqui, a vista posterior do esfenoide.

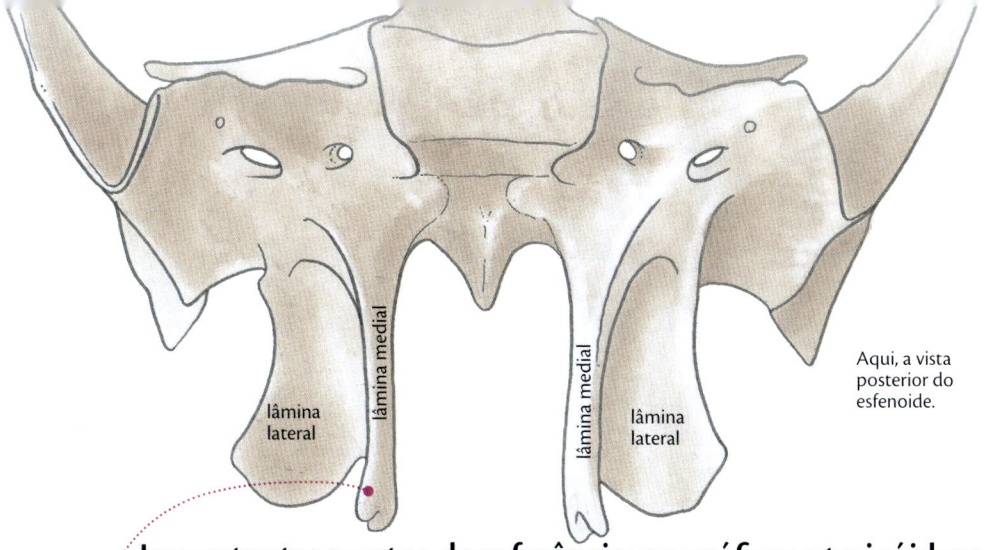

Importantes pontos de referência: as apófises pterigóideas

As pterigoides se inserem na face inferior do corpo e se dirigem à parte baixa (seriam as "patas" do morcego). Cada uma tem a forma de um trilho oco na parte de trás, com uma lâmina interna (medial) e uma lâmina externa (lateral). Na extremidade da lâmina medial se encontra um gancho:
o **hâmulo pterigóideo** (que é contornado pelo músculo tensor do palato mole - ver na página 238).

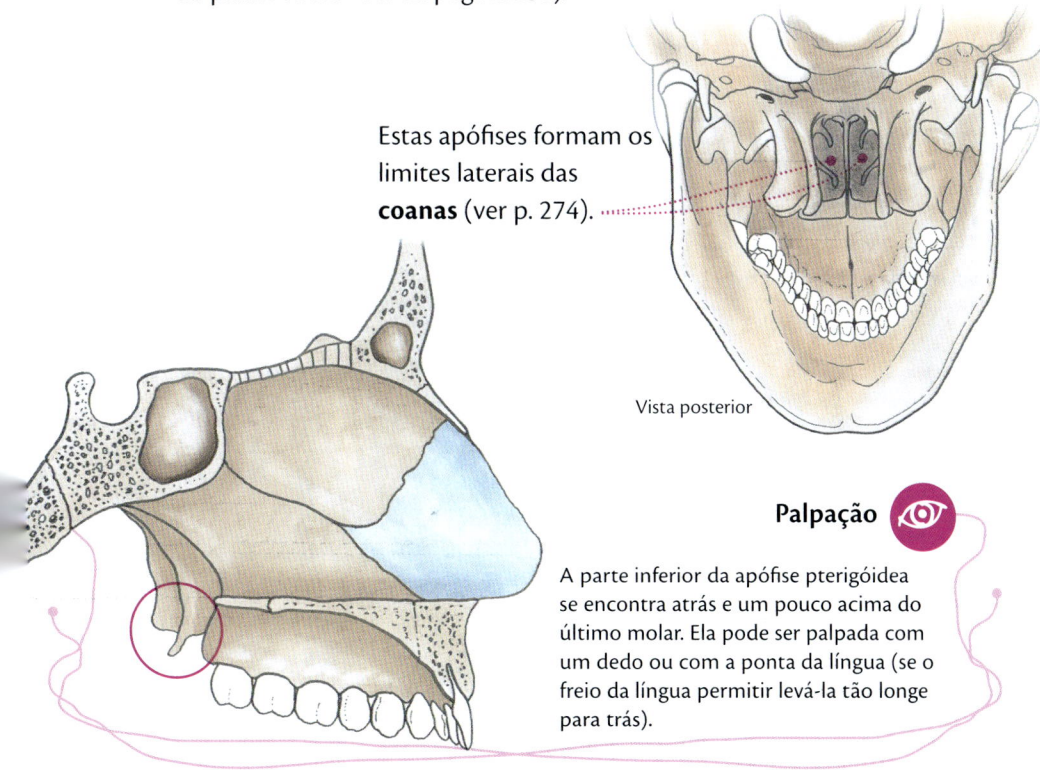

Estas apófises formam os limites laterais das **coanas** (ver p. 274).

Vista posterior

Palpação

A parte inferior da apófise pterigóidea se encontra atrás e um pouco acima do último molar. Ela pode ser palpada com um dedo ou com a ponta da língua (se o freio da língua permitir levá-la tão longe para trás).

Os dois ossos das orelhas: os temporais

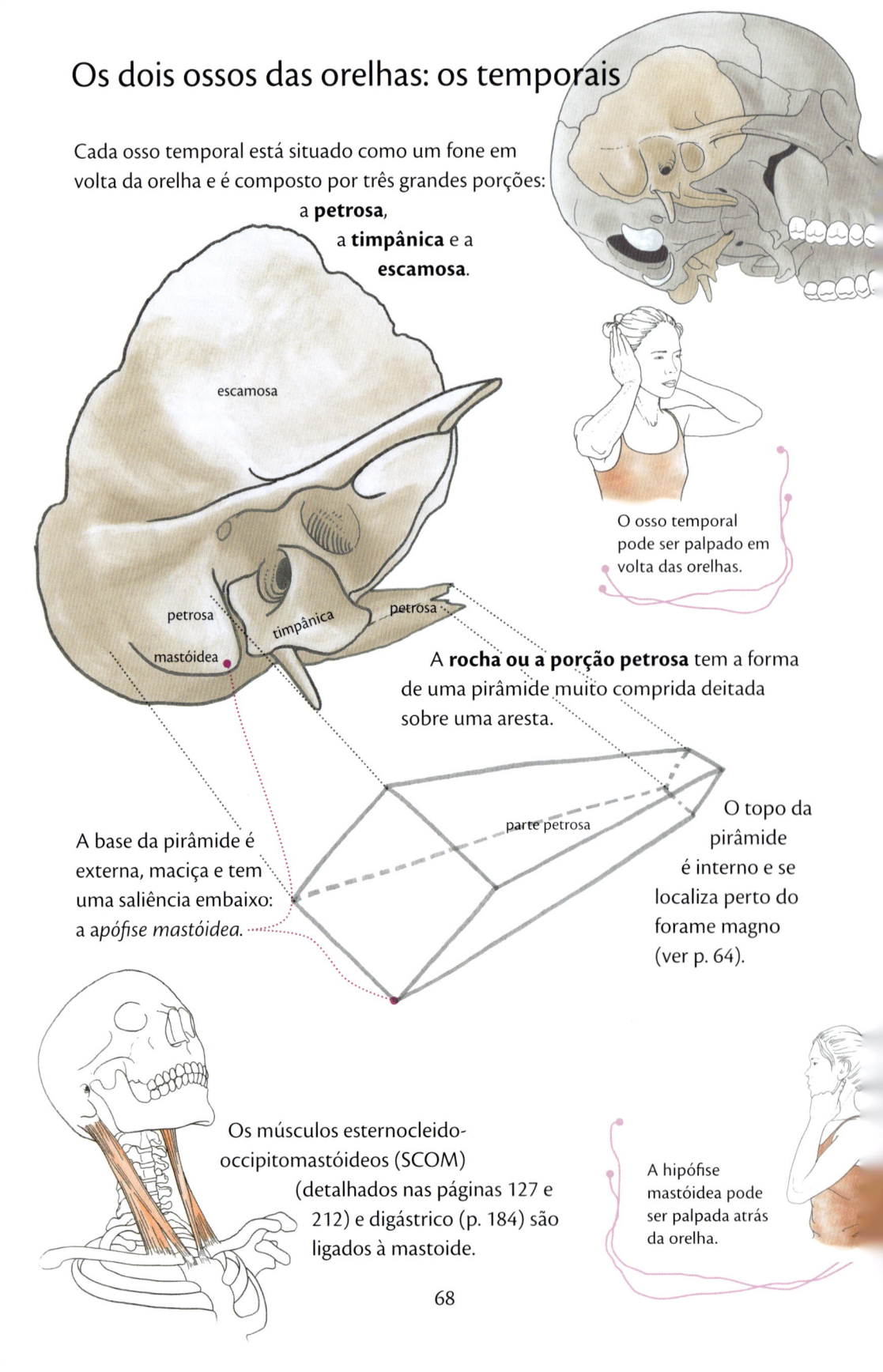

Cada osso temporal está situado como um fone em volta da orelha e é composto por três grandes porções:
a petrosa,
a timpânica e a
escamosa.

escamosa

petrosa

timpânica

petrosa

mastóidea

O osso temporal pode ser palpado em volta das orelhas.

A **rocha ou a porção petrosa** tem a forma de uma pirâmide muito comprida deitada sobre uma aresta.

parte petrosa

A base da pirâmide é externa, maciça e tem uma saliência embaixo: a a*pófise mastóidea*.

O topo da pirâmide é interno e se localiza perto do forame magno (ver p. 64).

Os músculos esternocleido-occipitomastóideos (SCOM) (detalhados nas páginas 127 e 212) e digástrico (p. 184) são ligados à mastoide.

A hipófise mastóidea pode ser palpada atrás da orelha.

A **porção timpânica** é uma calha que se liga à aresta anterior da pirâmide. Externamente, constitui o esqueleto do *meato acústico externo*. Duas saliências têm origem nela:

- a **apófise tubária**, na parte interna, que forma uma parte da tuba auditiva (ver p. 279);
- a **apófise estiloide**, voltada para baixo, onde estão suspensos os ligamentos e músculos da laringe (ver p. 185), da faringe e da língua (ver p. 251).

A **porção escamosa** é uma placa óssea de forma circular, cujo quadrante anteroinferior é voltado para dentro. Ela faz parte da *abóbada craniana*. No meio dela se encontra a origem da **apófise zigomática**, uma saliência direcionada para frente, que forma, com o malar e o maxilar superior, o **arco zigomático** ou **zigoma** (ver p. 224). A borda inferior do arco apresenta uma cavidade e uma saliência: a **fossa glenoide** e o *côndilo da mandíbula*, que fazem parte da **articulação temporomandibular** (ver p. 78).

O osso malar

Esse é o osso que se localiza abaixo das maçãs do rosto e que se conecta ao maxilar superior, ao osso frontal, ao osso temporal.

É possível palpá-lo na parte proeminente das maçãs do rosto.

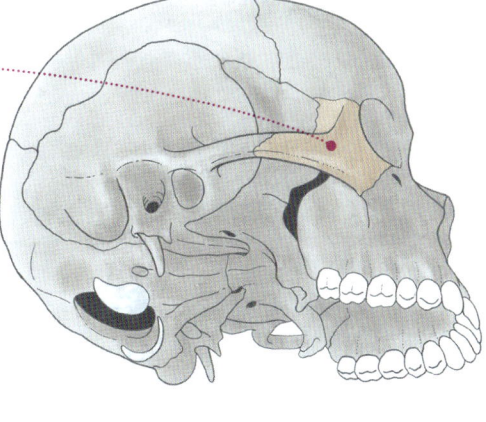

Os ossos do nariz
O osso da fronte: o frontal

Esse osso plano e arredondado pertence à abóbada craniana e à fronte.
Ele é formado por duas porções: a *escamosa* e a *porção orbitonasal*.

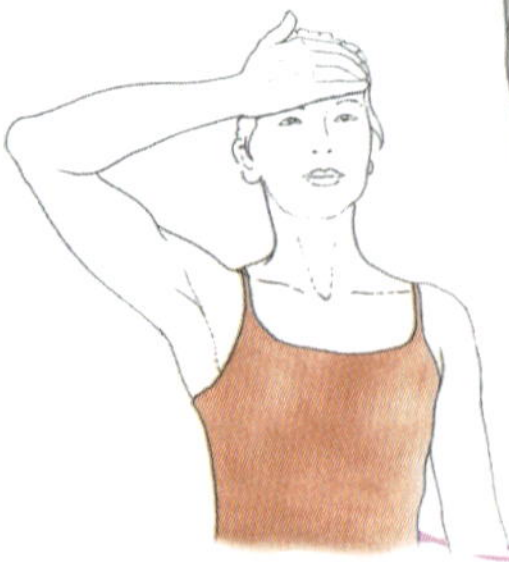

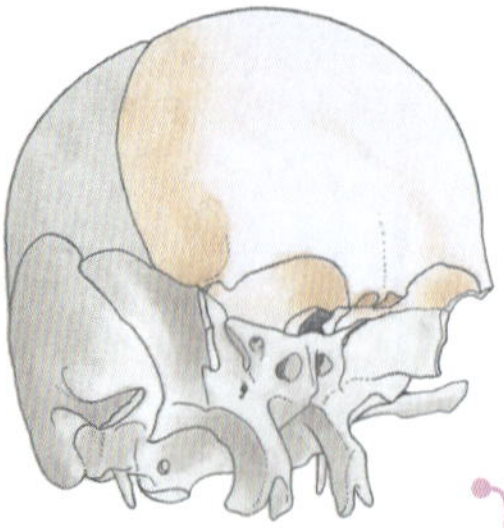

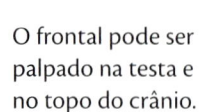

O frontal pode ser palpado na testa e no topo do crânio.

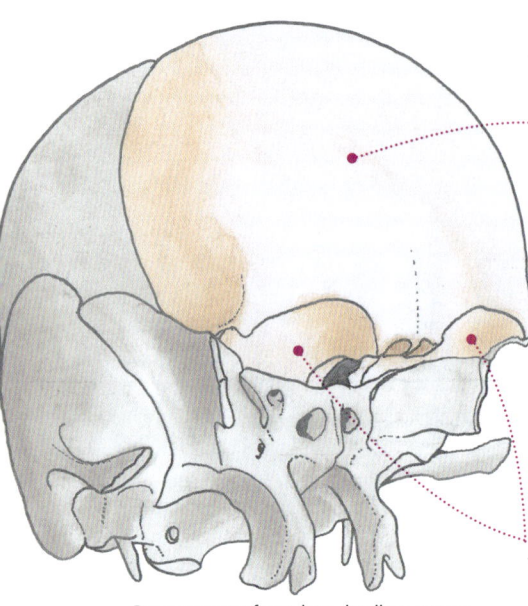

A **porção escamosa** envolve as partes superior e frontal do crânio. Acima das cavidades orbitárias, há duas saliências, os *arcos supraciliares*, que se unem por uma zona denominada *glabela*.

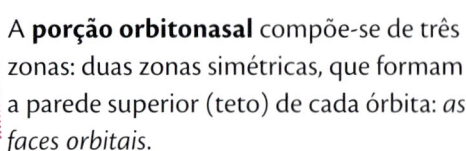

A **porção orbitonasal** compõe-se de três zonas: duas zonas simétricas, que formam a parede superior (teto) de cada órbita: *as faces orbitais*.
Uma zona média...

Para mostrar o frontal em detalhes, o resto do bloco do crânio facial foi excluído.

A **zona média** se articula com o etmoide (em verde), o osso lacrimal (em laranja), o osso nasal (em azul) e o ramo do maxilar (em bege). Esse conjunto constitui a separação óssea entre as duas órbitas e o esqueleto superior do nariz.

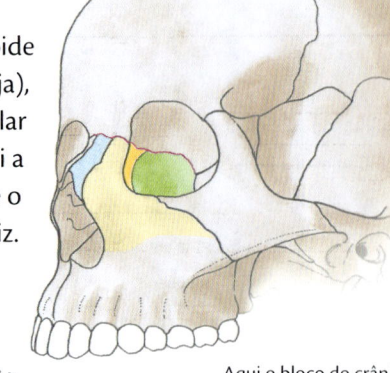

Detalhe
A parte anterior da porção orbitonasal tem uma ou duas cavidades: o seio frontal.

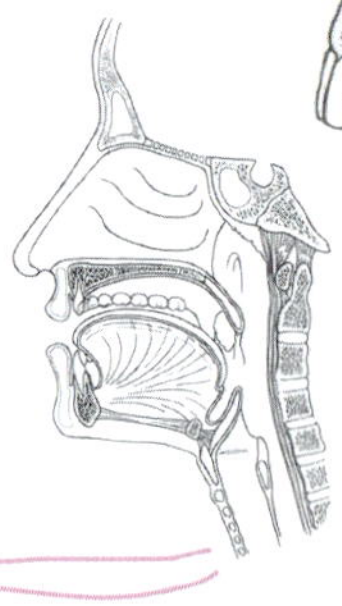

Aqui o bloco do crânio facial está completo.

O etmoide: o osso do teto da cavidade nasal

O etmoide é um osso complexo, com paredes extremamente finas, que se encontra sob a zona média do osso frontal. É composto por:

- **uma parte média,**
a **lâmina perpendicular**,
que faz parte do septo nasal,

- **uma parte superior,**
com diversos orifícios:
(crivos), a **lâmina crivosa**,
que compõe o
teto da fossa nasal (ver p. 274) e por onde passam as terminações do nervo olfatório,

- **duas minúsculas estruturas laterais,**
os labirintos etmoidais,
divididos em muitos alvéolos, **células de ar,**
que são os pequenos seios etmoidais (ver p. 276).

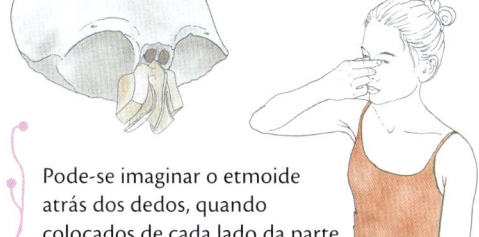

Pode-se imaginar o etmoide atrás dos dedos, quando colocados de cada lado da parte superior do nariz, entre os olhos.

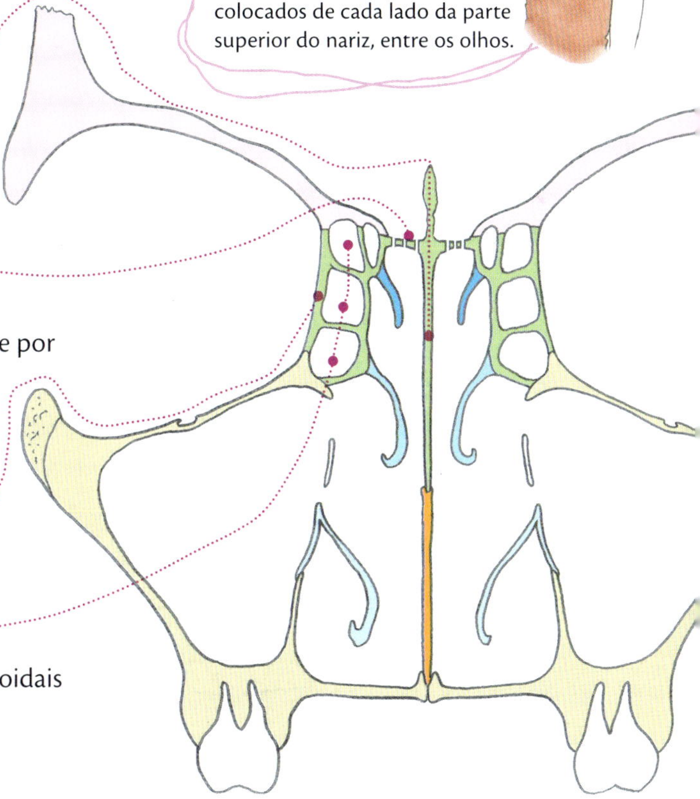

O etmoide e os outros ossos do crânio facial em corte frontal.

O etmoide (em verde), o frontal (em rosa), os cornetos (em azul) e a maxila (em bege)...

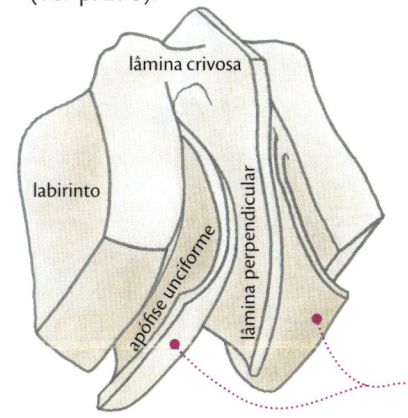

Na parte média das cavidades, há uma lâmina protuberante direcionada para baixo: a **apófise unciforme**.

lâmina crivosa
labirinto
apófise unciforme
lâmina perpendicular

Imagem

Pode-se representar o formato do etmoide como a roda traseira de uma bicicleta (a lâmina perpendicular), com o seu bagageiro (a lâmina crivosa) e dois cestos (os labirintos).

Os ossos do nariz
O vômer: o osso « esporão »

O vômer é um osso plano e delgado, comparado às vezes a um esporão, que faz parte do "quebra-cabeça" do septo nasal.
Ele se localiza abaixo da lâmina central do etmoide e à frente do esfenoide.

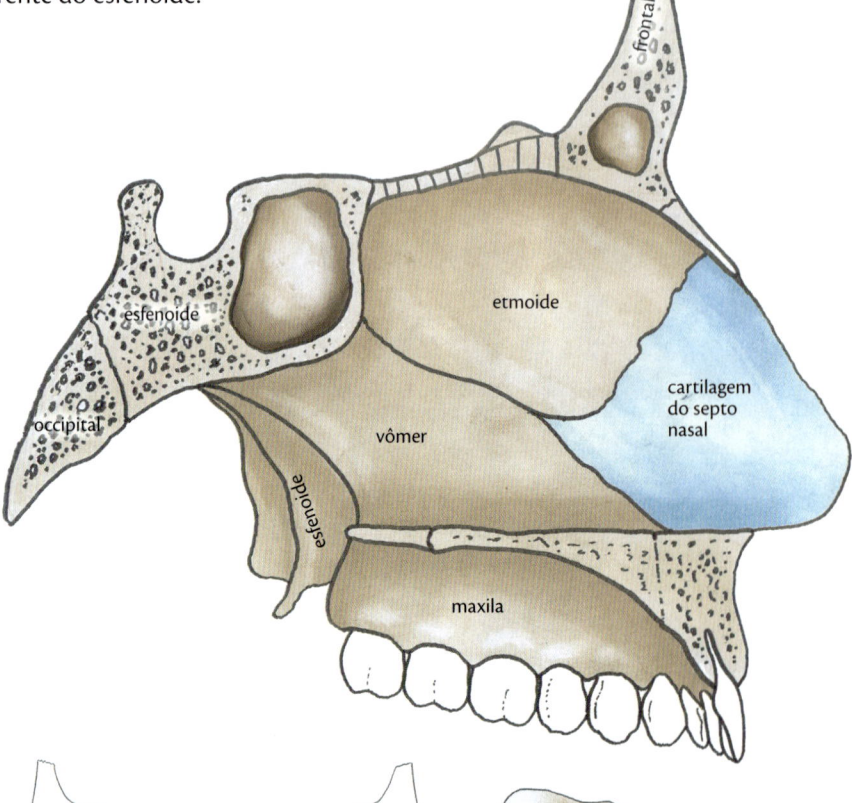

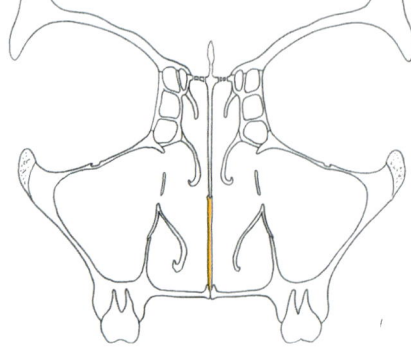

O vômer visto em corte frontal entre os outros ossos da face: maxila, etmoide e frontal.

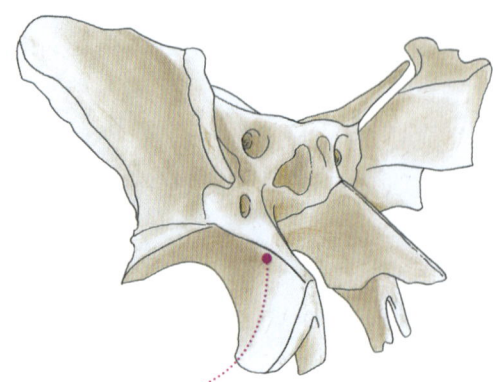

O vômer, prolongando o corpo do esfenoide para a frente.

Os cornetos

Em cada cavidade nasal há pequenos ossos, os **cornetos**. São lâminas alongadas e curvas que se assemelham a conchas.

Eles se inserem horizontalmente na face lateral do osso da cavidade nasal e se curvam para o meio e para baixo do nariz.

Aqui a parede esquerda do nariz, vista a partir da direita. A parede direita foi retirada.

O **corneto superior** é o menor e se insere no etmoide*.

O **corneto médio** tem aproximadamente 8 cm de comprimento.
Ele também se insere no etmoide*, abaixo do anterior.

O **corneto inferior** é o maior, com aproximadamente 10 cm de comprimento.
Ele se insere no maxilar superior, em sua face medial.
Ele fecha parcialmente o seio maxilar (ver p. 276).

Às vezes há um quarto corneto, muito pequeno, acima de todos:
é o "**corneto supremo**".

Os cornetos vistos em corte frontal entre os outros ossos da face: vômer, maxila, etmoide e frontal.

*Face média da massa lateral.

73

O maxilar superior

Esse osso forma, junto com seu homólogo simétrico, uma parte do esqueleto do *palato duro*, das *fossas nasais* e das *bochechas*. Cada maxila se compõe de três faces, uma base e um topo:

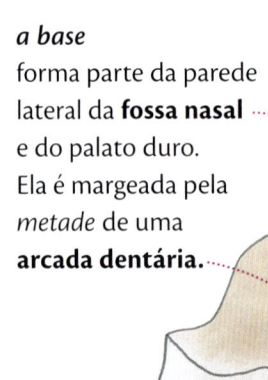

a base
forma parte da parede lateral da **fossa nasal** e do palato duro. Ela é margeada pela *metade* de uma **arcada dentária**.

a face anterior
forma o esqueleto da *bochecha*. Ela apresenta uma saliência: a **apófise zigomática**, que se conecta ao osso malar.

A maxila pode ser palpada dos dois lados do nariz, acima dos dentes superiores.

A *face superior*
essa face forma parte do *soalho da órbita*. Ela se projeta para o alto por meio de uma saliência: a **apófise frontal**.

a face posterior forma em parte a **fossa pterigomaxilar** (ver p. 226).

O **seio maxilar** (seio importante em tamanho) é uma cavidade localizada na maxila. Situa-se acima dos molares e se comunica com a cavidade nasal.

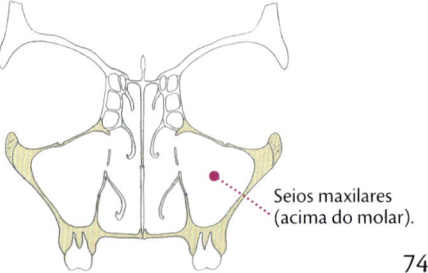

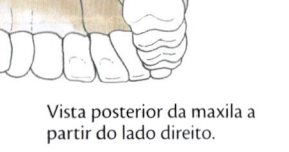

Vista posterior da maxila a partir do lado direito.

Seios maxilares (acima do molar).

O osso do palato e das fossas nasais: o palatino

O palatino é um osso pequeno, localizado atrás do maxilar superior, que contribui para a formação da estrutura do palato, da cavidade nasal (fossa nasal) e, no alto, da parte superior da órbita. Visto de lado, tem a forma de um L maiúsculo. Ele é formado por:

uma parte vertical a **lâmina perpendicular,** que se articula para a frente com a maxila e para trás com a apófise pterigóidea, para constituir a face lateral da cavidade nasal. O músculo pterigóideo medial (interno) se liga à borda posterior dessa lâmina vertical.

uma parte horizontal, **a lâmina horizontal,** que se articula com a maxila para constituir o terço posterior do palato duro. Ela se articula com o osso simétrico por sua borda medial.

👁 O palato ósseo, um quebra-cabeça de quatro ossos

O palato ósseo (ou palato duro) é formado na frente pelas partes horizontais dos maxilares superiores (direita e esquerda), unidas no meio por uma sutura, que pode ser sentida sob a mucosa do palato com a língua, e pelos dois ossos palatinos: sua parte horizontal prolonga o palato duro para trás.

O maxilar inferior (ou mandíbula)

Esse é o osso da mandíbula. Ele é composto por: **duas partes simétricas verticais** denominadas **ramos**

e **uma parte horizontal baixa**, denominada **corpo**.

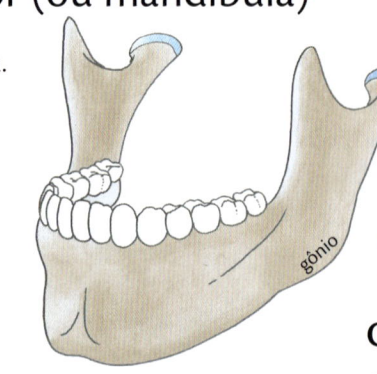

A junção entre essas duas partes forma um ângulo denominado **gônio**.

O corpo

O *corpo* tem a forma de uma lâmina espessa curva, com uma face profunda ou interna, côncava e uma face direcionada para fora, convexa. Ele é dividido em duas partes:
- em cima, a **parte alveolar***;
- em baixo, a **base da mandíbula**.

De cada lado há uma crista que sobe na direção posterior e continua pelo ramo ascendente: a **linha oblíqua externa**.

Na face externa, na linha média, encontra-se uma crista vertical, a *sínfise mentoniana*.

A margem superior do corpo tem muitas cavidades, que recebem as raízes dentárias: **os alvéolos dentários***.

De cada lado há uma crista que sobe na direção posterior: a **linha oblíqua interna (ou linha milo-hióidea)**, que continua pelo ramo ascendente.

Na face interna, na região média, há quatro pequenas saliências: **as apófises genianas ou espinhas mentonianas**.

*Por extensão, chama-se "rebordo ósseo alveolar" a sua parte baixa, próxima do alvéolo.

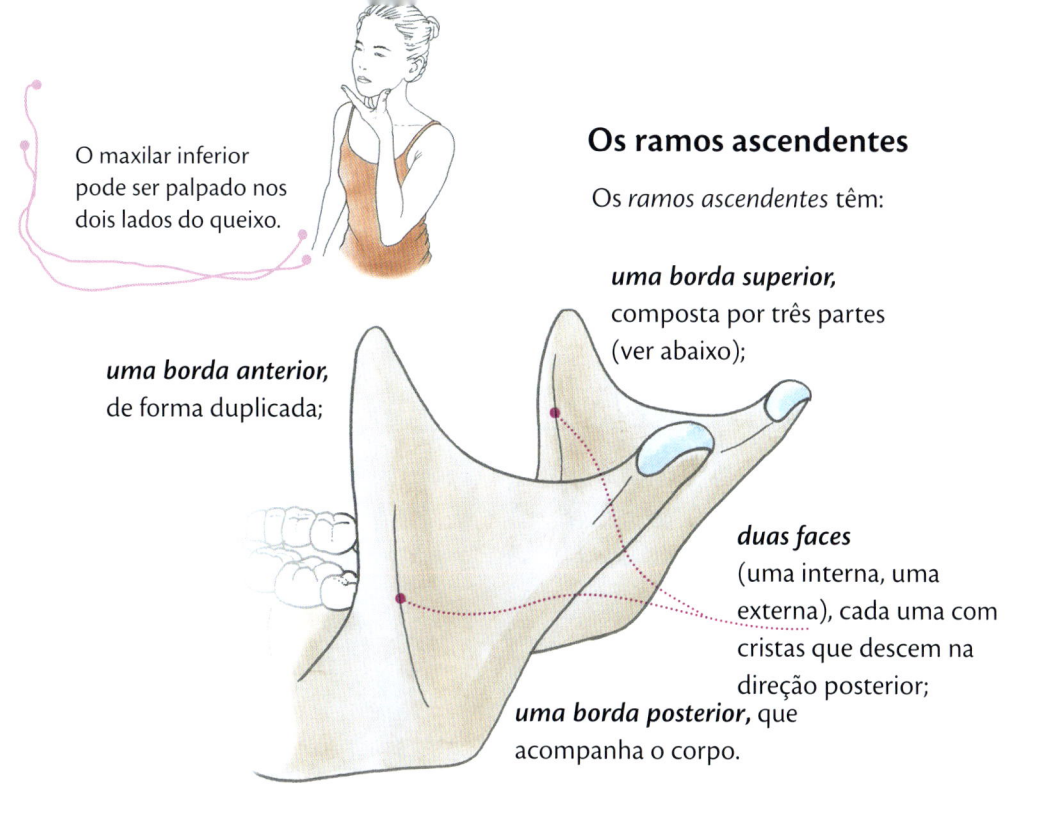

O maxilar inferior pode ser palpado nos dois lados do queixo.

Os ramos ascendentes

Os *ramos ascendentes* têm:

uma borda superior, composta por três partes (ver abaixo);

uma borda anterior, de forma duplicada;

duas faces (uma interna, uma externa), cada uma com cristas que descem na direção posterior;

uma borda posterior, que acompanha o corpo.

As três partes da borda superior são:

a incisão mandibular, uma zona côncava, delgada, entre o côndilo e o processo coronoide;

o côndilo da mandíbula, superfície articular convexa, de forma oval, recoberta por cartilagem

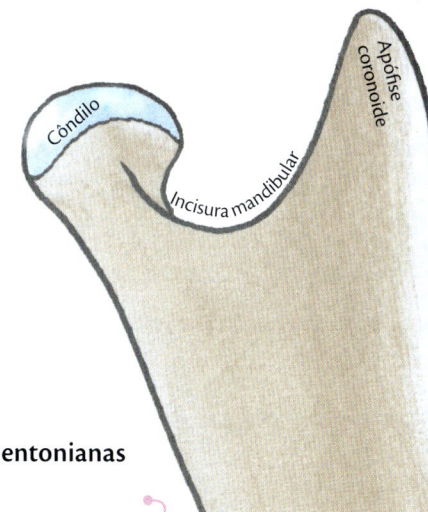

o processo (ou **apófise**) **coronoide**, saliência estreita, dirigida para cima.

Côndilo
Incisura mandibular
Apófise coronoide

Sentir as espinhas mentonianas

As espinhas mentonianas podem ser sentidas com a ponta da língua no interior da boca.

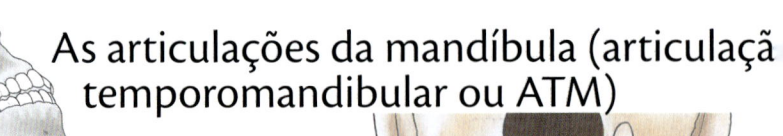

As articulações da mandíbula (articulação temporomandibular ou ATM)

Há duas articulações simétricas na mandíbula, *que sempre funcionam juntas*. Em cada lado, elas unem
- o osso temporal, que pertence à base lateral do crânio;
- o maxilar inferior ou mandíbula.

Sob o temporal, duas superfícies: a fossa glenoide e o côndilo do temporal

A **fossa glenoide,** superfície côncava virada para baixo, situada na parte posterior do côndilo e à frente do meato auditivo externo. Ela só entra em contato com o côndilo mandibular durante os movimentos importantes de retropulsão da mandíbula.

O **côndilo do temporal**, superfície em forma de fragmento de cilindro convexo virado para baixo, situado na face inferior da apófise zigomática (ver p. 69).

Precisão

Os grandes eixos de cada superfície são oblíquos posterior e interiormente e cortam o do côndilo oposto no nível do forame magno (ver p. 64).

Sobre a mandíbula: o côndilo da mandíbula

O **côndilo da mandíbula** é formado por uma parte anterior importante, recoberta por cartilagem e por uma parte posterior menor, quase vertical, que não é recoberta por cartilagem.

Entre as superfícies: o disco articular

O disco articular é uma lente de fibrocartilagem. Sua face superior é posteriormente convexa, correspondendo à fossa glenoide e, anteriormente côncava, correspondendo ao côndilo. A forma bicôncava do disco permite reunir os côndilos que são ambos convexos e, portanto, não se encaixam.

O disco é fixado de forma flexível: ele é ligado ao côndilo do maxilar por feixes de fibras que lhe dão uma certa liberdade de movimentação.

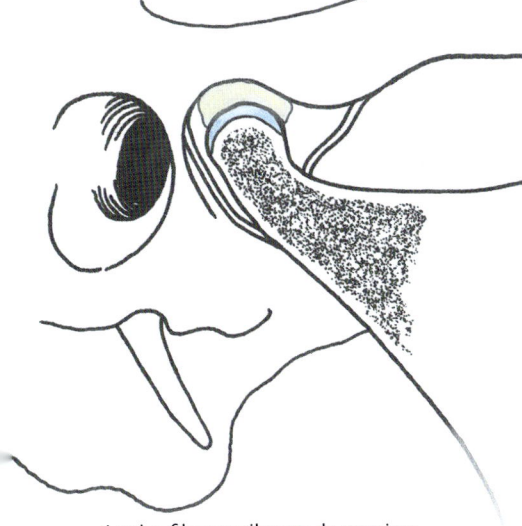

Aqui, a fibrocartilagem do menisco é mostrado em amarelo, e cartilagem condilar em azul.

Os meios de ligação

As superfícies cartilaginosas são envoltas por uma **cápsula fibrosa** delgada e frouxa. Ela é interrompida pelo disco, que forma dois conjuntos capsulares: um superior e um inferior. Cada um é revestido por uma **membrana sinovial**, que produz o **líquido sinovial**.

A cápsula é reforçada por **ligamentos**, em particular os **ligamentos laterais**:

- **ligamento esfenomandibular** (não representado aqui);

- **ligamento temporomandibular**, representado aqui em duas partes: posterior e anterior.

Mais abaixo, um *ligamento* se estende do processo estiloide do temporal ao gônio.

Os movimentos da articulação da ATM

A ATM permite muitos movimentos que modificam a forma da boca e consequentemente, têm influência na voz.

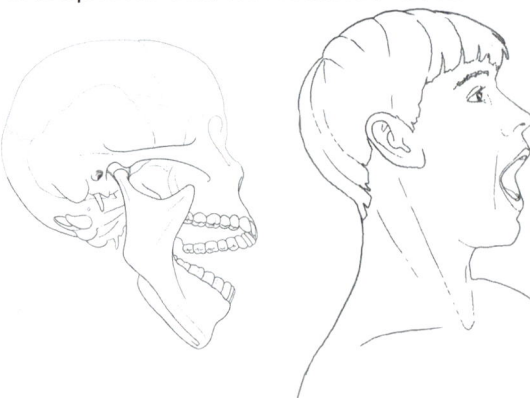

Os movimentos de abertura e fechamento da mandíbula

A mandíbula realiza um **abaixamento** (abertura da boca) ou uma **elevação** (fechamento da boca, não representado na figura).

Quando a abertura acontece de forma *passiva* (deixa-se "cair" a mandíbula), o côndilo da mandíbula *desliza no glênio*. Quando acontece de forma *ativa* (abertura grande da boca), o côndilo mandibular *não desliza no glênio, mas se desloca levemente para a frente*, na direção oposta ao côndilo temporal. Esses movimentos podem ser sentidos posicionando os indicadores em cada côndilo (um centímetro à frente do meato auditivo externo).

👁 Cabeça ou mandíbula

Esses movimentos são feitos com mais frequência com a mandíbula móvel e a cabeça fixa. Entretanto, muitas vezes, há também um pequeno movimento da cabeça. Uma possibilidade interessante de movimento nesta etapa é mobilizar a ATM deslocando a cabeça com a mandíbula fixa.

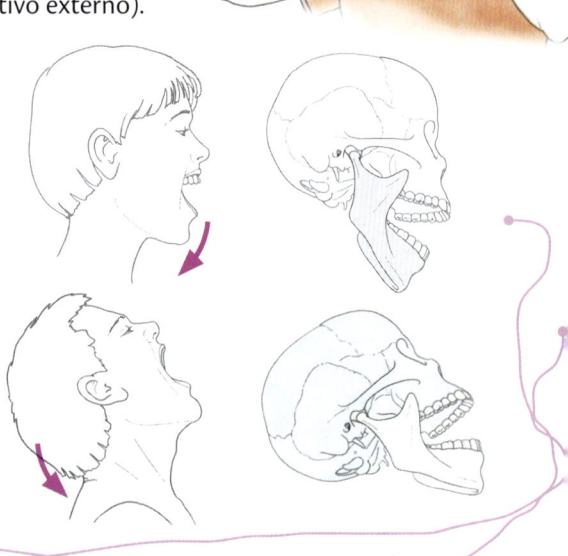

Os movimentos sagitais "de gaveta"

Movimento feito por um deslizamento entre o côndilo do temporal e o disco.
A mandíbula pode deslizar...

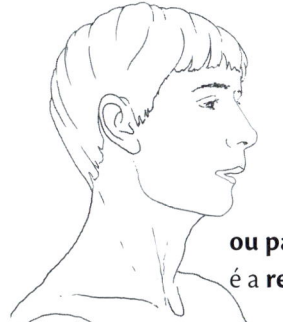

para frente:
é a **propulsão**;

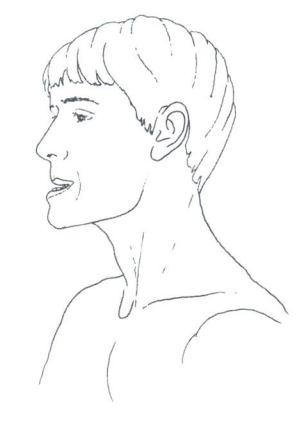

ou para trás:
é a **retropropulsão**.

Mandíbula e posição da cabeça

Quando uma pessoa está em repouso, deitada de costas, a mandíbula faz simultaneamente um movimento de abaixamento (a boca se abre) e de retropropulsão (a mandíbula recua um pouco).
Esses movimentos são passivos. Eles são produzidos em um nível mínimo, quando a cabeça está em extensão sobre o atlas (mesmo que seja bem pouco).
O movimento inverso acontece (também em um nível mínimo), quando a cabeça está em flexão sobre o atlas.
Assim, a posição da cabeça influencia a posição da mandíbula.
As amplitudes são frequentemente mínimas, mas no trabalho vocal são um dado importante, pois cada mudança de posição da mandíbula influencia a posição da língua e de tudo que está conectado a ela.

Os movimentos laterais de "gaveta"

Eles transportam lateralmente a mandíbula e são denominados "didução". Um côndilo realiza uma rotação sobre si mesmo, o outro, uma propulsão
(ver na p. 226 os músculos responsáveis por esses movimentos).

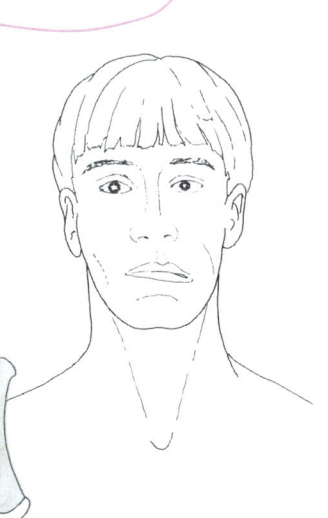

As arcadas dentárias e os dentes

Essa parte da boca somente será mencionada aqui para especificar a posição da língua com relação aos dentes, o que influencia na precisão de movimentos articulatórios.

A arcada dentária superior

A arcada dentária superior é formada pelas bordas inferiores dos maxilares superiores da esquerda e da direita que, unidos, formam uma única curva. O osso é espesso e contém cavidades alinhadas: os **alvéolos dentários**.

A arcada dentária inferior

Essa arcada é formada pela parte superior do corpo da mandíbula. Também nela o osso contém cavidades alveolares alinhadas.

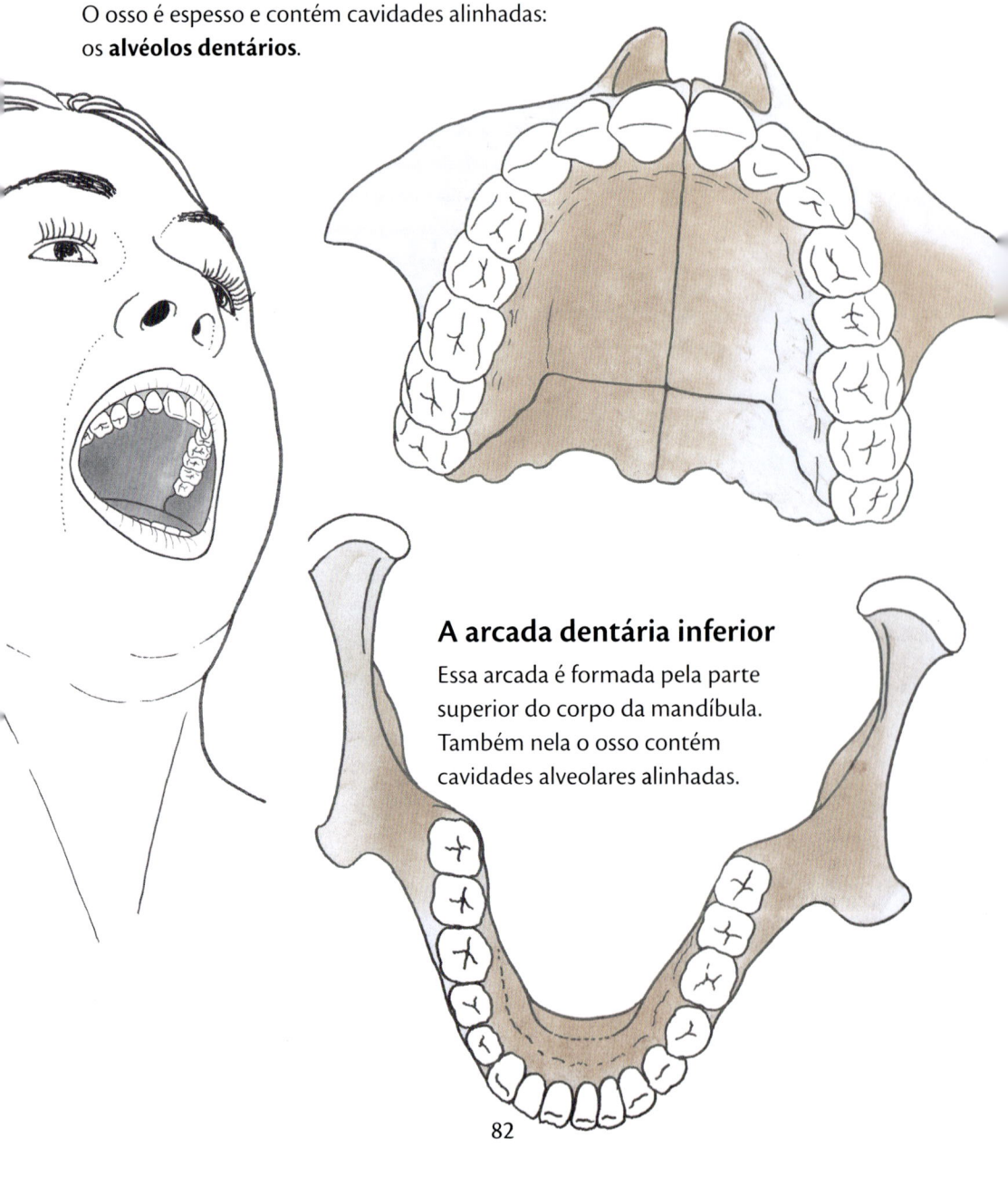

Os dentes

Os dentes são órgãos duros compostos por uma coroa e por uma ou mais raízes implantadas no alvéolo.
O dente é essencialmente formado por **dentina**.
Na parte externa é coberto por **esmalte** — substância muito dura no nível da coroa — e por **cemento** — no nível da raiz.
No interior da estrutura de dentina, o dente é composto por um tecido mole: a polpa dentária, que tem vasos sanguíneos e terminações nervosas.

Há quatro tipos de dentes adultos:
- os **incisivos**, planos, na frente;
- os **caninos**, pontudos;
- os **pré-molares** e os **molares**, com coroa volumosa e irregularmente plana.

Como os dentes são fixados nos maxilares
- Por encaixe recíproco:
cada dente corresponde de forma precisa a um alvéolo.
- Pelo ligamento periodontal,
que une a parede alveolar ao cemento ao longo de toda a raiz.

Língua e dentes

Excetuando-se o momento da mastigação e as posições próprias à articulação vocal, a língua deve se manter encostada no palato duro.
A ponta da língua deve ser colocada nas *cristas palatinas*, que são zonas com saliências, que se situam acima e atrás dos alvéolos dentários.

Ela não deve se apoiar contra a face interna dos dentes. De fato, durante a deglutição, a ponta da língua repousa sobre o contato anterior: apoiando-se nos dentes, ela os empurra para a frente, comprometendo o seu posicionamento correto.

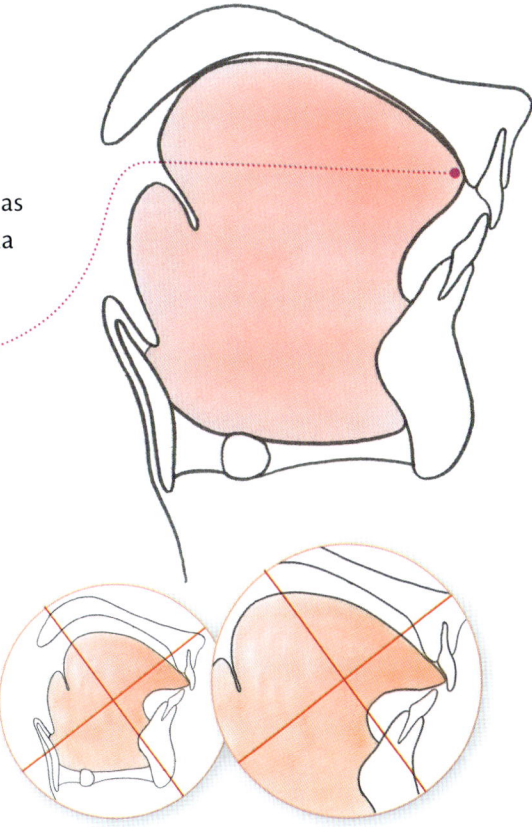

O osso hioide

Localizado logo acima da laringe, o osso hioide é um osso pequeno (20 a 25 mm de largura, aproximadamente 30 mm de comprimento), mas muito importante para a voz, porque muitos ligamentos e músculos da fonação se conectam a ele.

Visto de cima, ele tem a forma de uma ferradura, de U.

Ele é composto de várias partes:

situados na parte mais externa do corpo, sobre a sua face posterior, os **cornos menores**, duas pequenas saliências orientadas para cima, para baixo e para trás;

na frente, o **corpo**, parte mais maciça, com duas faces (anterior e posterior) e duas bordas (superior e inferior);

os cornos maiores prolongam o corpo para trás. Eles terminam na parte posterior em uma protuberância: o **tubérculo do corno maior**.

👁 Palpar o osso hioide

O osso hioide se encontra na junção entre a face anterior do pescoço (vertical) e a face submentoniana (horizontal). Pode ser palpado entre o polegar e o indicador, logo acima da cartilagem tireoide (ver p. 143).

O osso hioide não se articula com nenhum outro osso no corpo. Ele fica *suspenso* no crânio e na mandíbula por músculos e ligamentos, em especial:

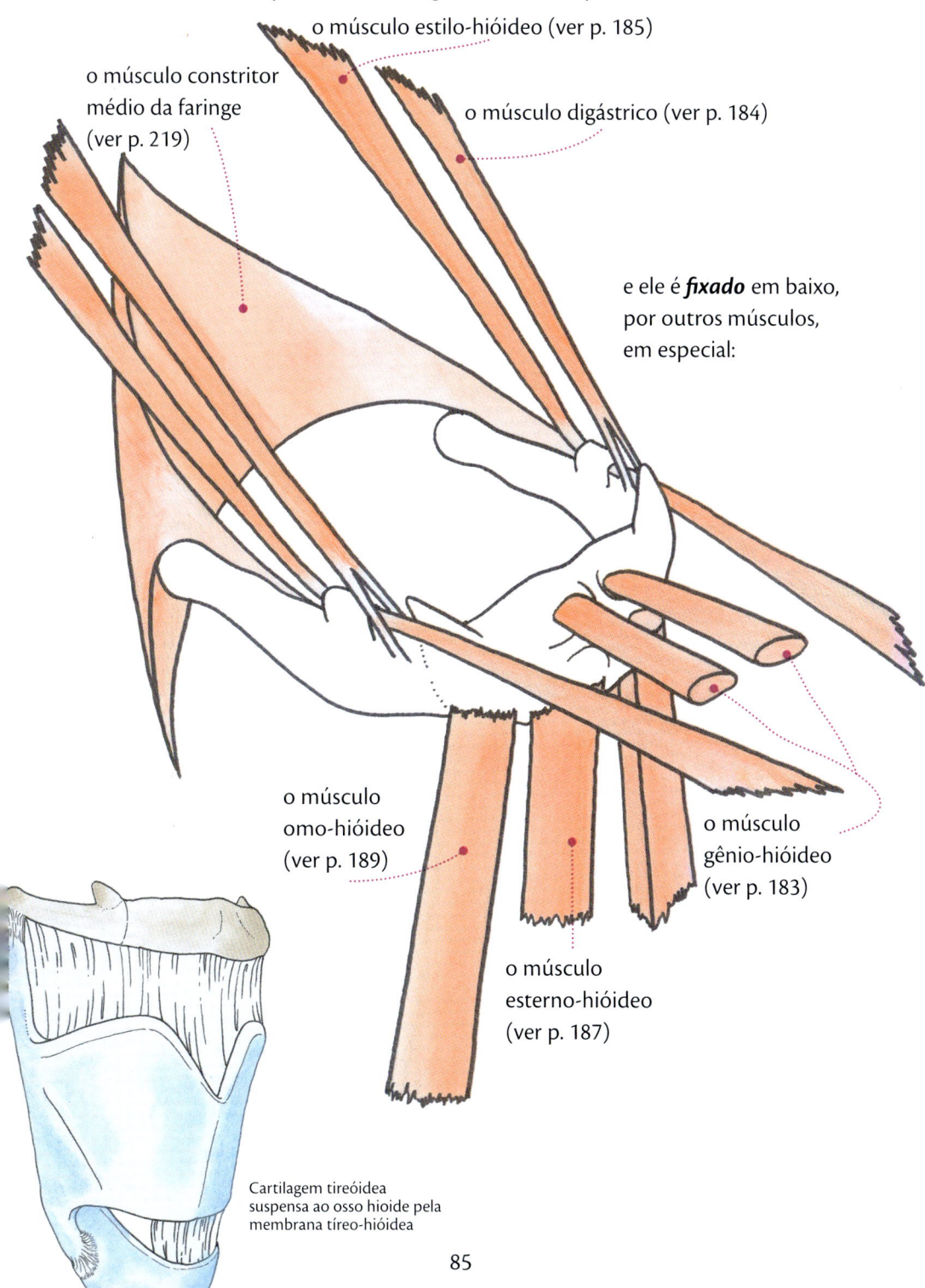

o músculo estilo-hióideo (ver p. 185)

o músculo constritor médio da faringe (ver p. 219)

o músculo digástrico (ver p. 184)

e ele é *fixado* em baixo, por outros músculos, em especial:

o músculo omo-hióideo (ver p. 189)

o músculo gênio-hióideo (ver p. 183)

o músculo esterno-hióideo (ver p. 187)

Cartilagem tireóidea suspensa ao osso hioide pela membrana tíreo-hióidea

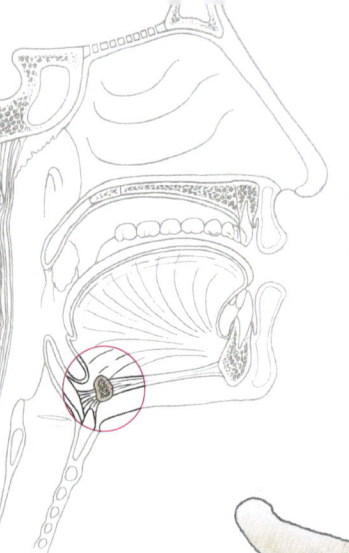

O osso hioide, seu entorno e suas funções

Visto em um corte transversal, o osso hioide aparece como um pequeno ponto ósseo, conectado a muitas estruturas.

O osso hioide e seu entorno

O osso hioide é uma base para as estruturas da língua.
A ele estão ligados a *membrana glosso-hióidea* e o *septo lingual* (ver p. 246).

Ele atua como uma *âncora* para o assoalho da boca: o músculo *milo-hióideo* e o músculo *gênio-hióideo* se ligam à sua parte anterior (corpo).

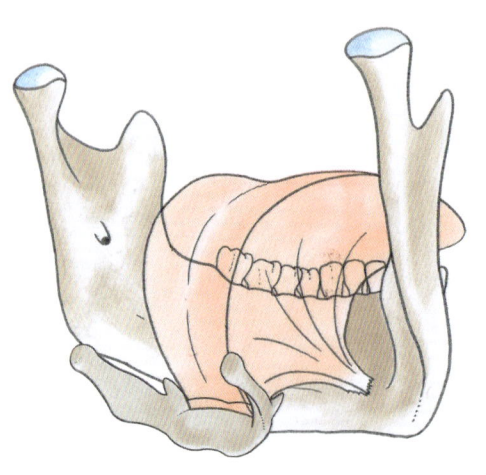

Ele também serve para *fixar* o *músculo genioglosso* (ver p. 248), o principal músculo da língua (no corpo do osso).

O osso hioide é um dos pontos de ancoragem anterior da faringe: o músculo constritor médio da faringe (ver p. 219) é inserido em seu corno maior.

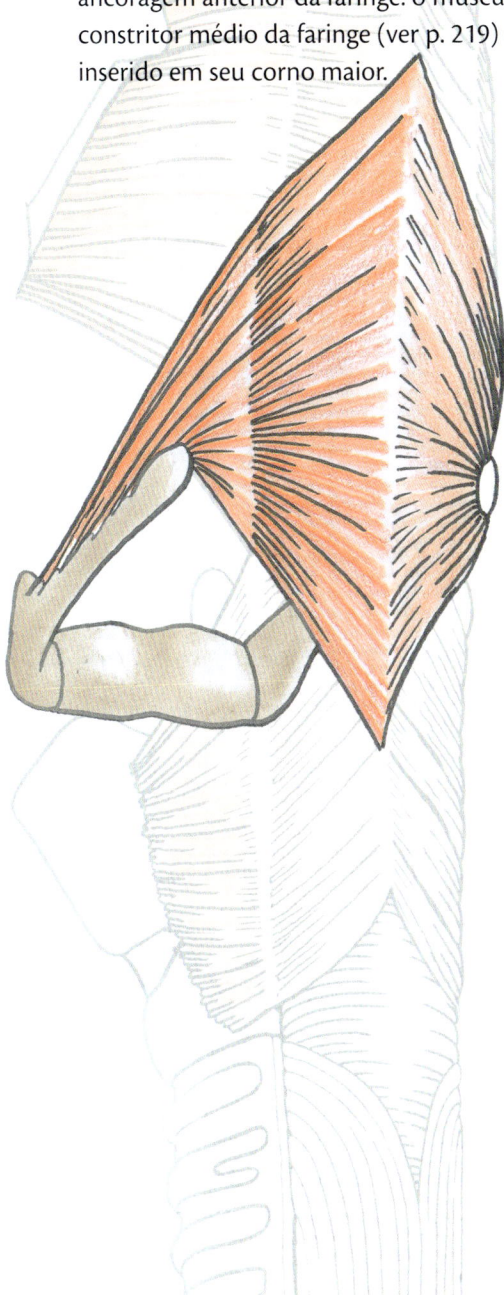

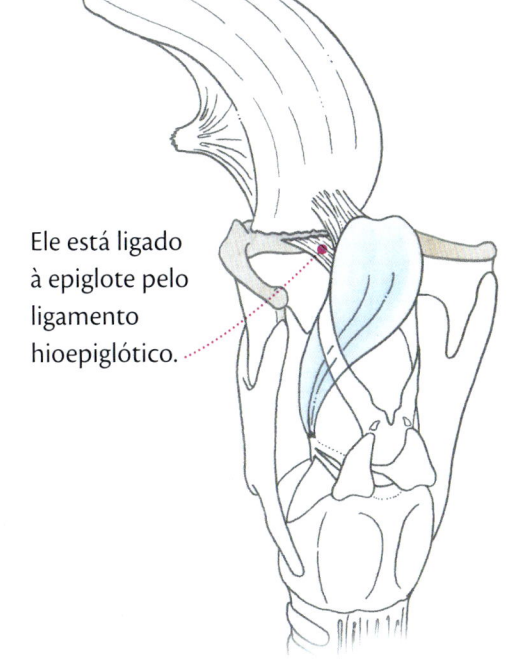

Ele está ligado à epiglote pelo ligamento hioepiglótico.

O osso hioide desempenha muitas funções

Com relação à respiração, ele é instalado como uma "miniferradura" abaixo e atrás da "ferradura" formada pela mandíbula. Isso mantém o canal laríngeo longe da faringe e, assim, ajuda a mantê-lo aberto.

Com relação à voz de um bebê, o osso hioide fica bem alto na faringe.
Por volta dos 2 anos de idade, ele desce no pescoço, o que aumenta o ressonador faringolaríngeo.
Esse arranjo cria a possibilidade de um segundo ressonador, o que possibilita a formação de *vogais* (ver p. 199).

Introdução	p. 90
As duas cavidades	p. 91
Tórax	p. 92
Abdome	p. 94
O diafragma, "fita adesiva dupla face" entre duas cavidades solidárias	p. 96
O corpo respiratório e o controle da pressão de ar expiratório	p. 97
Os órgãos da respiração e seu entorno	p. 98
Os pulmões, vísceras da respiração	p. 98
Os brônquios e a traqueia	p. 100
Os músculos da respiração e da voz	
Os músculos que produzem a expiração vocal: os expiratórios	p. 102
O transverso do abdome	p. 103
Os oblíquos do abdome	p. 104
O reto abdominal	p. 106
Os abdominais e o trabalho vocal	p. 107
O períneo, o assoalho pélvico	p. 110

Os músculos inspiratórios — p. 114

O diafragma — p. 115
Os intercostais (ou intercostae) — p. 120
Serrátil (ou serrátil anterior) — p. 121
Peitoral menor — p. 122
Peitoral maior — p. 123
Levantadores das costelas (ou subcostais) — p. 124
Esternocleidomastóideo (ou SCOM) — p. 125
Escalenos — p. 126

Músculos posturais, suporte do sistema respiratório — p. 128

Músculos espinais — p. 129
Músculos semiprofundos, os grandes músculos das costas — p. 130
Músculos posturais anteriores — p. 131

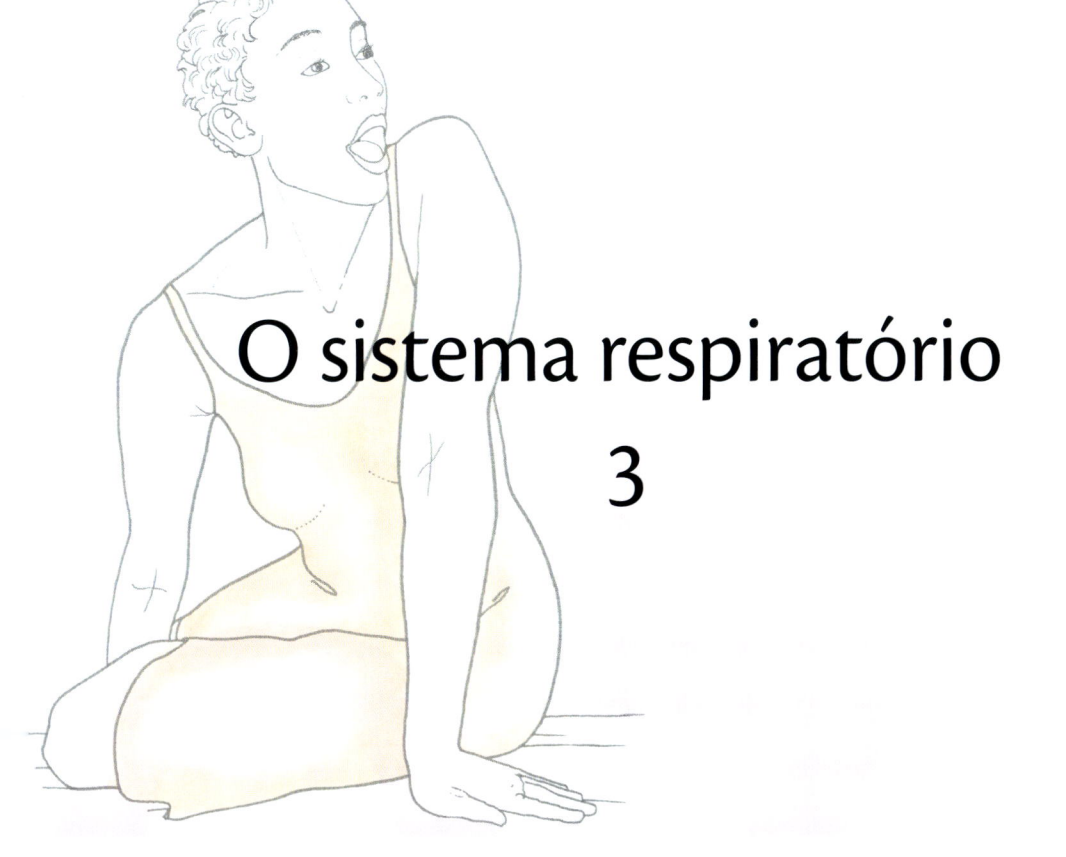

O sistema respiratório

3

Introdução

Para que a voz seja produzida, é necessário levar *ar sob pressão* (ver a noção de pressão no capítulo 6, p. 284) até as pregas vocais (ver p. 148).
Esse ar está contido nos *pulmões* (apenas nos pulmões e nunca na barriga), nos *brônquios* e na *traqueia*.

A pressão de ar assim criada, imediatamente abaixo das pregas vocais, ou seja, no local onde vai nascer o som, é denominada de **pressão subglótica** (ver a glote, p. 173).

De todo o aparelho fonador, *o sistema respiratório* é o grupo anatômico que possibilita essa função de pressão de ar.
O presente capítulo vai apresentar todos os elementos que contribuem para *gerar* e *dosar* essa pressão.
O sistema respiratório é constituído não só pelos pulmões, mas também pelo tronco inteiro e pela parte do pescoço localizada abaixo da glote.

Observação
O ar sob pressão é utilizado para fazer vibrar as pregas vocais e, assim, criar uma onda sonora (esse fenômeno é apresentado no capítulo da laringe, p. 150).

De uma maneira geral, como funciona o sistema respiratório?
Pode-se dividir o funcionamento do sistema respiratório em duas etapas.

Etapa 1
Considerando que exista ar nos pulmões e que a glote esteja *fechada* (ver p. 173).

Etapa 2
Retrai-se o volume pulmonar: o ar tenta escapar, mas não consegue, pois, a glote está fechada. Como resultado, a pressão aumenta (ilustrada aqui pelo tom mais escuro).
Os pulmões funcionam como uma bomba de ar pressurizado. Cria-se, então, uma *pressão subglótica*.

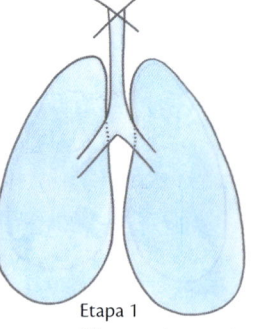

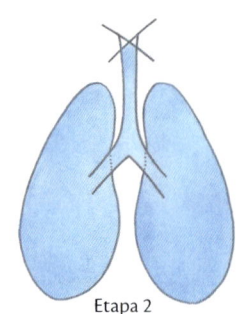

Etapa 1

Etapa 2

Essa pressão pode ser dosada principalmente pelos músculos expiratórios (p. 103), mas também pelos inspiratórios, que agem sobre o volume dos pulmões, em função das necessidades da voz.

As duas cavidades

O sistema respiratório é composto por duas regiões anatômicas que formam uma espécie de "compartimentos" denominados "cavidades".
Para uma pessoa em posição vertical, essas cavidades estão sobrepostas:
a **cavidade torácica**
e a **cavidade abdominal**

a cavidade torácica é preenchida pelas vísceras torácicas (em especial, no que diz respeito à voz, pelos *pulmões*),

o **diafragma** se localiza entre as duas cavidades,

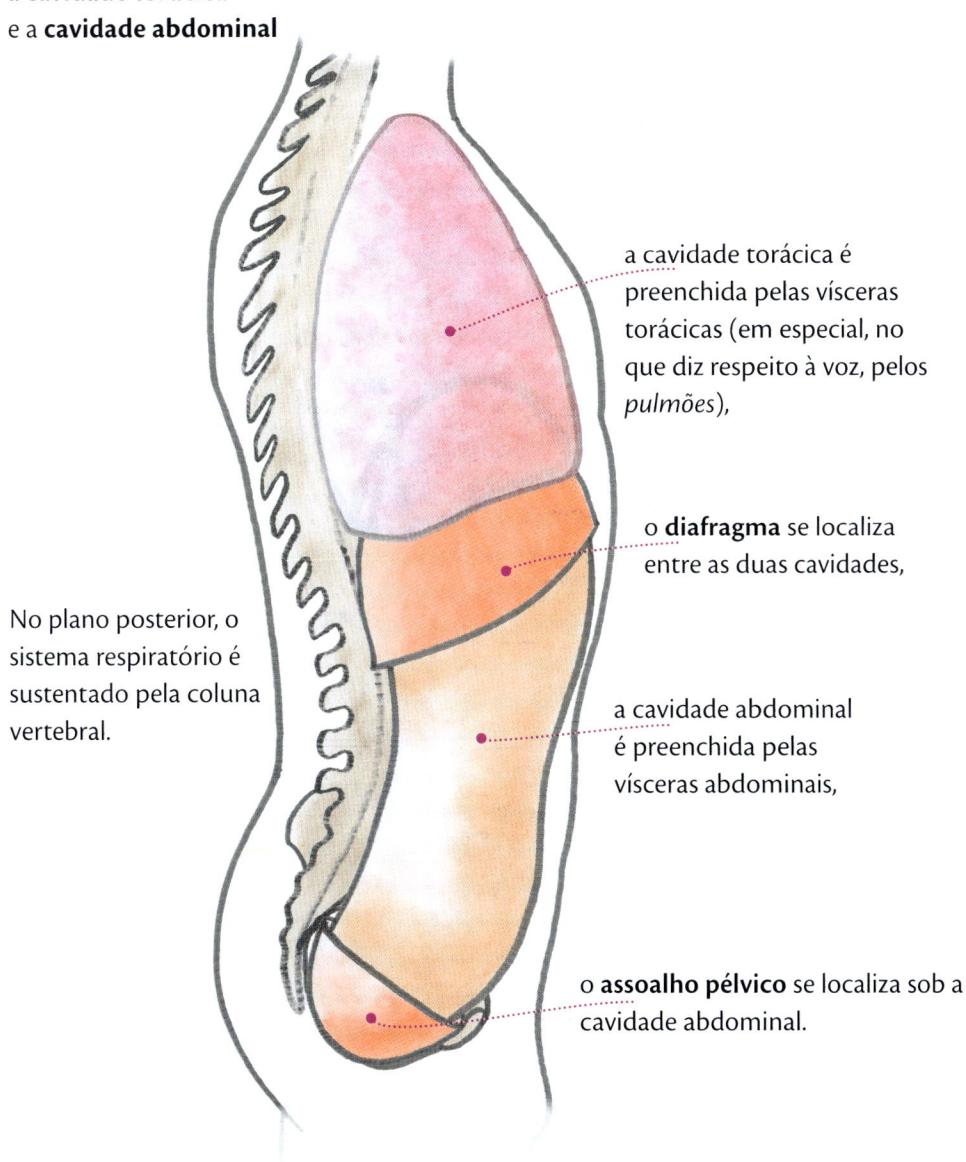

No plano posterior, o sistema respiratório é sustentado pela coluna vertebral.

a cavidade abdominal é preenchida pelas vísceras abdominais,

o **assoalho pélvico** se localiza sob a cavidade abdominal.

*Essas estruturas já foram descritas no livro *Respiration* da mesma autora. Dessa forma, recomenda-se sua leitura para mais detalhes, pois, na presente obra, apresenta-se uma descrição limitada aos aspectos relacionados à voz.

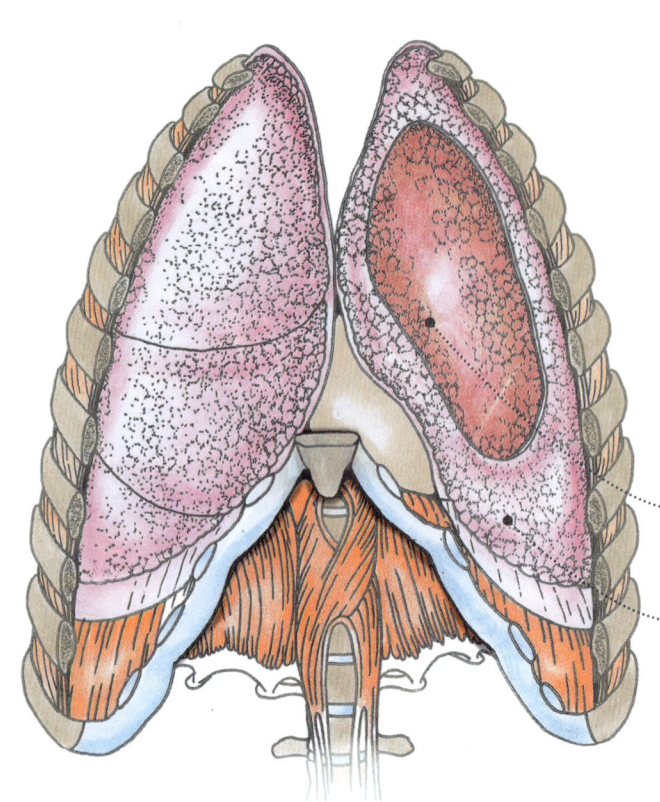

Tórax

É o conjunto de vísceras que se encontra dentro da caixa torácica, acima do diafragma e a cavidade que contém essas vísceras.

Pode ser descrita como um *recipiente* e um *conteúdo*.

Aqui, a pleura foi retirada e é possível ver o pulmão sem revestimento.

Aqui, a pleura reveste o pulmão.

Recipiente

A *caixa torácica*
Os músculos *intercostais*
O *diafragma*

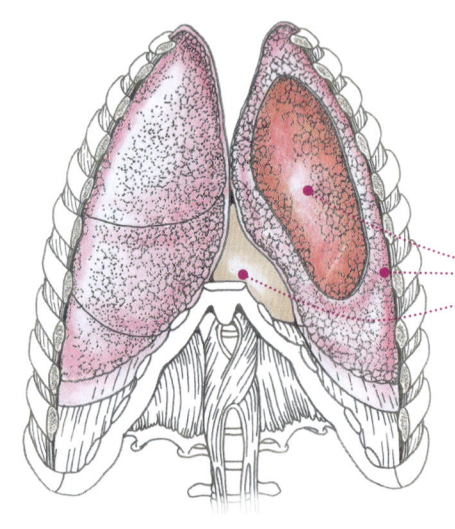

Conteúdo

Os *pulmões* revestidos pelas *pleuras*
O *coração* revestido pelo *pericárdio*
O *mediastino* (ausente da ilustração)
Os *brônquios* e a *traqueia* até a glote (ausentes na ilustração)

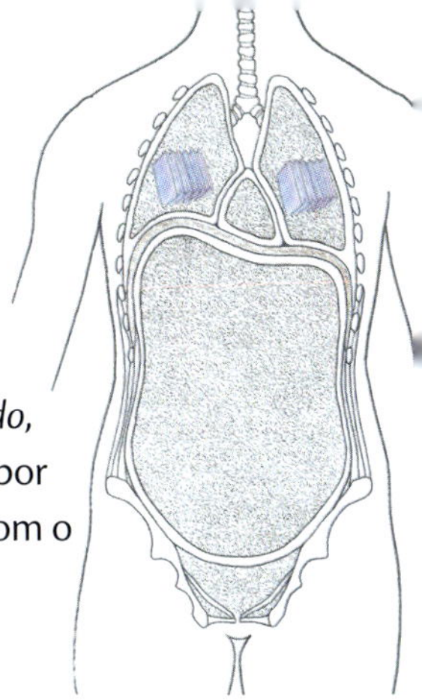

Propriedades mecânicas do tórax

É no tórax que se cria a pressão subglótica que vai contribuir para a produção da voz. Para entender a dinâmica de pressão que nele ocorre, pode-se compará-lo a uma *caixa cheia de ar* cujo *volume pode ser alterado*, como uma sanfona, e que dispõe de uma *válvula* (a glote, ilustrada aqui por uma pequena tampa aberta ou fechada) que permite ou não as trocas com o exterior.

Quando o volume da caixa é diminuído...

Com a *glote aberta* (*tampa aberta*): cria-se um fluxo de saída de ar, a expiração.

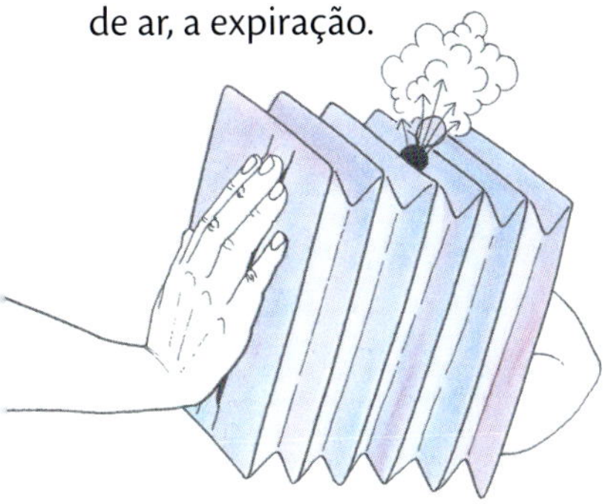

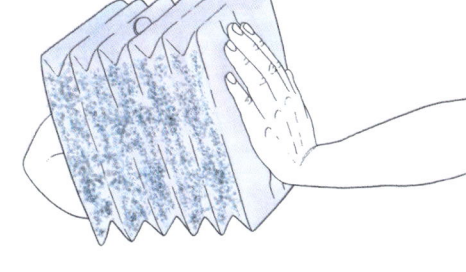

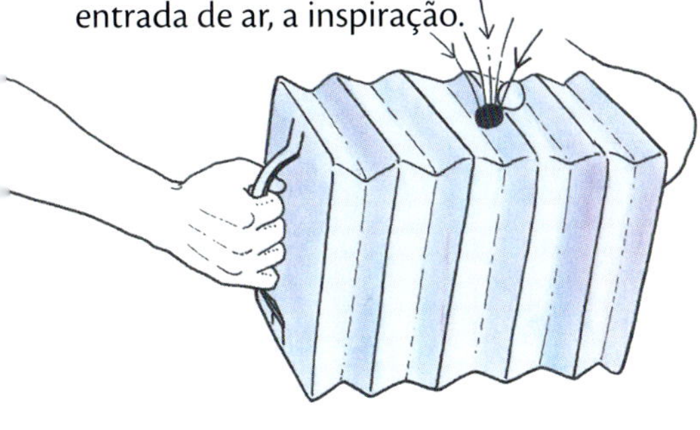

Com a *glote fechada* (*tampa fechada*): ocorre um aumento da pressão subglótica.

Na maior parte das vezes, essa ação é realizada pelos músculos expiratórios, mas nem sempre.

Quando o volume da caixa é aumentado...

Com a *glote aberta* (*tampa aberta*): cria-se um fluxo de entrada de ar, a inspiração.

Com a *glote fechada* (*tampa fechada*): ocorre uma diminuição da pressão subglótica.

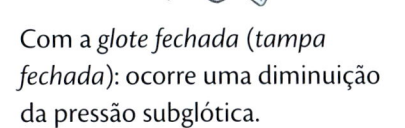

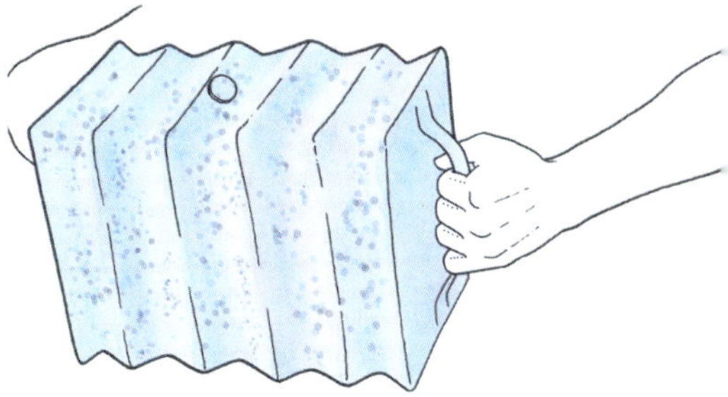

Na maior parte das vezes, essa ação é realizada pelos músculos inspiratórios, mas nem sempre.

Abdome

É o conjunto de vísceras sob o diafragma e a cavidade que contém essas vísceras.
Pode-se descrevê-lo como um *recipiente* e um *conteúdo*.

Recipiente

- A *pelve*
- O *assoalho pélvico* (ausente da ilustração)
- Os *músculos abdominais*
- A *coluna lombar* (não visível)
- A parte inferior da *caixa torácica*
- O *diafragma*

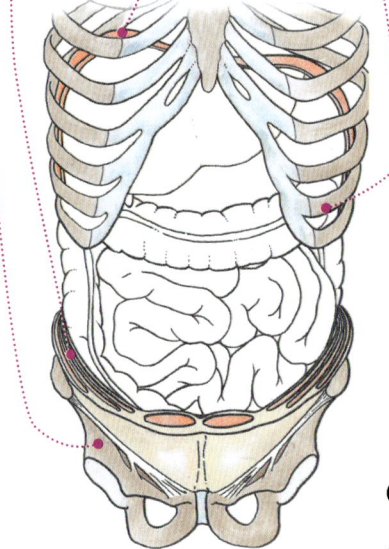

Conteúdo

As *vísceras abdominais* e *pélvicas*.

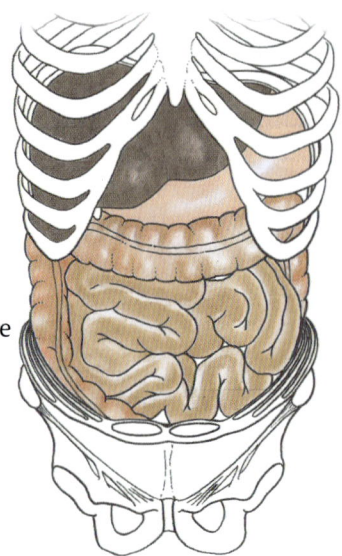

Propriedades mecânicas do abdome

Ao contrário do tórax, que se enche de ar, as vísceras do abdome podem ser comparadas a uma *massa líquida*, representada por uma bolsa de água.

Disso resultam duas propriedades:
- essa massa líquida é *deformável*,
- e *incompressível*.

Deformável

Ao ter suas paredes comprimidas ou esticadas, sua forma se modifica. Ela é, portanto, *deformável*.

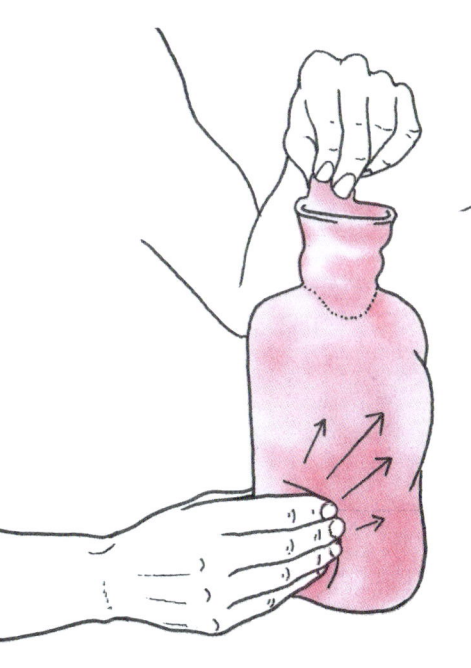

Incompressível

Por outro lado, seu volume permanece sempre o mesmo. Ela é, portanto, *incompressível*.

Toda deformação aplicada em uma zona deve ser compensada por uma deformação equivalente em outra: ao comprimir ou esticar essa massa em uma zona, ela vai se deformar em outra.

A deformação da massa visceral ocorre, na maioria das vezes, graças à ação dos músculos que a circundam (diafragma, abdominais, assoalho pélvico). Porém, ela pode ocorrer em razão de outras forças, em especial a gravidade.

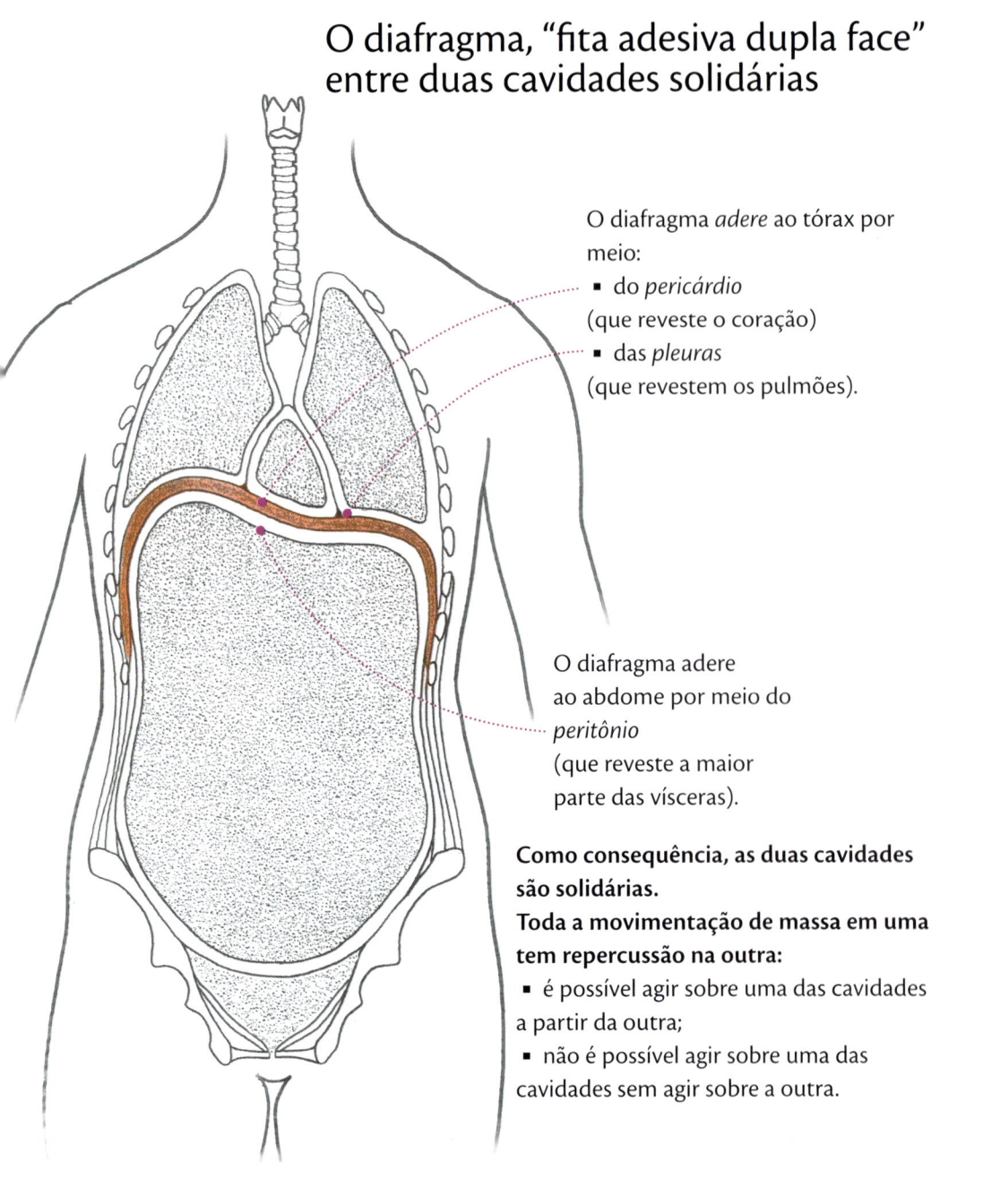

O diafragma, "fita adesiva dupla face" entre duas cavidades solidárias

O diafragma *adere* ao tórax por meio:
- do *pericárdio* (que reveste o coração)
- das *pleuras* (que revestem os pulmões).

O diafragma adere ao abdome por meio do *peritônio* (que reveste a maior parte das vísceras).

Como consequência, as duas cavidades são solidárias.
Toda a movimentação de massa em uma tem repercussão na outra:
- é possível agir sobre uma das cavidades a partir da outra;
- não é possível agir sobre uma das cavidades sem agir sobre a outra.

Essa solidariedade entre as duas cavidades é constante e dela resulta uma interação permanente de suas propriedades mecânicas. Essa interação é fundamental para o funcionamento da expiração vocal: ela explica, por exemplo, como é possível criar a pressão subglótica a partir de um deslocamento do abdome ou até mesmo do assoalho pélvico.

O corpo respiratório e o controle da pressão de ar expiratório

Pode-se controlar a pressão de expiração do ar por meio do papel *esfincteriano da laringe* que se estreita como um gargalo (ver p. 166).

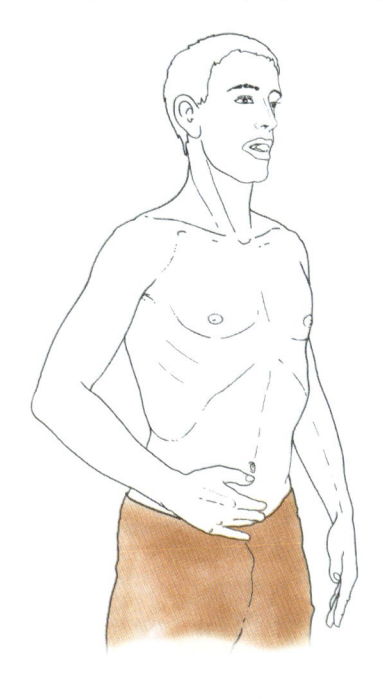

Também é possível controlar a pressão do ar manipulando as *forças de empuxo* oriundas da região do tórax e do abdome. Essas forças de empuxo podem...

... **ser aumentadas**, mais comumente pela contração dos músculos expiratórios (em especial pelos abdominais e períneo),

... **ser diminuídas**, mais comumente mantendo uma parte do sistema respiratório em posição de inspiração durante a expiração.

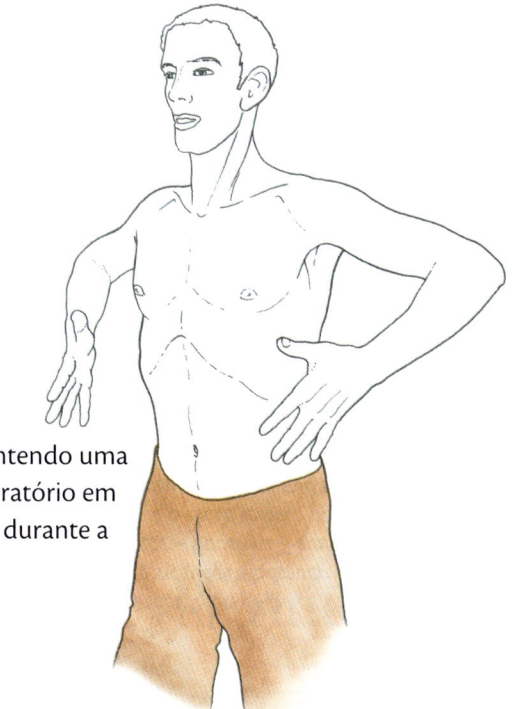

Os órgãos da respiração e seu entorno

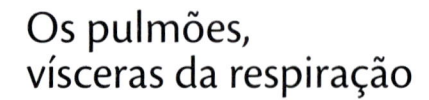

Os pulmões, vísceras da respiração

Os pulmões são as vísceras da **hematose**, ou seja, é neles que ocorre a transformação do sangue venoso (carregado de CO_2 e pobre em oxigênio) em sangue arterial (oxigenado e pobre em CO_2). Para isso, cada pulmão é composto de milhões de pequenos sacos (300 milhões) chamados de **alvéolos pulmonares**, para os quais o ar é levado para que as trocas aconteçam.

Cada pulmão tem a forma de um pão de açúcar com uma extremidade pontuda chamada **lobo superior** e uma **base** larga e côncava para cima, correspondendo à forma do diafragma localizado abaixo.

Os pulmões e o recipiente torácico

Cada pulmão é revestido por um invólucro duplo: a **pleura**, que adere os pulmões à caixa torácica e, embaixo, ao diafragma. Assim, todo o movimento das costelas e do diafragma repercute nos pulmões e modifica sua forma.

Mais detalhes sobre os órgãos da respiração no livro Respiration de B. Calais-Germain, p. 57 a 77.

A elasticidade dos pulmões

O tecido de sustentação localizado entre os alvéolos é um tecido conjuntivo particularmente rico em fibras de *elastina*.

👁 Atenção!

O que está sendo mostrado nesta página não é um pulmão, mas a imagem ampliada de alguns alvéolos pulmonares.

Alguns alvéolos pulmonares em repouso

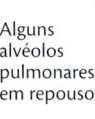

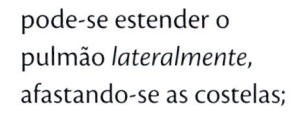

Assim, cada pulmão se comporta mecanicamente como um volume elástico:

pode-se estender o pulmão *lateralmente*, afastando-se as costelas;

também é possível estendê-lo *verticalmente*, tracionando-o por meio do diafragma.

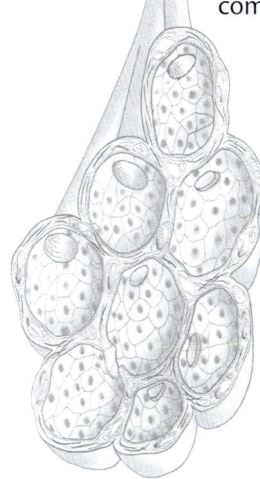

Esta é uma informação fundamental da dinâmica respiratória: o recolhimento elástico dos pulmões após a inspiração é a força que produz a expiração em todas as respirações em repouso. Ela atua como se elásticos fossem amarrados em uma "caixa de ar", em todas as direções (ver p. 95).

Em relação à dinâmica vocal, o recolhimento elástico dos pulmões pode dar origem a uma produção vocal de baixa intensidade e curta duração, como quando se falam algumas palavras em voz baixa.

Essa força elástica se torna maior quando uma grande inspiração foi realizada e a expiração começa: nesse momento, os alvéolos estão bem abertos graças aos músculos inspiratórios e o "elástico pulmonar" está muito tensionado. Talvez tensionado até demais: muitas vezes se opta por *frear* essa força, sobretudo em técnicas vocais em que se deseja uma *pressão regular* sob a glote (para obter uma constância no som). Nesse caso, "segura-se" o elástico por meio da atuação dos *músculos inspiratórios*.

Os brônquios e a traqueia

Os alvéolos pulmonares se conectam com o exterior através de uma série de canais. Trata-se, no início, de dutos muito finos (os **canais alveolares**), em seguida de canais de tamanho maior (**bronquíolos** e **brônquios de terceira e segunda ordem**) que se conectam entre si e dão origem a um único grande brônquio em cada pulmão. Os **brônquios de primeira ordem** se unem, entre os dois pulmões, em um único tubo: a **traqueia**, que se estende da parte superior do tórax e da metade inferior do pescoço até a **laringe**.

traqueia

Os anéis de cartilagem enrijecem a traqueia, exceto na parte posterior, onde ela é composta por uma parede muscular que se localiza anteriormente ao esôfago.

brônquio de primeira ordem

Brônquio de primeira ordem

Brônquio

Brônquio

Posteriormente à laringe se encontra o *músculo constritor inferior da faringe*, ligado, em sua parte inferior, ao esôfago, localizado posteriormente à traqueia.
Palpação

A traqueia pode ser palpada na parte inferior do pescoço (não pressionar).

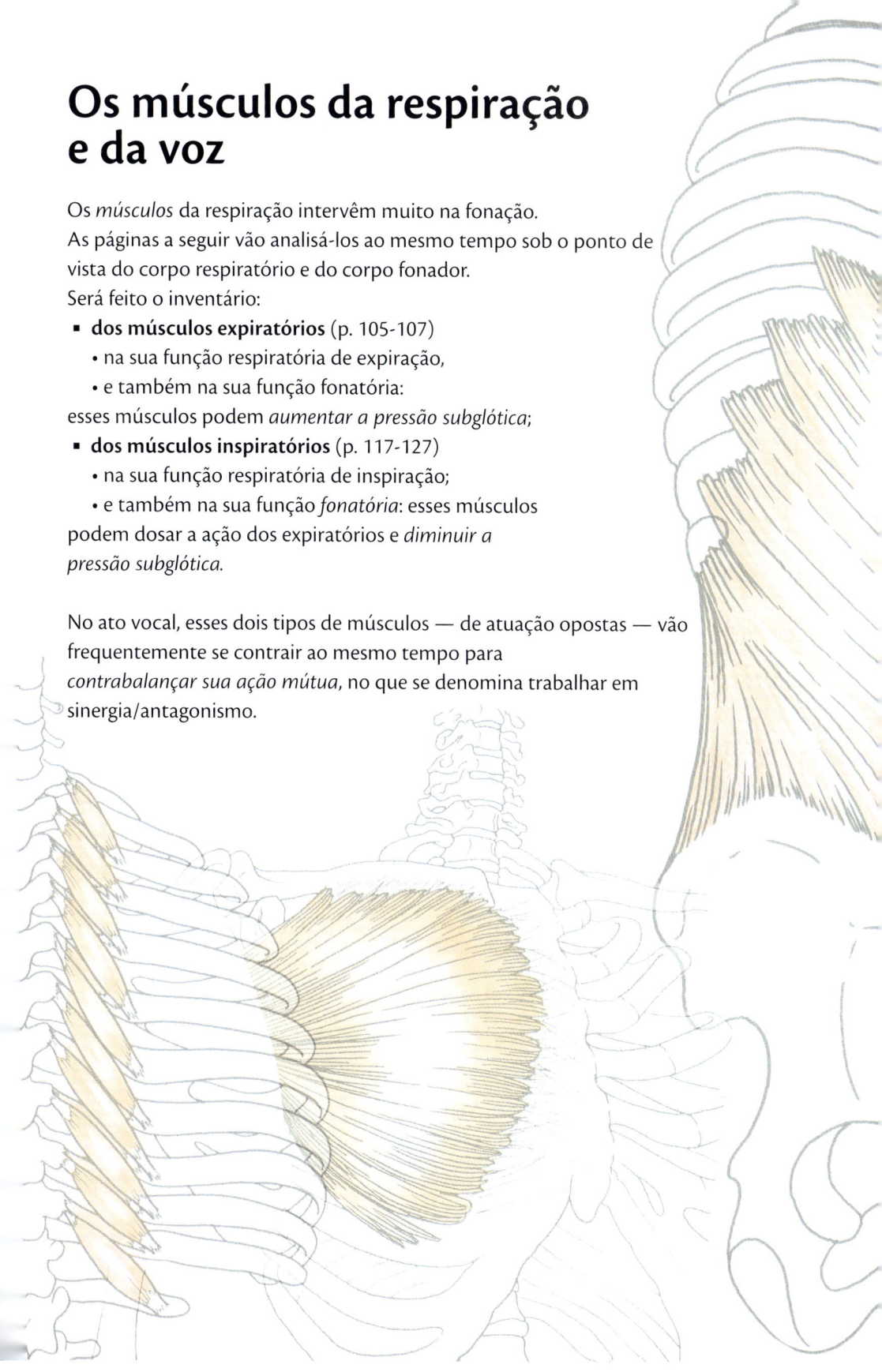

Os músculos da respiração e da voz

Os *músculos* da respiração intervêm muito na fonação.
As páginas a seguir vão analisá-los ao mesmo tempo sob o ponto de vista do corpo respiratório e do corpo fonador.
Será feito o inventário:
- **dos músculos expiratórios** (p. 105-107)
    - na sua função respiratória de expiração,
    - e também na sua função fonatória:

esses músculos podem *aumentar a pressão subglótica*;
- **dos músculos inspiratórios** (p. 117-127)
    - na sua função respiratória de inspiração;
    - e também na sua função *fonatória*: esses músculos

podem dosar a ação dos expiratórios e *diminuir a pressão subglótica*.

No ato vocal, esses dois tipos de músculos — de atuação opostas — vão frequentemente se contrair ao mesmo tempo para *contrabalançar sua ação mútua*, no que se denomina trabalhar em sinergia/antagonismo.

Os músculos que produzem a expiração vocal: os expiratórios

As páginas a seguir farão uma revisão dos músculos que produzem a expiração, que é o suporte da voz.
Atenção: antes de tudo, é necessário lembrar que a *expiração de repouso não precisa de ação muscular*: a pressão que nela atua é unicamente devida ao *recolhimento elástico do tecido pulmonar*.

A ação dos músculos expiratórios ocorre em situações vocais específicas:
para falar de maneira confidencial (como uma leitura em voz baixa ou para um ouvinte próximo) e dizer frases curtas, a pressão oriunda do recolhimento elástico pulmonar é, por vezes, suficiente.

Então para que servem os músculos expiratórios? Para tirar mais ar dos pulmões, o que permite:
- prolongar a *duração* da expiração (utilizando-se, aqui, do Volume de Reserva Expiratório, o que é muito comum na fala e principalmente no canto);
- expirar colocando *mais pressão sob a glote*, especificamente para *aumentar o volume do som* ou para cantar notas mais agudas.

Os principais músculos expiratórios são os ABDOMINAIS, oito músculos dispostos em quatro pares localizados na *frente* e nas *laterais* do abdome.

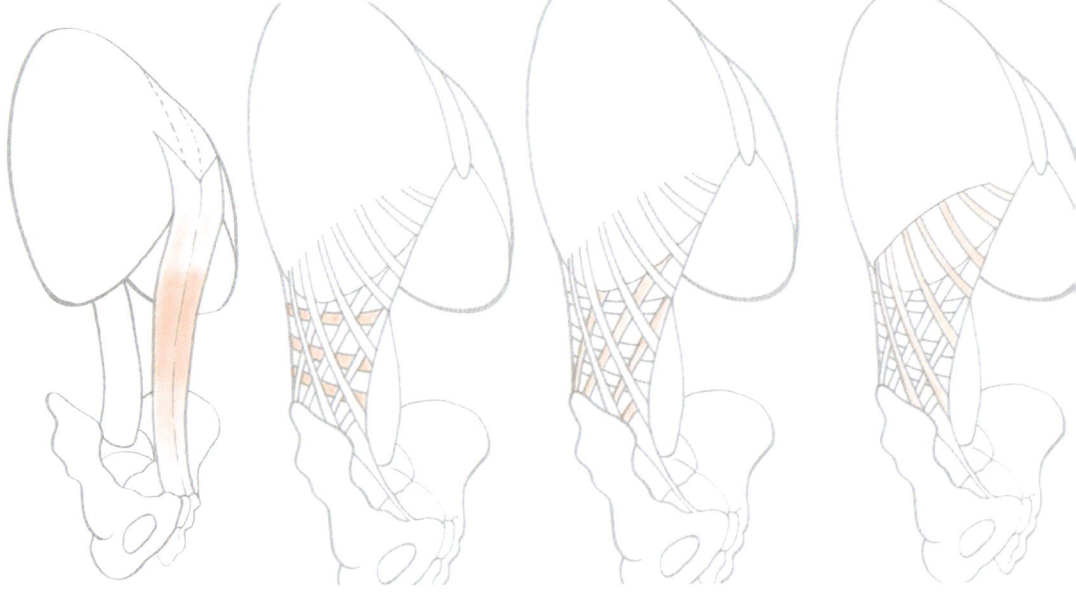

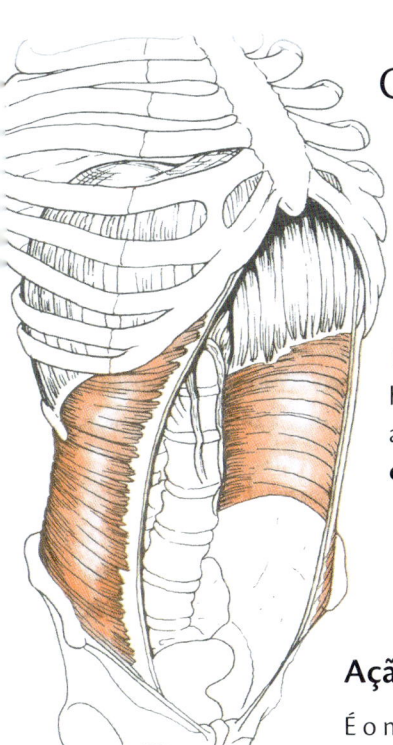

O transverso do abdome

Localizado na lateral e um pouco na frente do tronco, esse músculo é o mais profundo dos abdominais laterais. Ele se origina nas vértebras lombares às quais se liga por conexões fibrosas.

Depois, essas fibras contráteis se enrolam horizontalmente ao redor da cintura e são ligadas, anteriormente, por uma camada fibrosa: a **aponeurose do transverso do abdome.**

Ação na respiração

É o mais "visceral" de todos os abdominais ou, ao menos, o que tem menor ação sobre o esqueleto. Essas fibras apertam o diâmetro da região da cintura, provocando a *expiração*.

Ação no ato vocal

No ato vocal, o transverso do abdome pode agir em sinergia ou antagonismo com o diafragma: ele contribui para a expiração, ao passo que o diafragma a retém. Essa relação entre os músculos é muito utilizada no canto para *dosar a pressão subglótica*.

Atenção!

Esse músculo, que age principalmente na região da cintura, pode enviar uma parte de suas forças de empuxo para o assoalho pélvico (ver p. 117).

Os oblíquos do abdome

Esses músculos estão situados nas laterais e na parte anterior do tronco. Eles se originam na crista ilíaca.

O oblíquo interno

Recobre o transverso e forma a camada intermediária dos abdominais laterais.
Suas fibras contráteis envolvem a cintura, *subindo em sentido anterior*.
Uma parte termina na borda inferior da caixa torácica.
Outra parte se continua no plano anterior por uma camada fibrosa: **a aponeurose do oblíquo interno**, que une as partes simétricas do músculo no meio do abdome, contribuindo para a formação da **linha alba**.

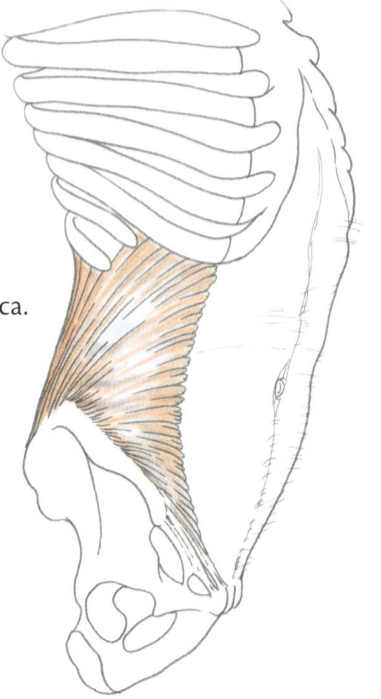

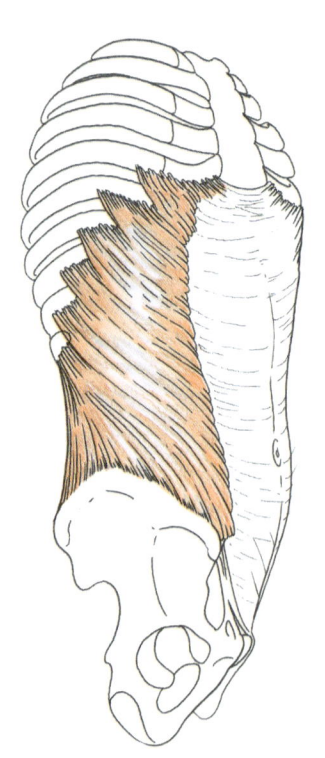

O oblíquo externo

Recobre o oblíquo interno e forma a camada mais superficial dos abdominais laterais.
Suas fibras contráteis envolvem a cintura, *subindo para trás*.
Uma grande parte termina nas últimas sete costelas.
Outra parte continua, no plano anterior, por uma camada fibrosa: a **aponeurose do oblíquo externo**, que une as partes simétricas do músculo no meio do abdome, contribuindo também para a formação da **linha alba**.

Ação dos oblíquos na respiração

Além de mobilizar o esqueleto, os oblíquos contribuem com outros músculos abdominais para a contenção da massa abdominal. Suas fibras apertam o diâmetro da região da cintura, provocando a *expiração*.

Ação dos oblíquos no ato vocal

No ato vocal, os oblíquos do abdome podem agir em sinergia/antagonismo com o diafragma: eles contribuem para a expiração, ao passo que o diafragma a retém. Essa relação entre os músculos é muito utilizada no canto para *dosar a pressão subglótica*.

Atenção!

Caso a ação desses músculos não seja integralmente direcionada em sentido superior, uma parte da sua força de empuxo é enviada para o soalho pélvico (ver p. 115).

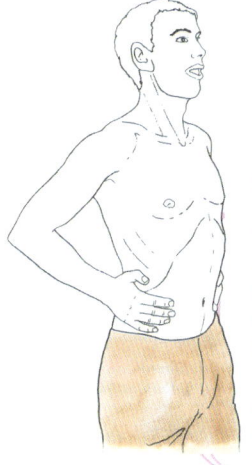

Palpar o oblíquo interno

Assim como o transverso, o oblíquo menor não pode ser palpado porque ele está localizado inteiramente sob o oblíquo maior. Mas podemos palpar a região à qual ele se liga: ela está entre as costelas inferiores e a a crista ilíaca, no lado da cintura.

Palpar o oblíquo externo

O oblíquo externo pode ser palpado nas laterais da cintura.

Mais detalhes sobre a ação dos abdominais no livro Exercícios *Abdos sans risque* de B. Calais-Germain.

O reto abdominal

Esse músculo é o único entre os abdominais localizado exclusivamente no plano anterior do tronco.
Ele se origina no púbis.
Suas fibras se dirigem verticalmente, quase em linha reta, até a caixa torácica, onde o músculo termina no esterno e nas cartilagens costais 5, 6 e 7.

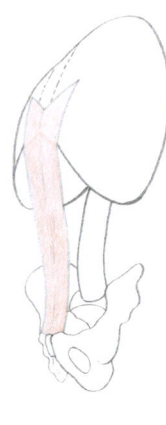

Ação na respiração

Além de mobilizar o esqueleto, o reto do abdome contribui, junto com os outros músculos abdominais, para a contenção da massa abdominal. Suas fibras apertam a parte frontal da barriga, o que provoca a *expiração*.

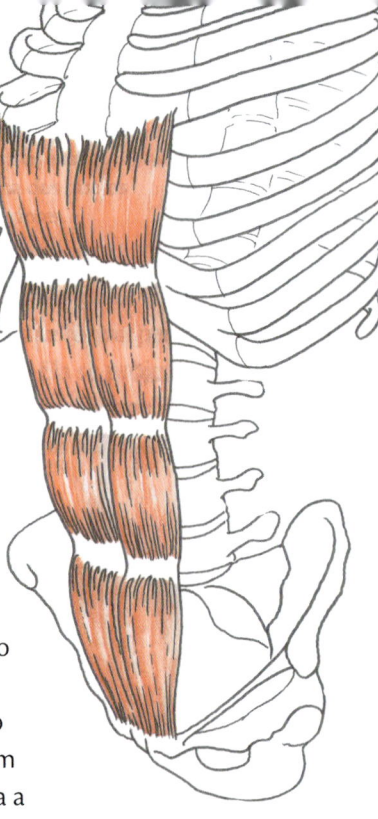

Ação no ato vocal

O reto abdominal pode agir em sinergia ou antagonismo com o diafragma: ele contribui para a expiração, ao passo que o diafragma a retém. Essa relação entre os músculos é muito utilizada no canto para *dosar a pressão subglótica*.

As diferentes partes do reto abdominal podem se contrair isolada e sucessivamente, seja de baixo para cima, seja de cima para baixo.

Ação no ato vocal

As diferentes partes do reto abdominal podem se contrair isolada e sucessivamente. Dessa forma, elas podem se contrair:
- de baixo para cima, criando uma força de empuxo vertical, em direção à laringe, que contribui para a voz;
- de cima para baixo, em uma ação que pode dosar a intensidade vocal. É importante salientar que, nesse caso, há um aumento da pressão sobre o *assoalho pélvico* (ver p. 115).

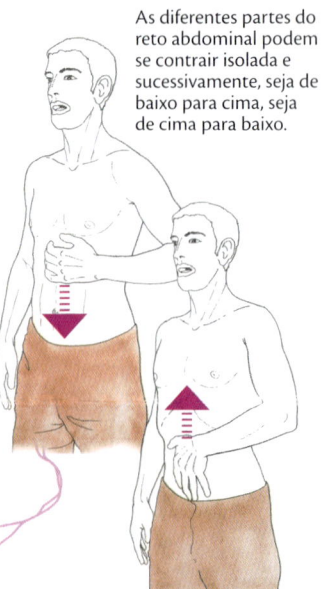

Os abdominais e o trabalho vocal

Os músculos abdominais atuam ao mesmo tempo sobre o esqueleto e sobre as vísceras

Eles podem *mobilizar*, fixar ou frear os movimentos ou posições do *esqueleto*, assim como *mobilizar* ou *fixar a massa visceral abdominal*. Na maioria das vezes, esses dois tipos de ação se misturam e se influenciam mutuamente.

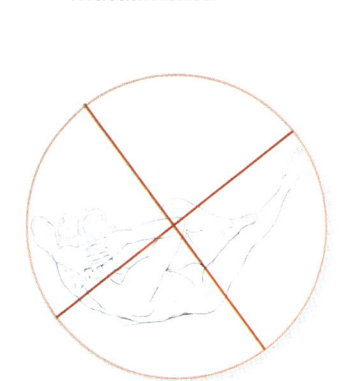

No trabalho vocal, treinar a função esquelética dos abdominais, por meio de exercícios físicos, não é muito útil. Por outro lado, é muito importante melhorar a capacidade de mobilizar as vísceras de todas as formas possíveis, sobretudo durante a expiração vocal.

A ação visceral dos abdominais pode ser segmentada

Pode-se contrair apenas uma parte dos abdominais. Isso é possível graças à inervação dos abdominais por 7 ramos de nervos raquidianos (espinhais).

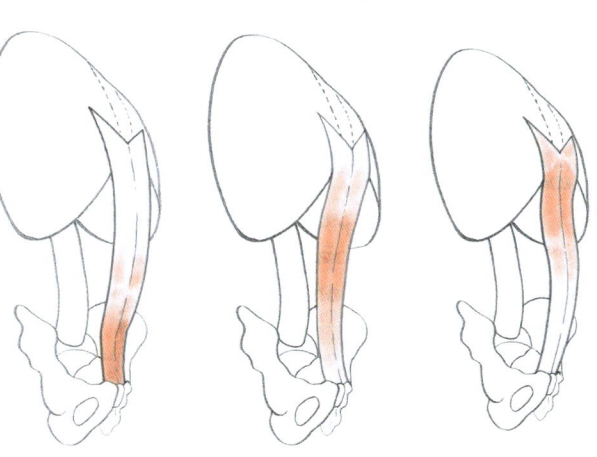

Segmentar a contração abdominal

Aprender a *segmentar facilmente* a contração abdominal é particularmente importante: a barriga age, assim, como uma espécie de "teclado". Como consequência, pode-se coordenar a contração de partes específicas desse músculo com a contração do diafragma ou do períneo para produzir *ações expiratórias variadas*.

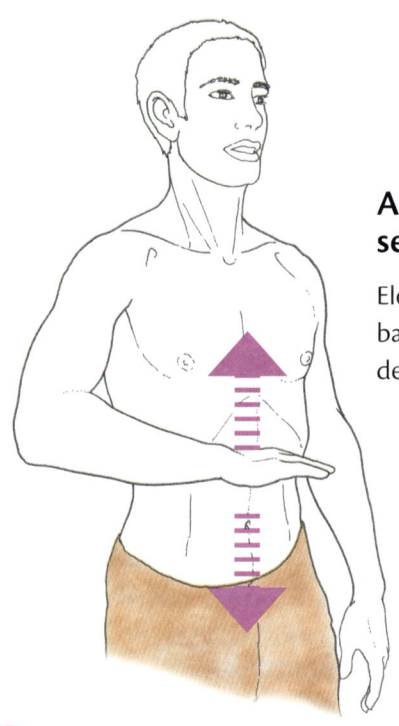

Ação visceral dos abdominais pode ser ascendente ou descendente

Eles podem ser contraídos sucessivamente de baixo para cima ou de cima para baixo. As forças de pressão vão em sentido oposto nos dois casos.

👁 Direcionar a contração de baixo para cima
É importante aprender a direcionar facilmente a contração de baixo para cima. No entanto, é preciso manter, de modo intermitente, contrações de cima para baixo para o equilíbrio do tronco.

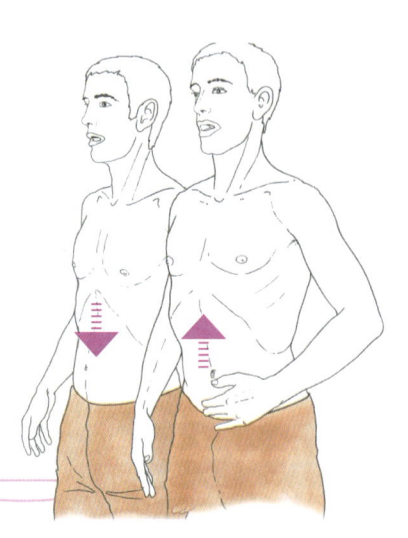

Se a ação dos músculos abdominais é *descendente*, ela pode criar *hérnias* nas *inserções inferiores* dos abdominais.

As forças de pressão podem empurrar as alças mais baixas do intestino delgado que podem, então, deslizar entre as fibras dos abdominais que se encontram na borda da pelve. Isso se intensifica quando os abdominais trabalham em sinergia/antagonismo com o diafragma, que também empurra em direção à pelve.

👁 Confirmação
Isso confirma a importância de aprender a direcionar a contração dos abdominais de baixo para cima.

Todos os músculos abdominais abaixam a caixa torácica

Ora, nem sempre é isso que se quer em relação à voz.

Isso leva, em particular,
a um aumento do efeito anterior.

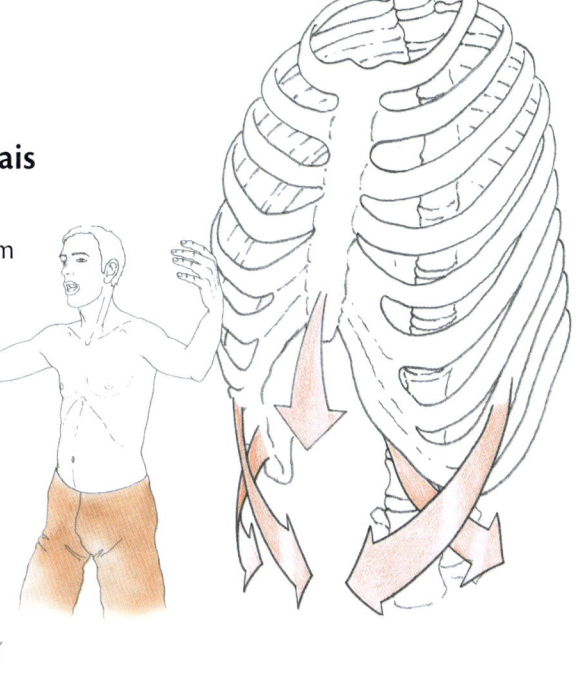

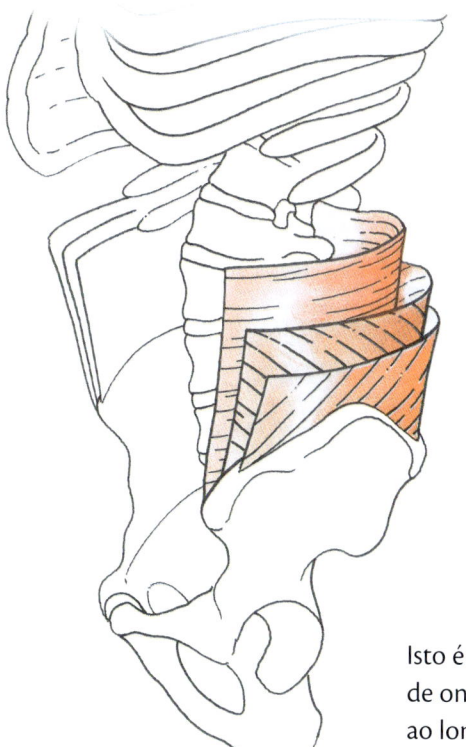

Nem todos os músculos abdominais estão na parte frontal do tronco

Há um par de músculos anteriores: os músculos retos do abdome, mas a maior parte dos músculos abdominais está nas laterais do tronco, em três camadas sobrepostas de cada lado:
- o transverso,
- o oblíquo interno,
- o oblíquo externo.

Isto é importante para reconhecer de onde vem a contração abdominal ao longo da expiração vocal: a ação se dá tanto nas laterais da cintura como na frente.

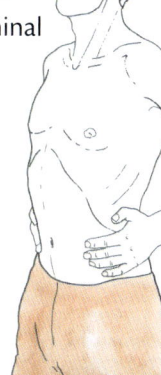

O períneo, o assoalho pélvico

O **períneo** é a região do corpo que está localizada na base da pelve menor.
Essa nomenclatura reúne frequentemente todas as estruturas que aí se encontram: ossos, músculos, vísceras da pelve menor, pele...

Nessa região do períneo, os *músculos* dispostos em plano horizontal são reunidos sob o nome de **assoalho pélvico**. Essa palavra evoca a função de *suporte* desses músculos, situados sob as vísceras da pelve e do abdome.

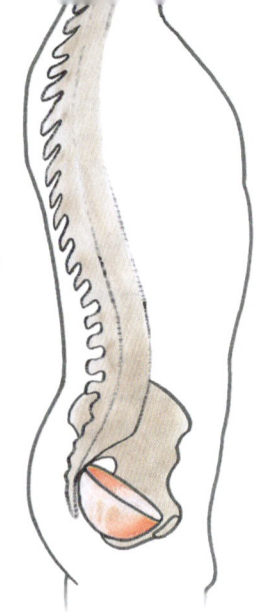

Mas o que esse "assoalho" deve suportar, muito mais do que esse peso das vísceras, são as *pressões* geradas em direção à parte inferior do tronco por diversas situações, como a tosse, expulsões baixas (micção, defecação, parto) e às vezes... a *voz*. Por quê?

1º) A coluna de ar precisa criar uma certa pressão sob as pregas vocais.
Normalmente vinda do abdome, esta é criada pela contração dos músculos abdominais.
É raro que a contração dos abdominais seja totalmente dirigida para a parte superior: uma parte da pressão tende a ser dirigida para a parte inferior do tronco, onde é recebida pelo períneo.

2º) Essa pressão encontra a glote, que constitui um freio, quase fechada durante a fonação.
Consequentemente, a pressão é *enviada para baixo* e recebida pelo assoalho pélvico.

Isto mostra a importância do assoalho pélvico como suporte das pressões a ele dirigidas (é preciso que ele possa recebê-las sem colapsar) e também como participante ativo no conjunto dos músculos que criam a coluna de ar, na pressão dirigida para cima. Para essas ações, o assoalho pélvico deve ter um *tônus* suficiente.

Os músculos do assoalho pélvico

Esses músculos existem tanto no homem como na mulher. No homem, o assoalho é "fechado". Estão pendurados nele os órgãos genitais externos (saco escrotal, pênis). Na mulher, o assoalho comporta uma fenda na parte anterior, necessária para as funções de cópula e parto. Essa abertura, denominada "fenda urogenital", é um ponto frágil da cavidade abdominal nas mulheres. É particularmente importante que os músculos que delimitam a fenda — os feixes puborretais — estejam tônicos para assegurar as funções de "assoalho" vistas anteriormente.

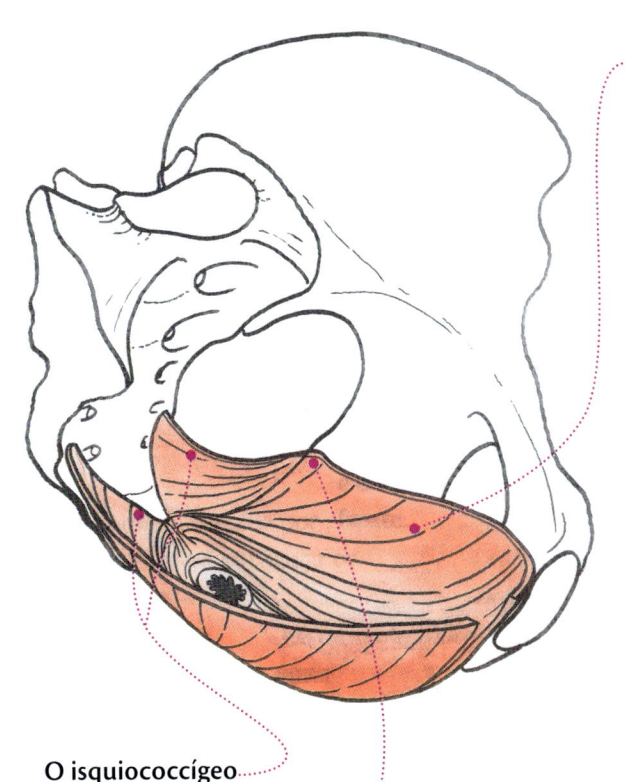

Os músculos profundos

O músculo elevador do ânus
Esse músculo se liga anteriormente ao púbis, ao forame obturador, à parte alta do ísquio.
Suas fibras se dirigem à parte de trás e central para terminar nas fibras simétricas.
Ele forma uma espécie de *rede mais ou menos convexa para baixo* (essa forma muda conforme a "rede" receba ou não carga ou pressão).

Ação
Ele eleva sua superfície em direção à parte média da pelve menor e leva o ânus para frente e para cima.

O isquiococcígeo
Esse músculo se estende da *espinha isquiática* (ver p. 45) até o sacro e o cóccix.
Sua estrutura completa a do elevador para formar uma rede em forma de tigela.
Ação: ele completa a ação do elevador de ânus na parte posterior (mobiliza um pouco o cóccix e o sacro para a parte anterior, o que se denomina "contranutação"). Essa ação é por vezes perceptível durante o ato vocal, quando se busca contrair conscientemente o assoalho pélvico.

Mais detalhes em *Le périnée féminin* e o parto, de B. Calais-Germain, p. 57 a 77.

Os músculos superficiais do assoalho pélvico

Esses músculos, situados abaixo dos anteriores, são muito pequenos. No ato vocal, eles têm sobretudo o papel de completar a ação daqueles. Eles serão apenas evocados.

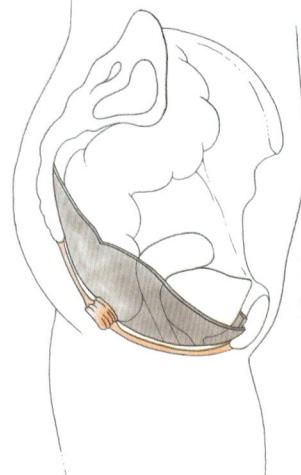

O bulbocavernoso e o bulboesponjoso
Estão situados na parte anterior da pelve menor. Eles estão ligados ao esfíncter do ânus e mais atrás ao cóccix por uma banda fibrosa.

Na mulher, esses músculos delimitam a vulva.

No homem, esses músculos estão localizados sob a parte horizontal do pênis, que eles sustentam. Após, na parte anterior, o bulbocavernoso passa por cima e em frente à parte vertical.

O transverso superficial do períneo
Esse músculo (não representado aqui) se estende do ísquio até a zona central do períneo, denominada "centro tendíneo".

O centro tendíneo do períneo
Essa zona é importante e constitui, ao mesmo tempo, o centro e o lugar de cruzamento das fibras musculares das camadas profunda e superficial. Seu único papel direto na voz é o fato de que sua fraqueza causa uma desorganização da coluna de ar, que se encontra como "sem base".
Isto confirma a importância de um trabalho de tonificação e coordenação do períneo para o trabalho vocal.

Ver mais informações sobre o períneo (feminino) em *Le périnée féminin*..

Assoalho pélvico e pressões

Certas situações da coluna de ar modificam a pressão realizada sobre os músculos do períneo. Eis aqui alguns exemplos, mas as situações podem ser muito diversas.

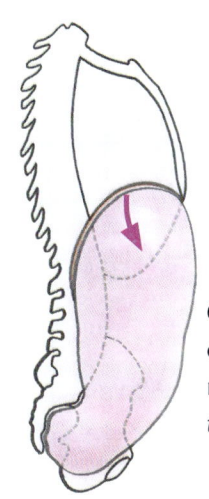

Quando se expira contraindo os abdominais não de baixo para cima, mas *para o meio ou para a parte superior do abdome*, a massa abdominal é em parte repelida para a parte inferior e isso leva *a pressão vertical sobre o períneo*.

Quando se inspira principalmente *abaixando o diafragma* ou quando se expira conservando o abaixamento do diafragma, a massa abdominal é repelida para as paredes abdominais, *mas também para o períneo*, o que cria uma *pressão sobre ele*.

Em certas situações vocais, colocam-se em ação os dois processos ao mesmo tempo: por exemplo, quando se mantém o diafragma abaixado para manter os pulmões e ao mesmo tempo se cria pressão pela contração dos abdominais. Então, a pressão sobre o assoalho pélvico pode ser muito importante.
Para essas situações, é preciso que o assoalho pélvico seja capaz de se contrair para sustentar a pressão que chega sobre ele.

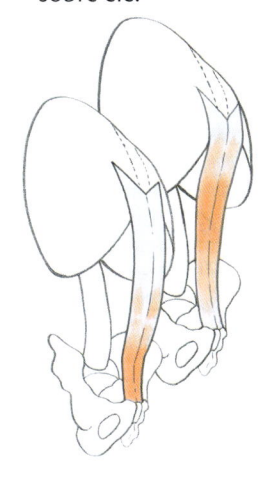

Quando se expira contraindo os abdominais *de baixo para cima*, a massa abdominal é repelida para cima, *não há pressão sobre o períneo*.

Quando se inspira afastando as costelas (ver p. 123) ou quando se expira conservando as costelas abertas, a massa abdominal é atraída para o tórax, mas também para o períneo, o que alivia a pressão sobre ele (não ilustrado).

Os músculos inspiratórios

Nas páginas a seguir, serão analisados os músculos envolvidos na *inspiração*.
Para que servem os músculos na voz, já que ela é produzida pela expiração?
Certamente para *recuperar o ar*.
Mas, com muita frequência, eles agirão para frear a expiração e assim *dosar o fluxo de ar subglótico*.

Esses músculos inspiratórios são de dois tipos:
- o mais potente é certamente o **diafragma**, situado na parte inferior dos pulmões e no interior do tórax (ver páginas seguintes);
- mas além dele outros músculos também podem realizar a abertura dos alvéolos pulmonares.

Ao contrário do diafragma, todos eles se ligam à parte exterior da caixa torácica. São conhecidos como **inspiratórios costais** ou **inspiratórios acessórios** (porque não intervêm nas inspirações regulares, mas sim de maneira mais pontual).
No trabalho de preparação vocal, a tonificação desses músculos tem um duplo interesse: eles permitem variar a inspiração, mas também contribuem para evitar o colapso da caixa torácica e assim ajudam a melhorar a eficácia do trabalho expiratório dos abdominais.

Todos esses músculos são apresentados um por um após o diafragma. Pode-se notar que, no trabalho vocal, é preferível recrutar esses da região torácica mais aos do pescoço com a intenção de deixar os músculos da laringe bem livres para suas ações.

O diafragma

Trata-se de um *músculo* situado entre as cavidades torácica e abdominal. Tem a forma de uma folha disposta em cúpula, côncavo para baixo.
É composto por duas partes…

Uma parte central fibrosa (que não se contrai), denominada **centro frênico** (centro tendinoso). Tem mais ou menos a forma de um trevo e é por isso que é descrito como tendo três folíolos: um folíolo anterior, dois folíolos posteriores, direito e esquerdo.

Do centro frênico se originam fibras contráteis que se irradiam para o perímetro da caixa torácica e terminam em três porções:
- pequenas fibras esternais, anteriores, terminam na face profunda do apêndice xifoide;
- fibras costais terminam na face profunda das costelas e cartilagens costais 7 à 12;
- fibras posteriores são denominadas "**pilares**" do diafragma e são de dois tipos:
    • pilares internos que terminam nos corpos vertebrais L1 a L4 à direita, L1 à L3 à esquerda,
    • pilares externos que terminam em arcadas fibrosas.

Precisão sobre o diafragma

No interior da caixa torácica, o diafragma fica ao lado do músculo *transverso*. As fibras deles se encaixam. Isso dá aos músculos uma proximidade favorável à sinergia/antagonismo deles (ver p. 105) no ato vocal.

Mais detalhes sobre o diafragma no livro *Respiration*, p. 80-86 et 134-139.

Ação do diafragma na respiração

Ele é o principal músculo inspiratório. Pode agir de dois modos que ocorrem por vezes ao mesmo tempo e que podem se misturar:

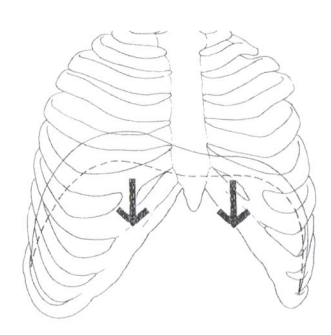

Modo "pistão"

Sua contração leva a um *abaixamento do centro frênico* que traciona a base dos pulmões para a parte inferior do tronco, aumentando o volume pulmonar e provocando a inspiração (ver p. 95). Isso também tem como consequência empurrar as vísceras abdominais para baixo, o que se denomina frequentemente (erroneamente) "inflar" a barriga.

Modo "largo"

O abaixamento do centro frênico pode ser impedido por uma resistência do abdome. O diafragma atua, então, a partir do centro frênico fixo, *tracionando as costelas que ele eleva*, desde o interior do tórax. Ora, toda elevação das costelas aumenta o diâmetro torácico (ver p. 57). Diz-se que o diafragma "abre" a parte inferior da caixa. Aqui também esse movimento provoca a inspiração.

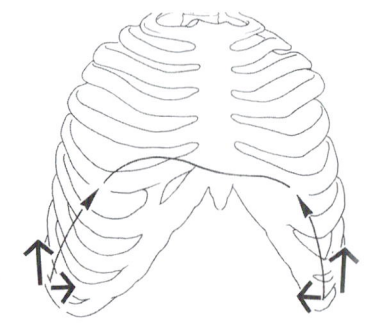

Muito mais importante: ação do diafragma sobre a voz

O ato vocal não é realizado na inspiração, mas sim na expiração. A ação do diafragma nesse ato não é, portanto, respiratória: ela consiste em frear as ações expiratórias. O diafragma freia o retorno elástico do pulmão e freia ("dosa") a ação dos músculos expiratórios.

Levando em conta os dois modos de ação do diafragma, essa dosagem diafragmática da expiração vocal pode tomar duas formas:
- seja mantendo o abdome curvado enquanto se canta,
- seja mantendo a parte inferior das costelas "aberta" enquanto se canta.

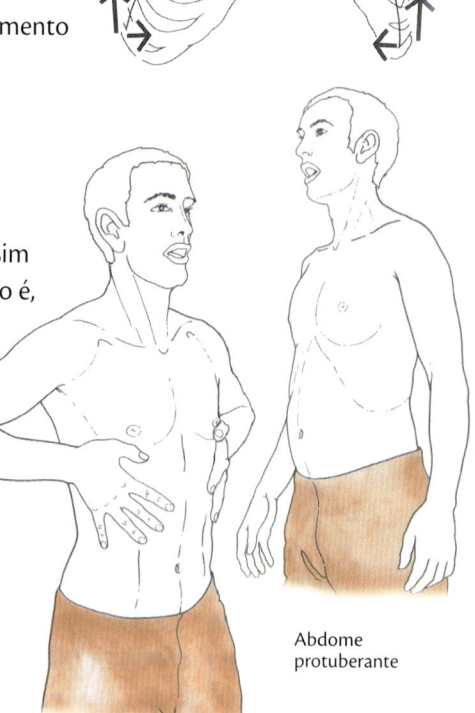

Costelas "abertas"

Abdome protuberante

O diafragma está ligado à laringe e à faringe

O diafragma está ligado às bases dos pulmões e do coração pelas pleuras e pelo pericárdio. Estes, por sua vez, ligam-se a muitos elementos situados entre os pulmões, no conjunto denominado *mediastino*.
Podem-se citar especialmente o esôfago e a traqueia.

Na parte inferior do tórax, o esôfago atravessa o diafragma ao nível de um orifício denominado *hiato esofágico* para se continuar com o estômago mais abaixo na região abdominal.
Neste local, as fibras posteriores do diafragma circundam o esôfago como um laço.
O esôfago é ligado, em parte, ao diafragma pelos elementos fibrososde ligação: ele segue, portanto, os movimentos do diafragma de cima a baixo.
Ora, o esôfago se insere, na parte superior, nas cartilagens cricóidea e tireóidea da laringe (ver p. 102).
Isso faz com que *um abaixamento do diafragma se transmita em parte, mais acima, para a laringe e a faringe*:

- a laringe se abaixa (ver as consequências nas páginas 190 e 191);
- a faringe se alonga (ver as consequências na página 221).

Aqui, o diafragma se contrai e abaixa o esôfago, a traqueia e a laringe.

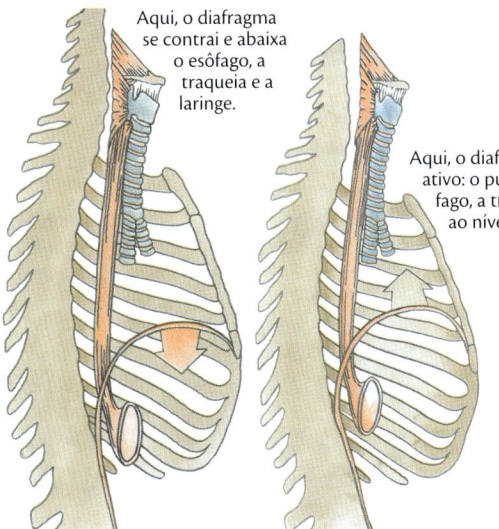

Aqui, o diafragma não está mais ativo: o pulmão o faz subir. O esôfago, a traqueia e a laringe voltam ao nível inicial.

Palpação

Pode-se sentir muito bem o abaixamento da laringe, quando se boceja, ao colocar os dedos sobre a cartilagem tireóidea.

Observação: esse abaixamento do diafragma e da laringe/faringe pode ser realizado sem que haja inspiração.

Inspirar soltando a barriga: a "falsa" inspiração diafragmática

Nem todas as inspirações abdominais são necessariamente diafragmáticas. Em certas posições, o conteúdo do abdome vai mecanicamente se dirigir para frente e/ou para baixo.

São elas:
- a posição vertical (de pé, sentado);
- a posição de quatro apoios;
- a posição deitado de lado.

Nessas posições, a ação do diafragma não é necessária para "levar para fora" a barriga: ele é empurrado por causa da gravidade.
O diafragma não – ou não necessariamente – age, mas acompanha o abaixamento do abdômen, porque adere a ele (p. 98).

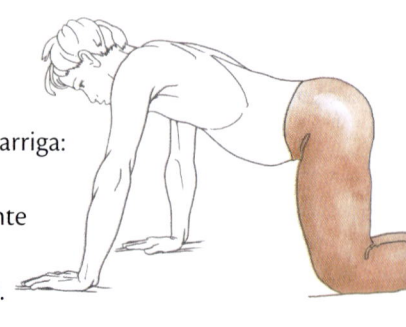

Precisão

Será possível notar que uma tal reinspiração se parece muito em forma a uma inspiração diafragmática. Mas o sentir é diferente: não se "empurra" a barriga com o diafragma, solta-a, isto é, soltam-se os abdominais.

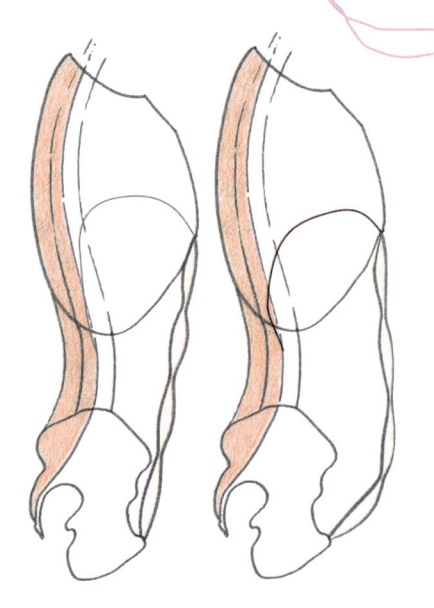

Esse modo de inspiração é particularmente interessante em posição de pé, quando se devem fazer retomadas de ar muito rápidas entre as sequências de voz, porque se recupera o ar mais rápido do que com uma ação do diafragma.

Em seguida, emite-se o som vocal contraindo-se de novo os abdominais progressivamente. Mas isso supõe ter uma postura vocal muito firme (ver "Os músculos posturais" nas páginas 128-131), que possa permanecer no lugar apesar do relaxamento completo dos abdominais, ou seu relaxamento pode mover o tronco e desestabilizar toda a postura.

Ideias recebidas sobre o diafragma

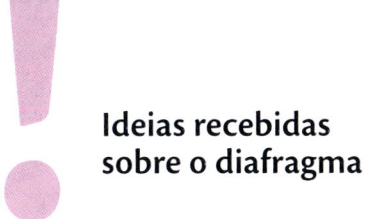

"O diafragma não pode ser sentido, porque não tem nenhuma capacidade sensorial"
Não é totalmente verdade: ele é inervado no plano sensitivo por alguns ramos nervosos que vêm dos seis últimos nervos intercostais e dos filetes simpáticos do plexo solar. Mas também é possível sentir as membranas serosas que estão contra o diafragma: as pleuras, o pericárdio (em cima) e o peritônio (embaixo). Essas membranas são ricas em inervações no plano sensitivo pelo nervo frênico e os nervos intercostais.

"Não se pode controlar o diafragma, porque a respiração é um ato reflexo."
Nem sempre é verdade: a respiração regular é, na maioria das vezes, um ato reflexo, ou seja, o comando pelo sistema nervoso é inconsciente (não se presta atenção) e não voluntário (não se decide respirar). Nesse contexto, é verdade que a ação do diafragma é comandada, na maior parte das vezes, de modo reflexo. No entanto, essa atividade reflexa pode se tornar, de modo intermitente, um ato consciente e voluntário: ou seja, pode-se decidir, momentaneamente, respirar por um movimento... mais amplo, mais localizado nas costelas ou no abdome ou mesmo suspender a respiração (apneia) etc.... É preciso destacar que só se pode fazer isso nos limites do equilíbrio de sobrevivência: é impossível alongar a inspiração ou a expiração mais do que a fisiologia permite. Nesse contexto, a ação do diafragma é também comandada de modo voluntário e consciente. É o que se aplica em certas técnicas de aprendizagem respiratória e vocal, ao menos no começo. Se tal gesto for repetido após um certo número de vezes, a atenção consciente não é mais necessária: o comando desse gesto se torna integrado.

"Toda inspiração é diafragmática."
Depende: mesmo que, incontestavelmente, o diafragma seja o principal músculo inspiratório, é fácil experimentar em si mesmo e constatar que se pode inspirar pela ação de outros músculos inspiratórios, principalmente se estiverem treinados e a caixa torácica estiver móvel. Teoricamente, também é possível inspirar... sem qualquer músculo (como visto na página anterior).

Os intercostais (ou *intercostae*)

São músculos pequenos, mas em grande quantidade. Situados entre as costelas, eles têm origem a cada nível costal, da borda inferior da costela superior e terminam na borda superior da costela inferior.

Há duas camadas:
- uma de intercostais profundos denominados **"intercostais internos"**, oblíquos de cima para baixo e de frente para trás,
- e uma outra de intercostais mais superficiais denominados **"intercostais externos"**, oblíquos de cima para baixo e de trás para frente.

Palpação

Os intercostais podem ser palpados nas laterais do tórax, nos sulcos intercostais.

A ação deles na respiração e no ato vocal

Esses músculos, situados entre as costelas, tendem primeiramente a aproximá-las: constituem assim elos que transformam o conjunto das costelas em uma *grande folha osteomuscular*.

Se a 1ª costela está elevada, o conjunto das costelas vai seguir para cima em uma ação inspiratória.

Se a 12ª costela está abaixada, o conjunto das costelas vai seguir para baixo em uma ação expiratória.

Portanto, esses músculos podem participar tanto da inspiração como da expiração.

Serrátil (ou serrátil anterior)

Este grande músculo está localizado na lateral da caixa torácica. Origina-se na borda interna (medial) da omoplata e envolve a caixa torácica formando dez feixes. Termina em inserções nas dez primeiras costelas. Suas fibras superiores *dirigem-se às costelas superiores*. Suas fibras médias são *horizontais*. Já as fibras inferiores *dirigem-se às costelas inferiores*.

Ação na respiração

Esse músculo puxa as costelas para trás e para cima, causando uma inspiração em forma de "alça de balde". As fibras *inferiores* desse músculo (as cinco últimas) puxam as costelas para trás e para cima, o que provoca uma inspiração em movimento de "alça de balde". Já as fibras superiores (as três ou quatro primeiras) têm a função inversa, de abaixar as costelas superiores. São, portanto, expiratórias. O músculo serrátil é um *importante inspirador da costela*. Pode-se sentir facilmente sua ação na lateral das costelas.

Ação no ato vocal

Esse músculo inspiratório pode agir de forma eficaz para frear a expiração e, portanto, dosar o fluxo de ar subglótico.

Cuidado com a "rigidez" torácica

Atenção: a excessiva utilização desse músculo isoladamente em algumas técnicas de canto pode levar a uma certa rigidez torácica. Recomenda-se alterná-la com sequências de movimento da costela ou com inspirações que usem outros músculos.

Peitoral menor

Esse pequeno músculo está localizado na parte anterior da caixa torácica, sob a clavícula. Origina-se na apófise coracoide da omoplata (ver p. 58) e dirige-se inferiormente para o centro do tórax. Termina nas costelas 3, 4 e 5.

Ação na respiração

Esse músculo puxa as costelas superiores para cima, o que provoca uma inspiração em movimento de *"braço de bomba"* (ver p. 57). O peitoral menor é um inspirador da costela de tamanho pequeno, mas sua ação é muito importante para a mobilidade da região *subclavicular*.

Ação no ato vocal

Esse músculo inspiratório pode agir para frear a expiração e, portanto, dosar o fluxo de ar subglótico.

É comum ver cantores levantando os ombros em passagens vocais agudas ou finas ("choro agudo").
À medida em que os ombros se elevam, a omoplata estica os peitorais menores e permite que eles sejam utilizados mais facilmente.

Solte a parte superior do ombro

Atenção: em caso de ombro curvado para frente, esse músculo pode encurtar-se e sua ação como inspirador torna-se difícil. Nesse caso, é recomendado relaxá-lo com os braços estendidos longe da cabeça (em posição de pé ou deitada), para restaurar a mobilidade da caixa torácica e dos ombros nesta região.

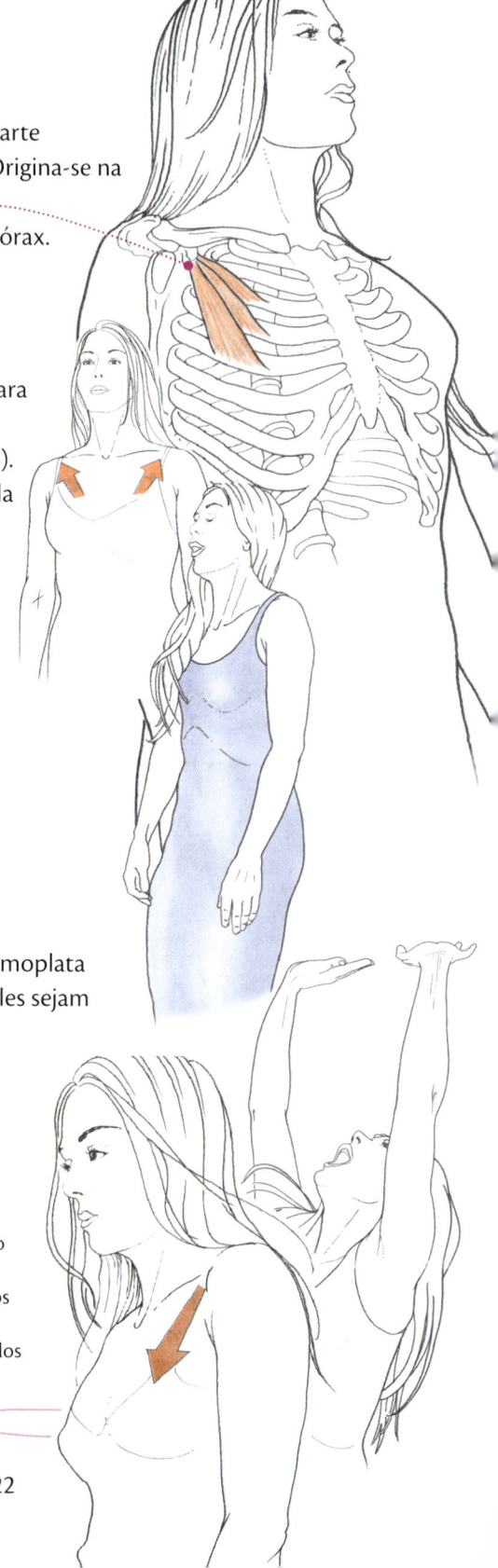

Peitoral maior

É um músculo grande, superficial (sob a pele), localizado na parte anterior da caixa torácica. Origina-se na metade esternal da clavícula e no osso esterno. A partir daí, suas fibras convergem em direção ao topo do úmero, na parte anterior.

Ação na respiração

As fibras inferiores desse músculo (aquelas que terminam nas costelas 5 a 8) puxam as costelas para trás e para cima, o que provoca uma *inspiração em movimento de "alça de balde"*. Trata-se, portanto, de um inspirador da costela. Pode-se sentir facilmente sua ação durante o afastamento da parte anterior do tórax, no nível do ângulo de Charpy. As fibras superiores (claviculares) têm a função inversa: elas abaixam a clavícula e são, portanto, expiratórias.

Ação no ato vocal

Esse músculo inspiratório pode agir para frear a expiração e, portanto, dosar o fluxo de ar subglótico.

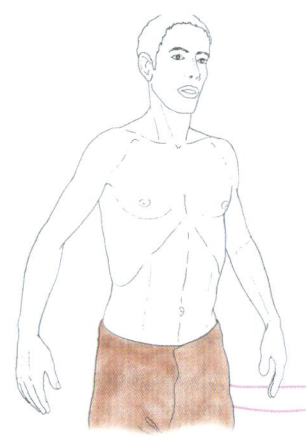

Solte o ombro

Atenção: em caso de ombro curvado para dentro, esse músculo pode encurtar-se e sua ação como inspirador torna-se difícil. Nesse caso, é recomendado relaxá-lo com os braços estendidos e afastados do corpo (em posição deitada ou de pé).

Levantadores das costelas (ou subcostais)

São músculos pequenos, mas numerosos e profundos, localizados na região posterior do tórax. Originam-se em cada nível vertebral da apófise transversa. Há o feixe curto, que desce em direção exterior e termina na costela imediatamente abaixo, e o feixe longo, que desce em direção exterior e termina duas costelas abaixo.

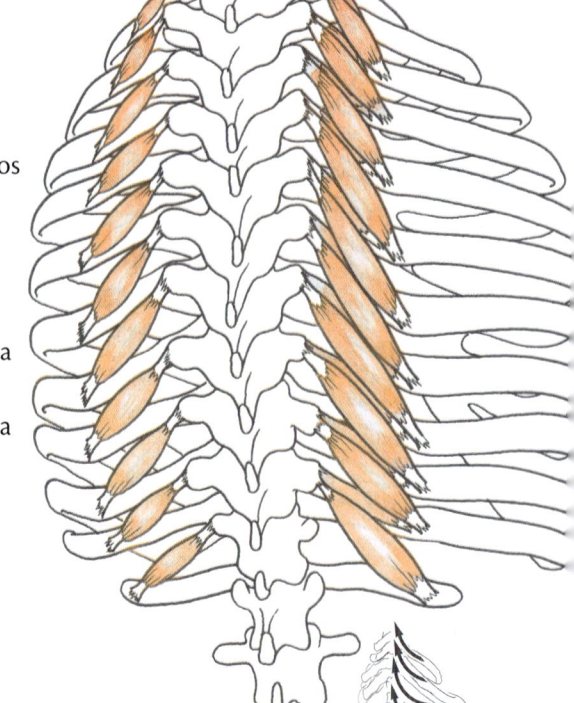

Ação na respiração

Em cada nível vertebral, esses músculos puxam as costelas para cima, o que provoca uma respiração em *movimento de "alça de balde"*. É possível sentir sua ação na parte posterior do tórax, perto da coluna.

Ação no ato vocal

No ato vocal, esses músculos inspiratórios podem agir para frear a expiração e, portanto, dosar o fluxo de ar subglótico.

👁 Inspirar com as costas

É especialmente importante desenvolver esses músculos para aqueles que projetam o tronco – ou mesmo a cabeça – para frente demais durante o ato vocal. Eles contribuem para reequilibrar a postura, agindo como um "encosto". É possível desenvolvê-los flexionando o tórax (em posição de pé ou deitada), posição que abre as costelas no plano posterior.

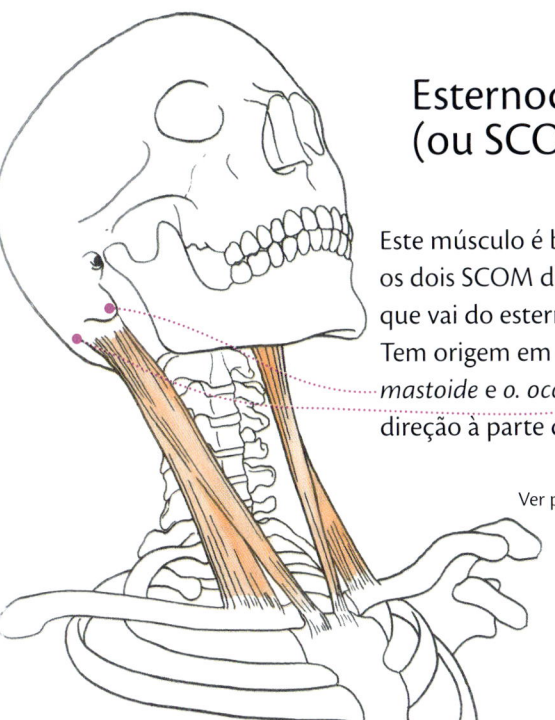

Esternocleidomastóideo (ou SCOM)

Este músculo é bem visível na parte frontal do pescoço: os dois SCOM desenham um V que vai do esterno até as laterais da cabeça.
Tem origem em esterno e clavícula; e inserção em *mastoide* e *o. occipital*. Dirige-se inferiormente em direção à parte da frente e ao centro do pescoço

Ver palpação dos SCOM na p. 125.

Ação na respiração

Elevam o esterno, o que provoca uma inspiração pela parte superior dos pulmões.

Ação no ato vocal

No ato vocal, esses músculos inspiratórios podem agir para frear a expiração e, portanto, dosar o fluxo de ar subglótico.

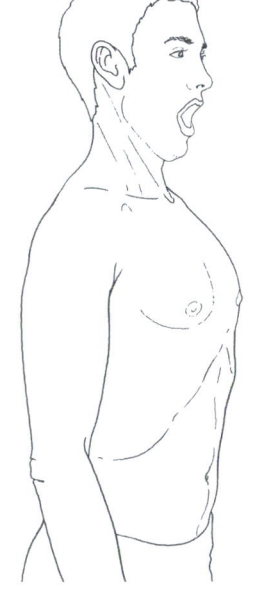

Modere a ação dos SCOM na voz

O uso desses músculos durante a expiração vocal gera muitas contrações na região do pescoço, especialmente na parte da frente. É ali que estão localizados os músculos extrínsecos da laringe (ver p. 182), cuja função é regular a altura da laringe no pescoço e em relação à boca. É possível que essas duas ações se confundam. Portanto, quando os músculos inspiratórios das costelas estiverem envolvidos, é preferível utilizar aqueles situados mais abaixo na caixa torácica.

Escalenos

Estes três músculos estão localizados logo atrás do SCOM. Originam-se nas apófises transversas cervicais, da áxis à C7. Formam três feixes, dispostos um atrás do outro, na lateral das cervicais. Os escalenos anterior e médio terminam na primeira costela. Dirigem-se obliquamente para baixo e para frente. O escaleno posterior termina na segunda costela. Ele é mais vertical.

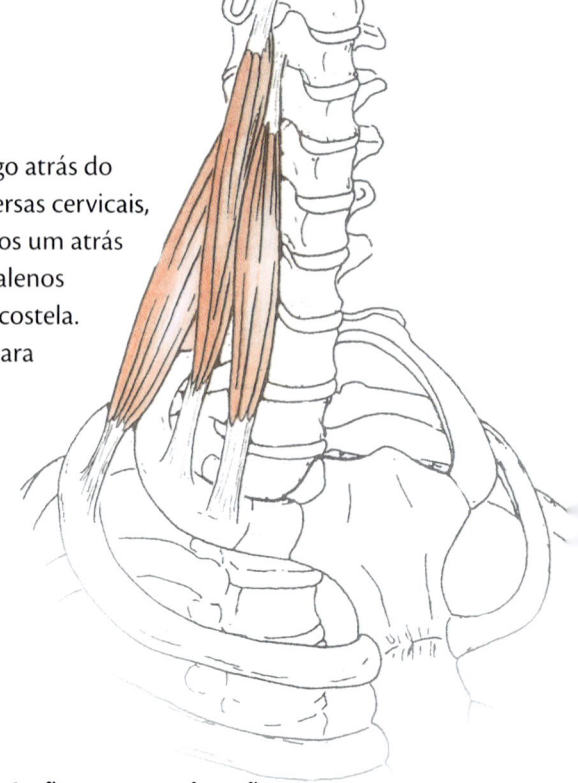

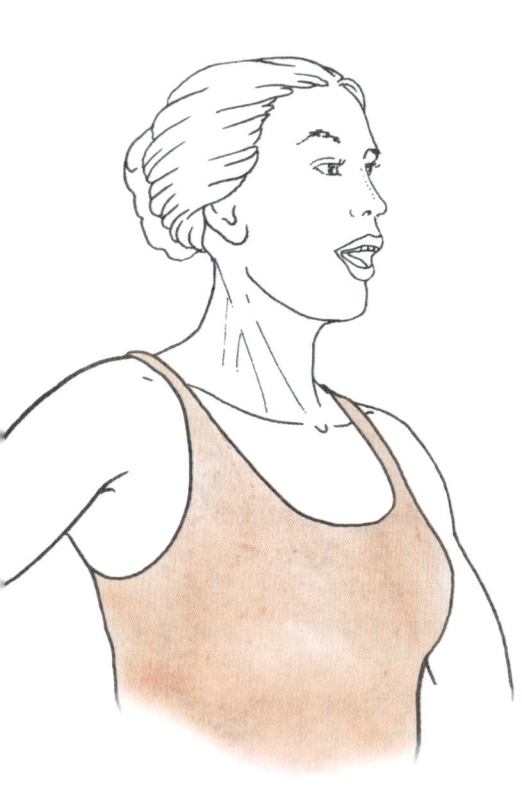

Ação na respiração

Esses músculos puxam as duas primeiras costelas para cima, o que provoca a inspiração. Eles estão localizados em uma área onde não há muito volume pulmonar. Logo, trata-se de um movimento respiratório pouco eficaz. Mas é o ponto de partida de um movimento que se estende de costela em costela através dos músculos intercostais.

Ação no ato vocal

No ato vocal, como todos os inspiradores, os escalenos podem agir em sinergia com outros inspiradores costais para frear a expiração e, portanto, dosar o fluxo de ar subglótico.

👁 Modere a ação dos escalenos

Atenção: no ato vocal, esses músculos, assim como os SCOM, monopolizam muito a região cervical e frequentemente são a causa de espasmos na laringe por proximidade.

Palpação do SCOM e dos escalenos

É possível sentir facilmente esses músculos ao tentarmos inspirar como se estivéssemos soluçando. Os SCOM são fáceis de localizar quando você inclina a cabeça, o pescoço e o tronco para trás, com dois dedos em cada lado do pescoço. Os escalenos estão localizados na metade do pescoço, logo atrás dos SCOM. Se o pescoço for tocado com a mão contralateral ao lado palpado e o dedo indicador for colocado sobre o SCOM, o dedo médio será automaticamente colocado sobre os escalenos. Tenha cuidado, essa é uma área frágil: toque sem pressionar!

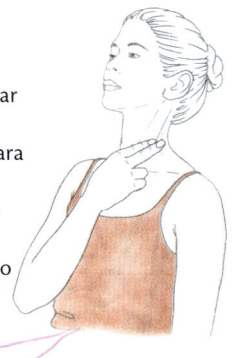

A ação desses músculos pode ser contrária

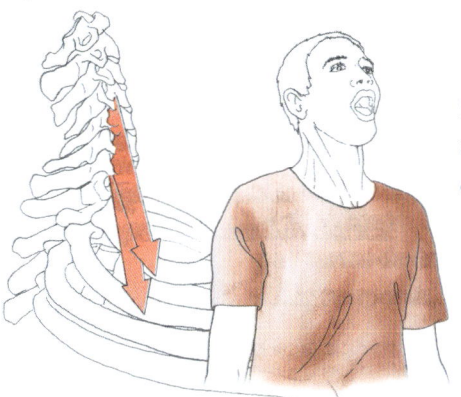

Se as cervicais já estiverem com lordose, a contração bilateral dos escalenos pode *aumentar a lordose*.

Se as cervicais estiverem alinhadas, a contração bilateral dos escalenos pode *elevar as duas primeiras costelas*.

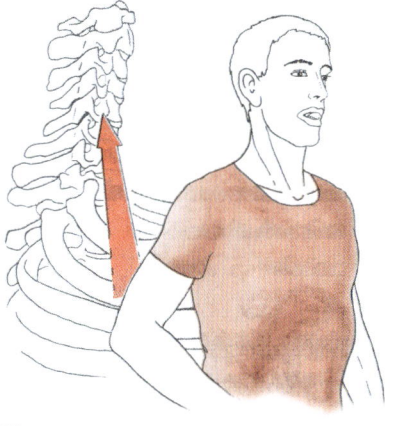

Pergunta-resposta

"Eu canto diariamente. Li que inspirar para cima e para frente com o esternocleidomastoideo repetidamente causa tensão excessiva no pescoço, o que parece ser o meu caso. Não sei como diminuir a ação desses músculos e dos escalenos na inspiração pré-canto. É necessário desenvolver mais a inspiração subclavicular ou torácica?" Sim, é importante saber como fazer uma inspiração torácica baixa ou abdominal para que os músculos da laringe (ver p. 158-165, 183-189) estejam bem livres para suas ações.

Músculos posturais, suporte do sistema respiratório

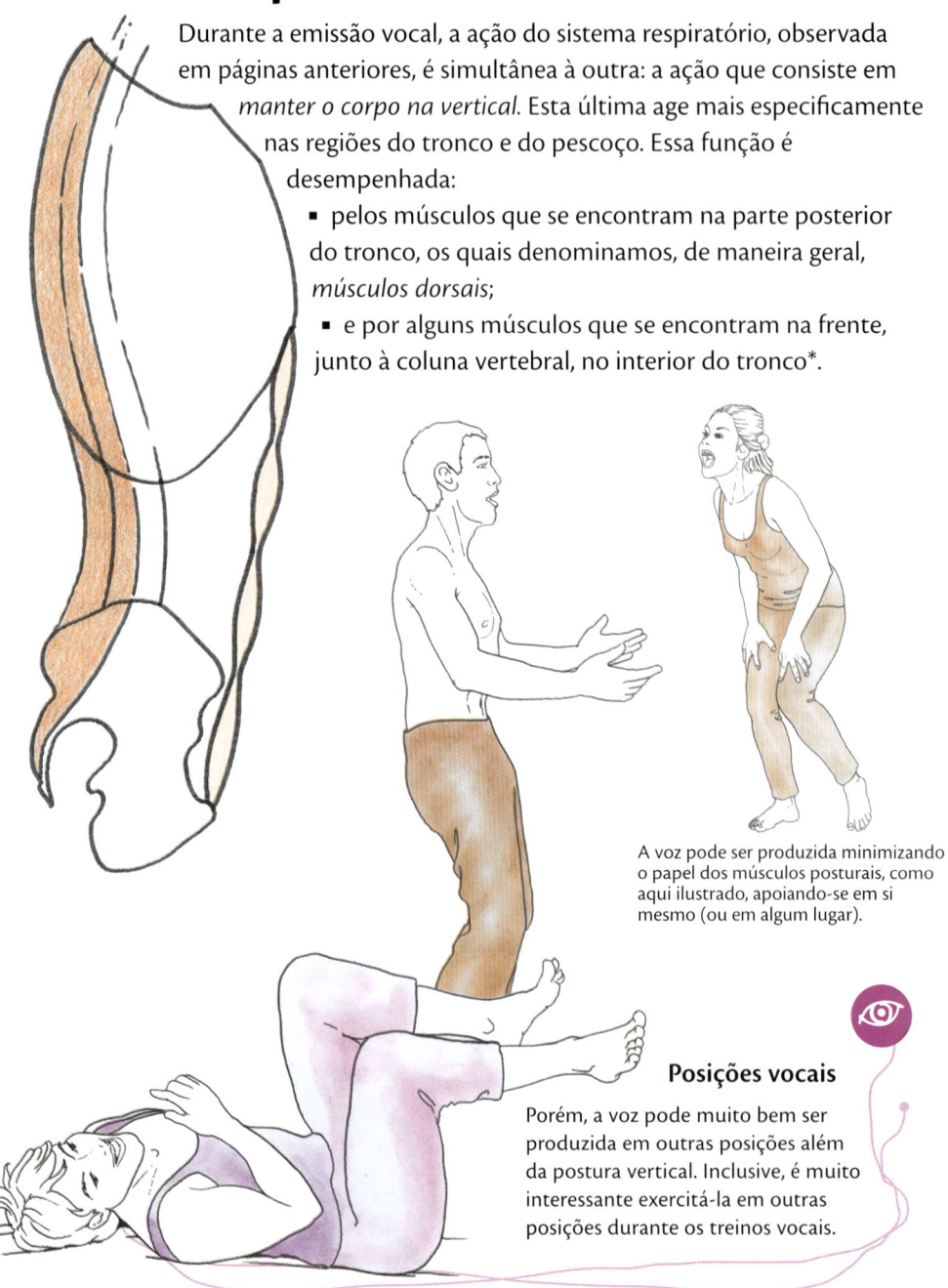

Durante a emissão vocal, a ação do sistema respiratório, observada em páginas anteriores, é simultânea à outra: a ação que consiste em *manter o corpo na vertical*. Esta última age mais especificamente nas regiões do tronco e do pescoço. Essa função é desempenhada:

- pelos músculos que se encontram na parte posterior do tronco, os quais denominamos, de maneira geral, *músculos dorsais*;
- e por alguns músculos que se encontram na frente, junto à coluna vertebral, no interior do tronco*.

A voz pode ser produzida minimizando o papel dos músculos posturais, como aqui ilustrado, apoiando-se em si mesmo (ou em algum lugar).

Posições vocais

Porém, a voz pode muito bem ser produzida em outras posições além da postura vertical. Inclusive, é muito interessante exercitá-la em outras posições durante os treinos vocais.

*Apenas alguns desses músculos serão abordados aqui. Para uma visão mais detalhada, o leitor pode consultar o livro *l'Anatomie pour le mouvement*, p. 74 a 87.

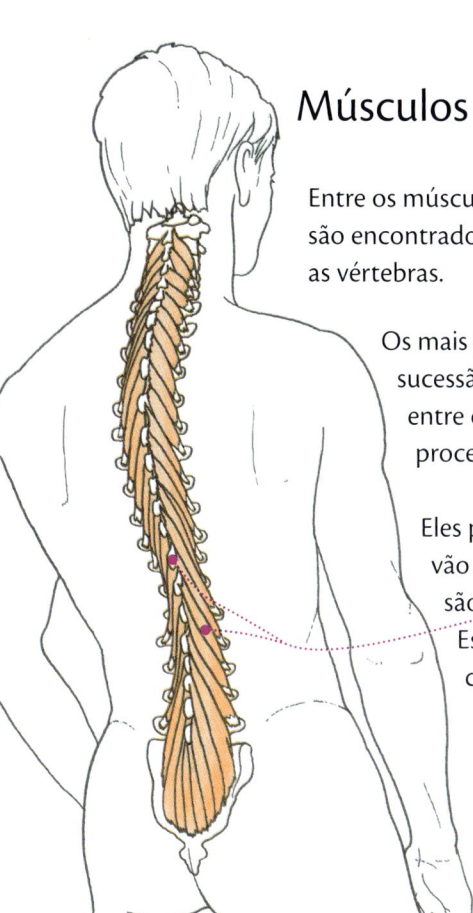

Músculos espinais

Entre os músculos dorsais, os denominados **músculos espinais** são encontrados ao longo da coluna vertebral e se fixam entre as vértebras.

Os mais profundos (não mostrados) formam uma sucessão de pequenos feixes que se originam entre os processos espinhosos ou entre os processos transversos.

Eles próprios são cobertos por outros músculos que vão das apófises transversas às apófises espinhosas: são os **transversos espinhosos**. Esses são dispostos em cada nível em quatro camadas que se sobrepõem de um nível a outro.

Os transversos espinhosos formam uma sucessão de "V" sobrepostos ao longo da coluna.

Ação

Na postura de pé, esses músculos restabelecem continuamente o equilíbrio vertical no nível da coluna vertebral (eles não restabelecem o equilíbrio vertical no nível da caixa torácica ou da pelve, mas são dedicados ao suporte axial).

Tonifique os músculos espinais

O exercício mais característico para tonificar os músculos espinais consiste em segurar alguma coisa na cabeça ou colocar uma mão – ou duas – sobre o topo do crânio e empurrá-la com a cabeça.

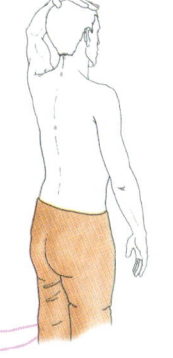

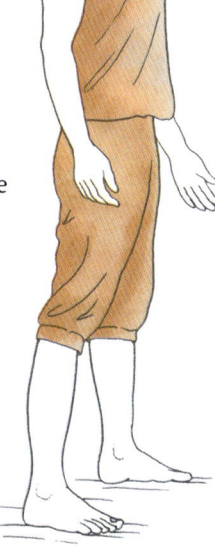

Músculos semiprofundos, os grandes músculos das costas

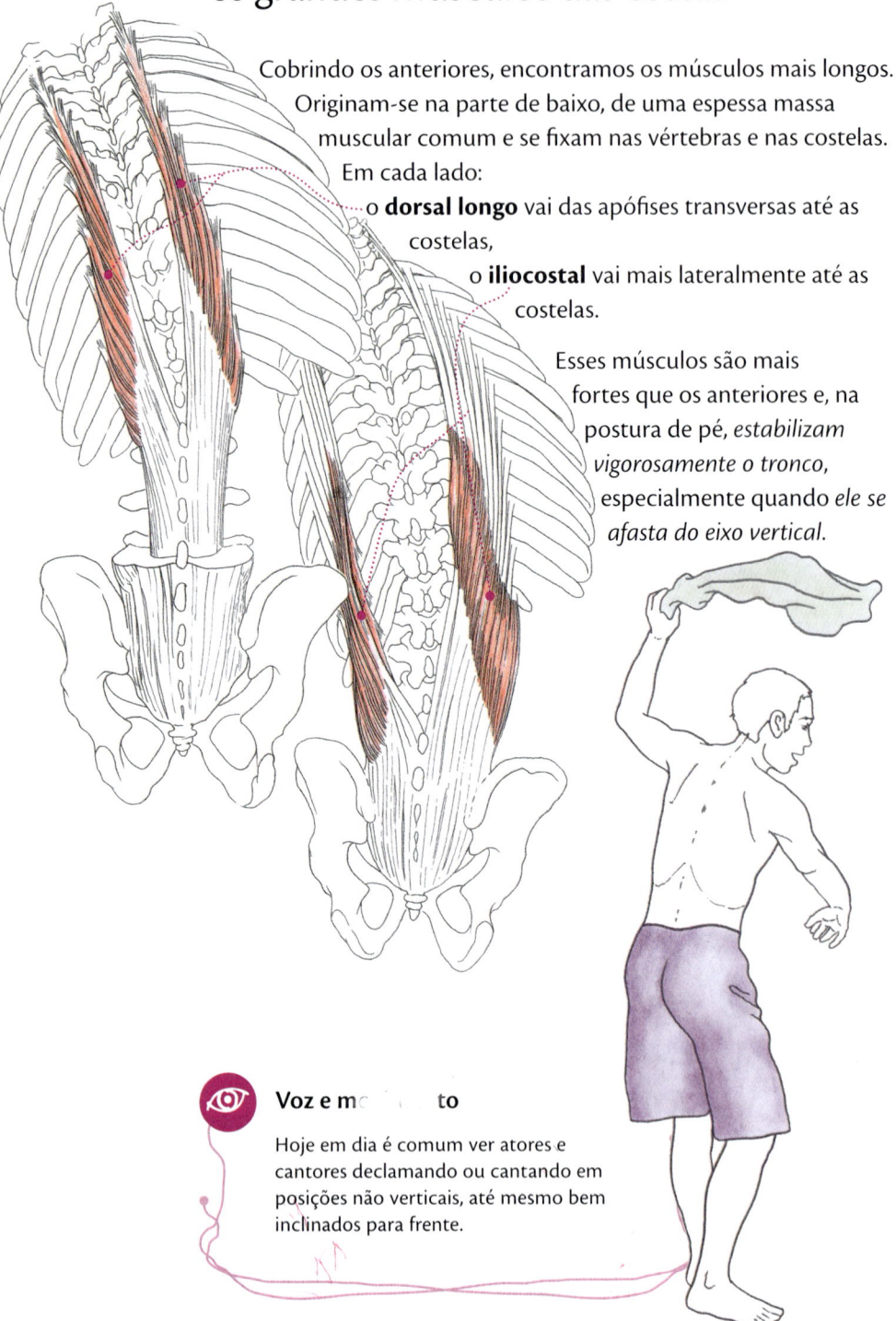

Cobrindo os anteriores, encontramos os músculos mais longos. Originam-se na parte de baixo, de uma espessa massa muscular comum e se fixam nas vértebras e nas costelas. Em cada lado:

- o **dorsal longo** vai das apófises transversas até as costelas,
- o **iliocostal** vai mais lateralmente até as costelas.

Esses músculos são mais fortes que os anteriores e, na postura de pé, *estabilizam vigorosamente o tronco, especialmente quando ele se afasta do eixo vertical.*

Voz e m... to

Hoje em dia é comum ver atores e cantores declamando ou cantando em posições não verticais, até mesmo bem inclinados para frente.

Músculos posturais anteriores

Na frente da coluna vertebral há músculos que contrabalanceiam, o mais próximo possível do eixo vertebral, a ação dos músculos dorsais.

Na parte superior, estão os **músculos longos do pescoço** e os músculos **pré-cervicais** (mais detalhes no capítulo 5, p. 210-211).

Mais abaixo, na região dorsal, é sobretudo o peso da caixa torácica que contrabalanceia a ação dos músculos dorsais.

Os dorsais e os psoas formam quatro cabos ao redor da coluna lombar.

Mais abaixo, na região lombar, o *psoas* se origina em ambos os lados da 12ª vértebra torácica e das 5 vértebras lombares (nas laterais dos corpos vertebrais e nos processos transversos). Ele dirige-se inferiormente e cruza a pelve, inserindo-se no trocanter menor do fêmur.

Tonificação e relaxamento

Pode ser interessante tonificar o psoas levantando o joelho (ele é um flexor do quadril), o que pode ser feito até mesmo durante a emissão vocal. Mas, às vezes, esse músculo também pode estar muito contraído e, nesse caso, a recomendação é relaxá-lo ou até mesmo alongá-lo.

Laringe, lugar de onde vem a voz   p. 134

As cartilagens da laringe   p. 136

A cartilagem cricóidea ("o gargalo")   p. 138
Cartilagens aritenóideas ("as pequenas pirâmides")   p. 140
A cartilagem tireóidea ("o escudo")   p. 142
Epiglote ("a tampa")   p. 144

Ligamentos, membranas   p. 146

Alguns ligamentos e membranas
ligam a laringe a elementos vizinhos   p. 146
Alguns ligamentos e membranas conectam as
partes da laringe entre si   p. 147

As articulações   p. 152

As cartilagens da laringe são móveis entre si
graças a quatro articulações   p. 152
Graças às suas articulações,
as cartilagens laríngeas podem se mover entre si   p. 154

Músculos intrínsecos da laringe   p. 157

O músculo que pode abrir a glote: o cricoaritenóideo posterior   p. 158
Músculo que aproxima as cordas vocais: o aritenóideo   p. 160
O "músculo do agudo": o cricotireóideo   p. 162
O músculo que fecha a glote: o cricoaritenóideo lateral   p. 163
Apoiado à prega vocal está o músculo vocal   p. 164
O músculo das bandas ventriculares (pregas vestibulares)   p. 165
A função de esfíncter da laringe   p. 166

A mucosa da laringe — p. 167

O papel da mucosa na produção do som — p. 168
Função da mucosa na fonação
(teoria mioelástica aerodinâmica) — p. 169

Os três andares da laringe — p. 170

O andar subglótico — p. 170
O andar glótico — p. 172
A glote é um espaço — p. 173
A glote pode estar FECHADA — p. 173
A glote pode estar ABERTA — p. 176
O andar supraglótico — p. 178

Os músculos extrínsecos da laringe — p. 182

Os músculos supra-hióideos — p. 183
Os músculos infra-hióideos — p. 186

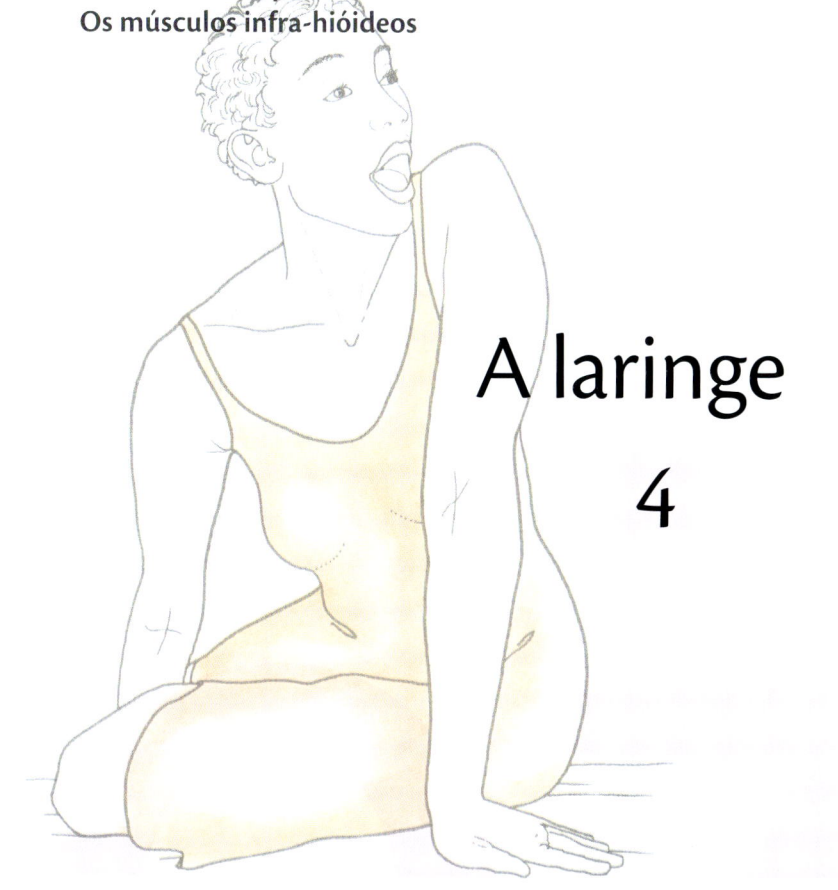

A laringe

4

Laringe,
lugar de onde vem a voz

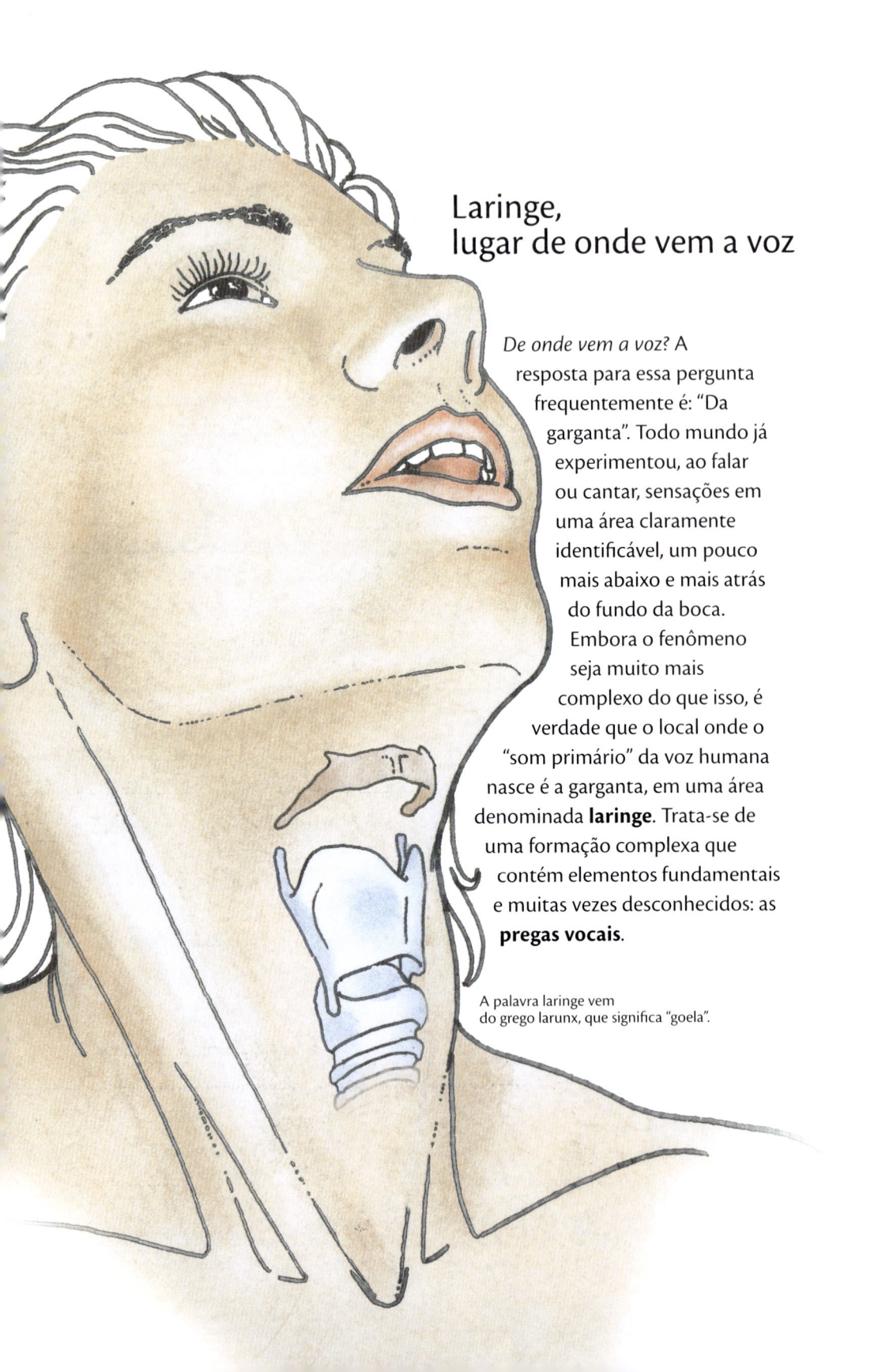

De onde vem a voz? A resposta para essa pergunta frequentemente é: "Da garganta". Todo mundo já experimentou, ao falar ou cantar, sensações em uma área claramente identificável, um pouco mais abaixo e mais atrás do fundo da boca. Embora o fenômeno seja muito mais complexo do que isso, é verdade que o local onde o "som primário" da voz humana nasce é a garganta, em uma área denominada **laringe**. Trata-se de uma formação complexa que contém elementos fundamentais e muitas vezes desconhecidos: as **pregas vocais**.

A palavra laringe vem do grego larunx, que significa "goela".

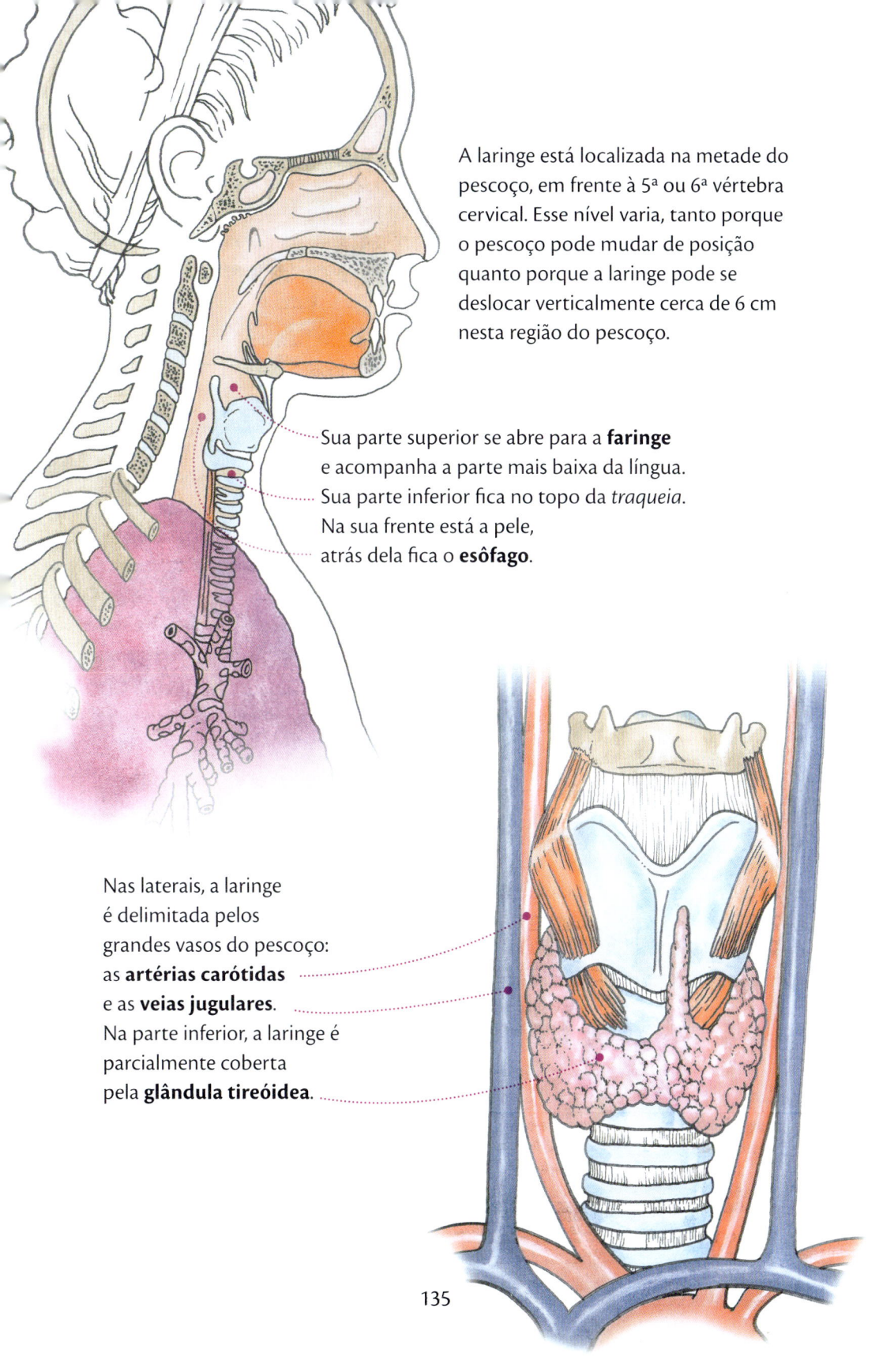

A laringe está localizada na metade do pescoço, em frente à 5ª ou 6ª vértebra cervical. Esse nível varia, tanto porque o pescoço pode mudar de posição quanto porque a laringe pode se deslocar verticalmente cerca de 6 cm nesta região do pescoço.

Sua parte superior se abre para a **faringe** e acompanha a parte mais baixa da língua.
Sua parte inferior fica no topo da *traqueia*.
Na sua frente está a pele,
atrás dela fica o **esôfago**.

Nas laterais, a laringe é delimitada pelos grandes vasos do pescoço: as **artérias carótidas** e as **veias jugulares**.
Na parte inferior, a laringe é parcialmente coberta pela **glândula tireóidea**.

As cartilagens da laringe

A laringe tem o formato de um órgão oco. Porém, ela não é mole, como muitas vísceras. Seu formato é composto de um *arcabouço de cartilagens* conhecido como **esqueleto laríngeo**. Graças a essas cartilagens, o tubo laríngeo em repouso tem uma certa abertura, indispensável à respiração.

Essas cartilagens são mais flexíveis do que o osso, o que dá ao conjunto uma consistência que é ao mesmo tempo rígida e maleável*. Elas são articuladas entre si, de modo que a laringe é um órgão cuja forma pode ser ligeiramente modificada, especialmente sob a influência da pressão e da tração dos músculos ligados a ela.

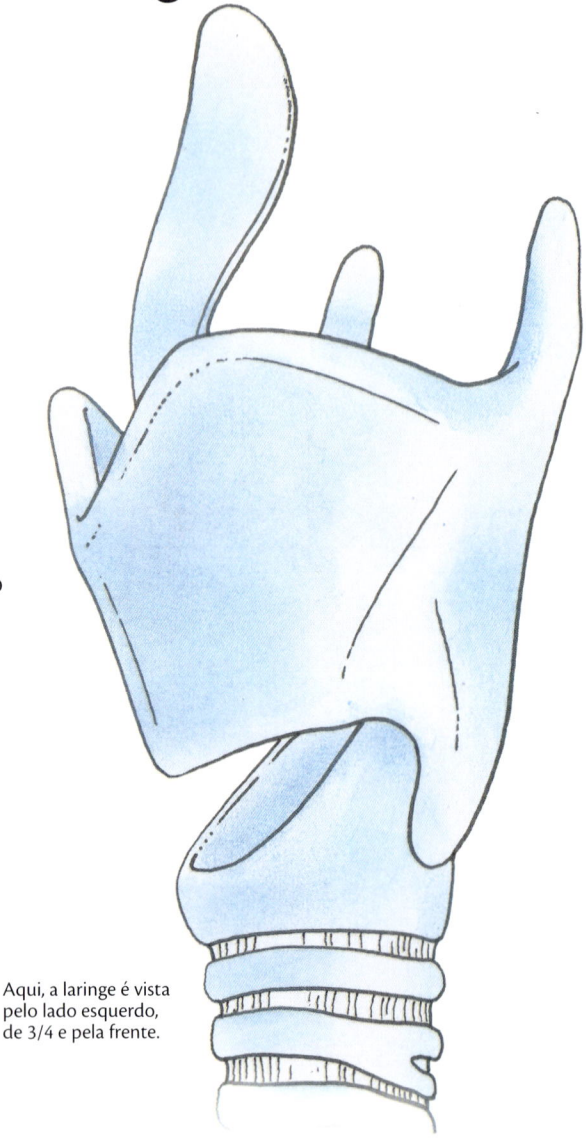

Aqui, a laringe é vista pelo lado esquerdo, de 3/4 e pela frente.

Na laringe completa, essas cartilagens não são visíveis, pois são cobertas por *membranas*, *músculos* e por uma *mucosa*. Porém, pode-se aprender a reconhecer algumas de suas partes sob a mucosa em uma visão *in situ*, por exemplo, quando se observa uma laringoscopia (ver p. 181) ou em uma visão no plano sagital da laringe (ver páginas seguintes).

---

* Há a propensão de perder essa maleabilidade com a idade, pois as cartilagens laríngeas tendem a se ossificar a partir dos 15 anos, tornando-se mais rígidas.

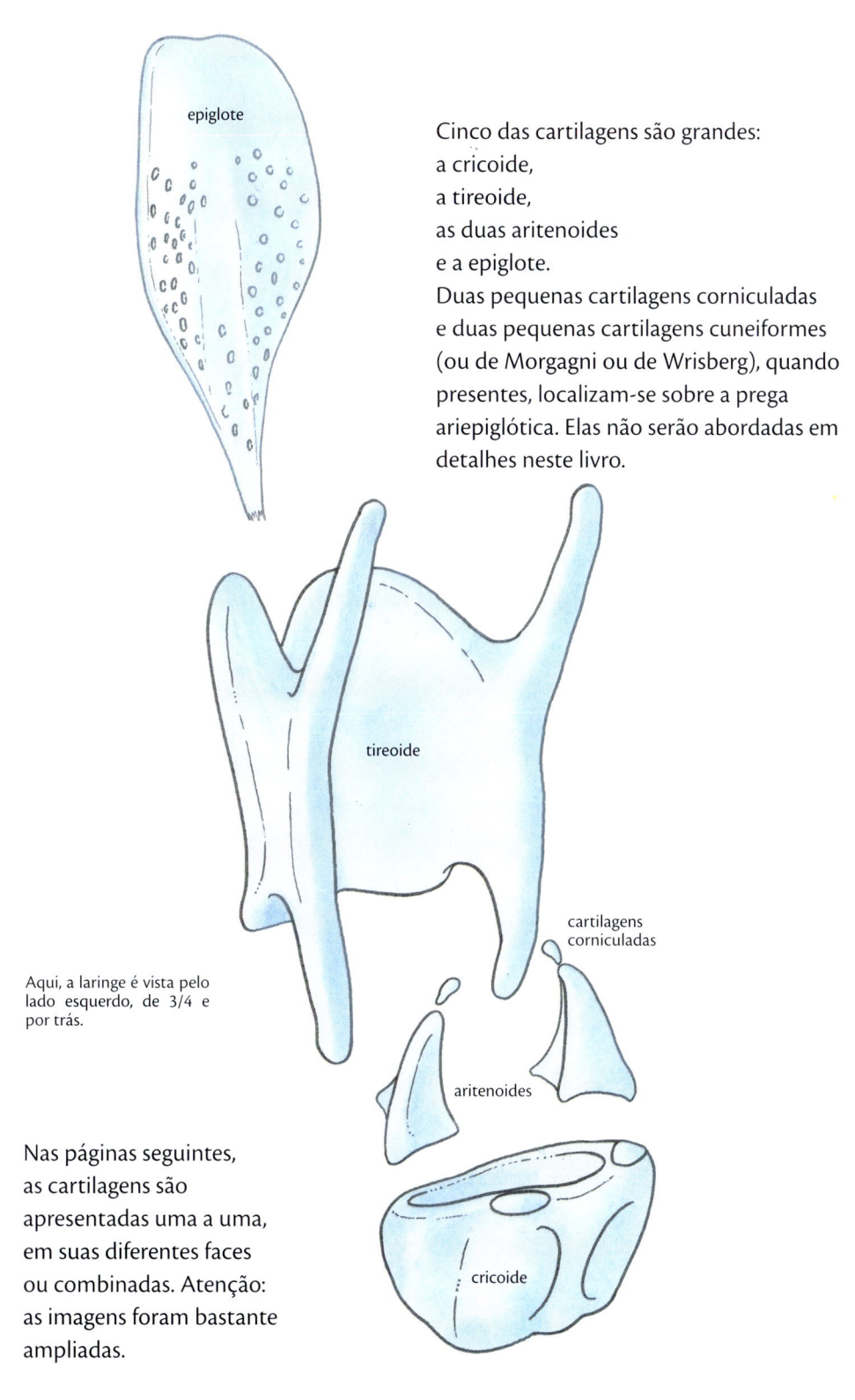

Cinco das cartilagens são grandes:
a cricoide,
a tireoide,
as duas aritenoides
e a epiglote.
Duas pequenas cartilagens corniculadas
e duas pequenas cartilagens cuneiformes
(ou de Morgagni ou de Wrisberg), quando
presentes, localizam-se sobre a prega
ariepiglótica. Elas não serão abordadas em
detalhes neste livro.

Aqui, a laringe é vista pelo lado esquerdo, de 3/4 e por trás.

Nas páginas seguintes, as cartilagens são apresentadas uma a uma, em suas diferentes faces ou combinadas. Atenção: as imagens foram bastante ampliadas.

A cartilagem cricóidea ("o gargalo")

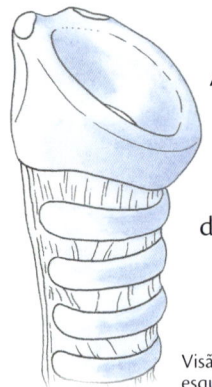

A cricoide é a cartilagem mais baixa da laringe. Ela está localizada no topo da traqueia. Parece um anel da traqueia, mas um pouco maior, como o gargalo de uma garrafa.

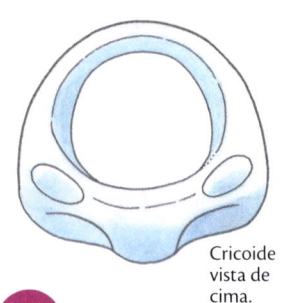

Visão frontal de 3/4 pelo lado esquerdo.

Cricoide vista de cima.

Curiosidade

Cricoide significa "em forma de anel".

Frequentemente comparada a um anel Chevalier (ou anel de sinete) com a lâmina voltada para trás. Trata-se da "**lâmina da cricoide**", uma parte ligeiramente mais alta e mais espessa, que tem duas **pequenas superfícies articulares** de formato oval em sua borda superior.

Visão de 3/4 da cricoide, pelo lado esquerdo e por trás.

Cada superfície é articulada com uma das cartilagens aritenoide.

Em cada lado do anel há uma superfície que se articula com o corno inferior da cartilagem tireoide (ver p. 152).

A face posterior da lâmina tem uma *elevação mediana*, em ambos os lados, de onde surge uma *depressão*, onde o músculo cricoaritenóideo posterior se fixa (ver p. 158).

A circunferência em frente à lâmina é denominada **arco anterior**.
Em sua parte frontal, ela tem uma projeção: o **tubérculo cricóideo**. Em cada lado, fixa-se o *músculo cricotireóideo* (ver p. 162).

Em suas bordas superiores estão fixados os *músculos cricoaritenóideos laterais* (ver p. 163).

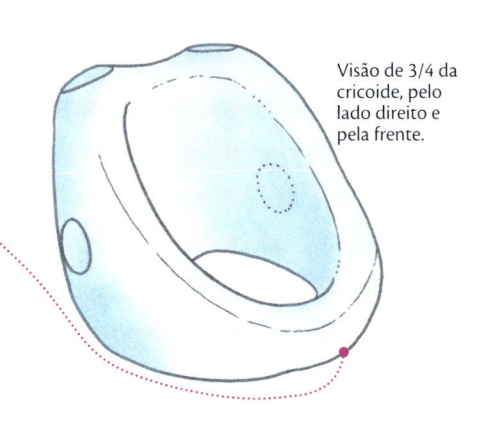

Visão de 3/4 da cricoide, pelo lado direito e pela frente.

Visão de 3/4 da cricoide, pelo lado direito e por trás.

Em uma visão no plano sagital ou vista superior, pode-se ver o **arco anterior** (pequeno), na frente, e a **lâmina cricóidea**, alta e espessa (atrás).

Laringe vista de cima.

Palpar a cricoide

A parte anterior da cartilagem cricóidea pode ser palpada – com cuidado – na parte superior da traqueia (na imagem, mão esquerda) ou abaixo da borda da cartilagem tireóidea (na imagem, mão direita).

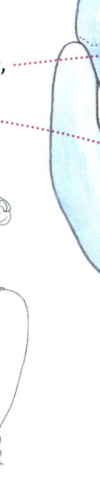

Cartilagens aritenóideas ("as pequenas pirâmides")

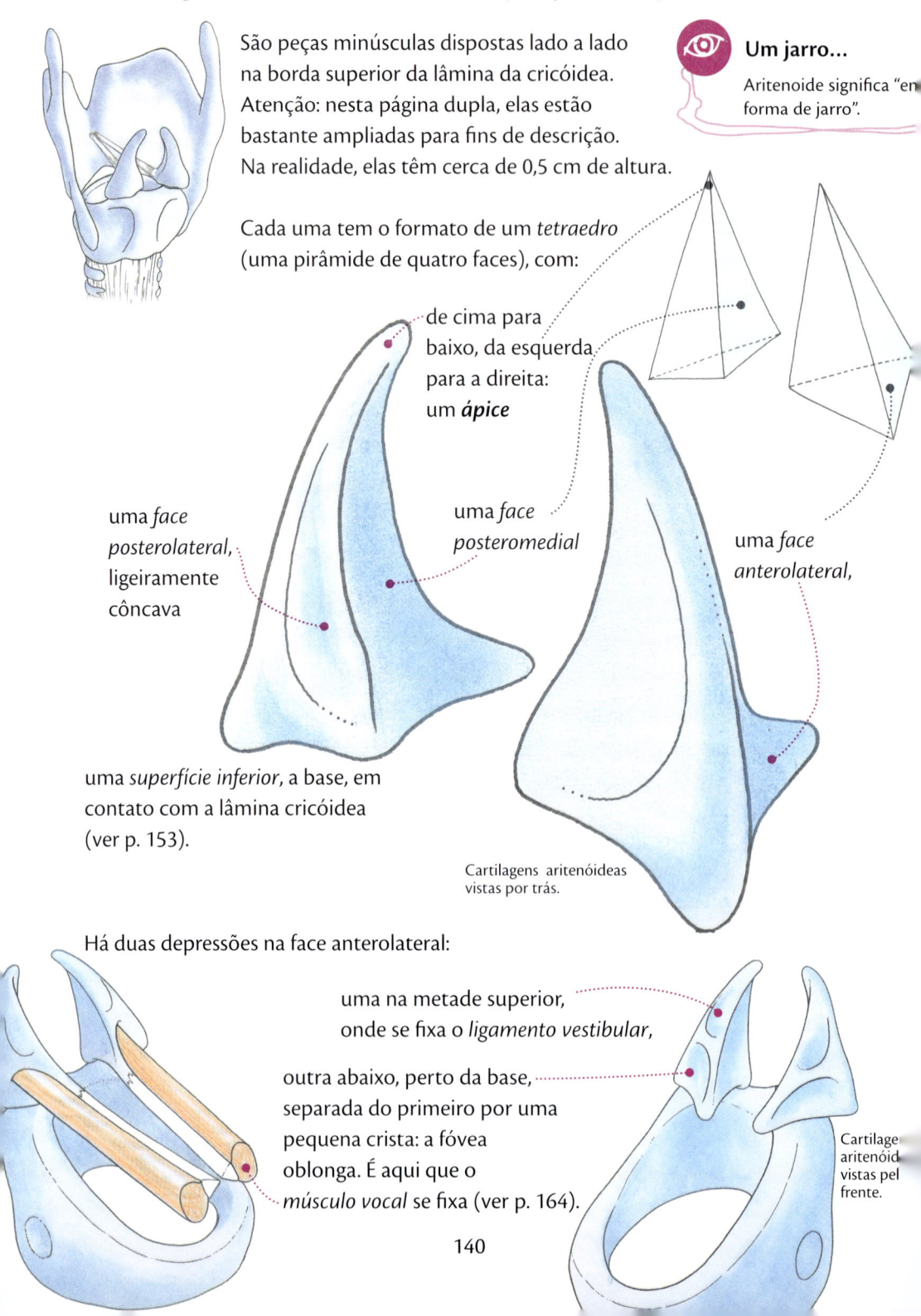

São peças minúsculas dispostas lado a lado na borda superior da lâmina da cricóidea. Atenção: nesta página dupla, elas estão bastante ampliadas para fins de descrição. Na realidade, elas têm cerca de 0,5 cm de altura.

Um jarro...
Aritenoide significa "em forma de jarro".

Cada uma tem o formato de um *tetraedro* (uma pirâmide de quatro faces), com:

- de cima para baixo, da esquerda para a direita: um *ápice*
- uma *face posterolateral*, ligeiramente côncava
- uma *face posteromedial*
- uma *face anterolateral*,
- uma *superfície inferior*, a base, em contato com a lâmina cricóidea (ver p. 153).

Cartilagens aritenóideas vistas por trás.

Há duas depressões na face anterolateral:

- uma na metade superior, onde se fixa o *ligamento vestibular*,
- outra abaixo, perto da base, separada do primeiro por uma pequena crista: a *fóvea oblonga*. É aqui que o *músculo vocal* se fixa (ver p. 164).

Cartilagens aritenóideas vistas pela frente.

Na base das aritenoides, há duas apófises (projeções) características:

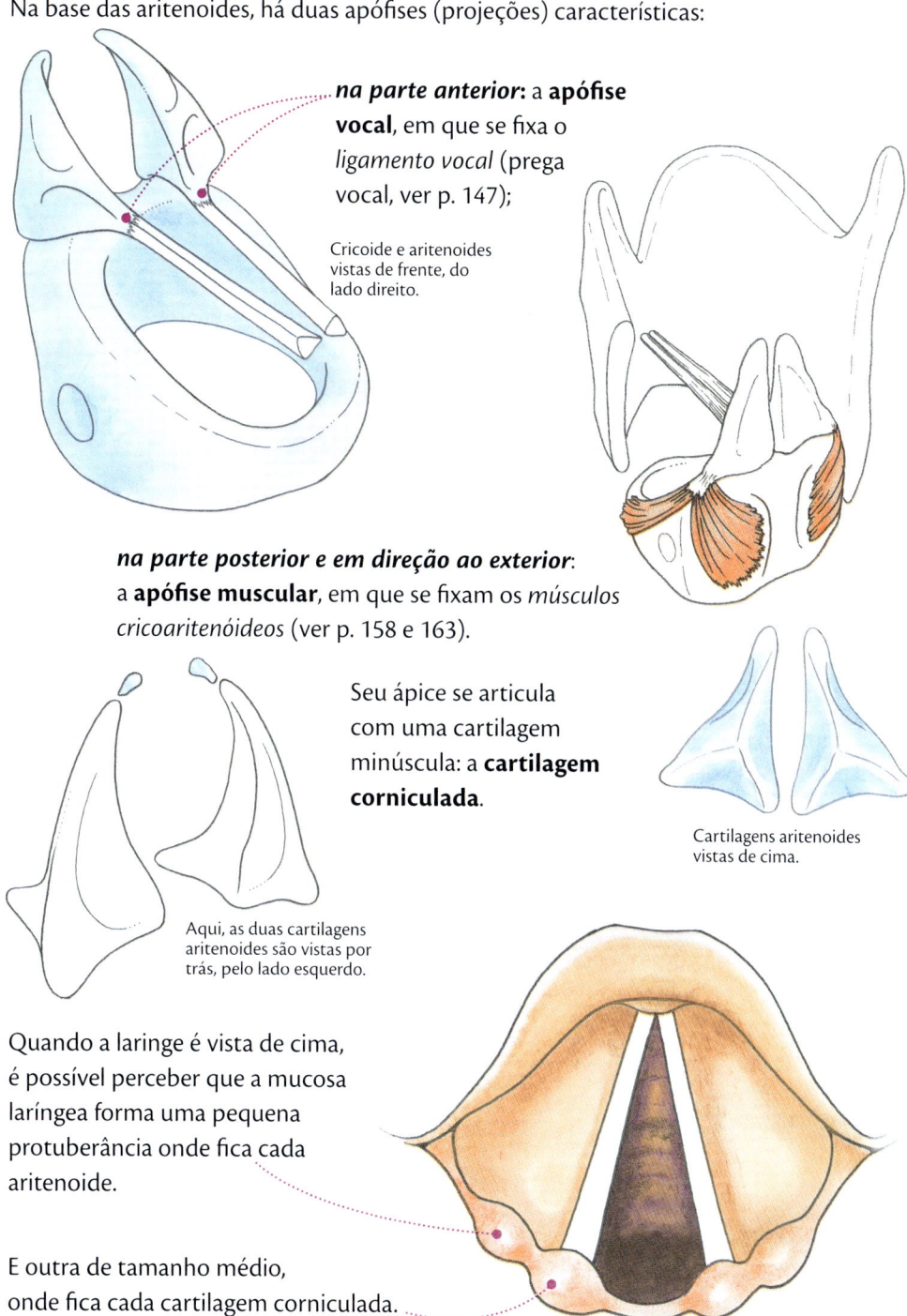

na parte anterior: a **apófise vocal**, em que se fixa o *ligamento vocal* (prega vocal, ver p. 147);

Cricoide e aritenoides vistas de frente, do lado direito.

na parte posterior e em direção ao exterior: a **apófise muscular**, em que se fixam os *músculos cricoaritenóideos* (ver p. 158 e 163).

Seu ápice se articula com uma cartilagem minúscula: a **cartilagem corniculada**.

Cartilagens aritenoides vistas de cima.

Aqui, as duas cartilagens aritenoides são vistas por trás, pelo lado esquerdo.

Quando a laringe é vista de cima, é possível perceber que a mucosa laríngea forma uma pequena protuberância onde fica cada aritenoide.

E outra de tamanho médio, onde fica cada cartilagem corniculada.

As cartilagens aritenoides são as *mais móveis da laringe* (ver p. 156).

A cartilagem tireóidea ("o escudo")

É a cartilagem mais volumosa da laringe. Tem um formato parecido com um livro aberto visto de trás ou de uma borboleta.

Atenção!
Cuidado para não confundi-la com a glândula de mesmo nome. A glândula tireóidea fica mais abaixo, na frente da cartilagem cricóidea.

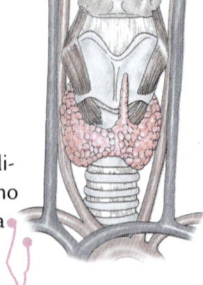

Tireoide vista pelo lado direito.

tem duas lâminas, mais ou menos quadrilaterais, unidas na frente por um ângulo (que varia de acordo com o sexo: 90 graus nos homens, 120 graus nas mulheres). A parte externa desse ângulo forma o "**pomo de Adão**", que é claramente visível nos homens, mas também existe nas mulheres, mas menor e menos proeminente.

As faces externas das lâminas têm duas **cristas** oblíquas para baixo e para frente, nas quais fixam-se dois músculos: o *tireo-hióideo* (direcionado para cima, para o osso hioide) e o esternotireóideo (direcionado para baixo, para o esterno).

O tamanho da cartilagem tireóidea está relacionado com o tamanho total da laringe e de suas pregas vocais.

Na parte posterior, cada lâmina é estendida por duas projeções:
- o **corno superior,** que permite a articulação com o osso hioide;
- o **corno inferior,** que permite a articulação com a cartilagem cricóidea devido a uma pequena superfície articular na face interna (ver p. 152).

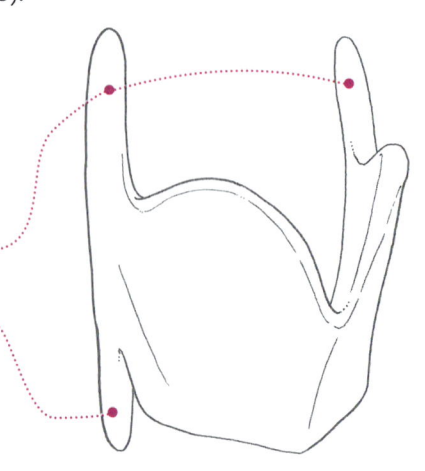

À flor da pele

Pode ser *tocado*: está *localizado diretamente abaixo da pel*e e tecido subcutâneo, na metade do pescoço. É mais visível no homem, já que o ângulo é mais saliente e a cartilagem, um pouco maior. É possível sentir o ângulo, a ponta desse ângulo e as lâminas, um pouco achatadas sob a pele, de cada lado do ângulo e um pouco abaixo.
Atenção: toque com cuidado, não pressione.

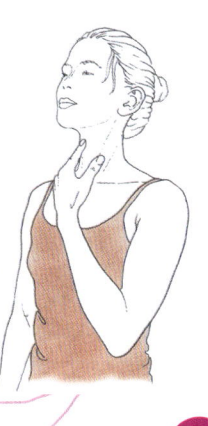

O escudo

Tireoide vem do grego *thyreoeides*, que significa "em forma de escudo".

A borda superior tem um entalhe, às vezes, visível sob a pele: a **incisura tireóidea**.

Na face profunda, a "cavidade oca", estão localizadas as duas pregas vocais (ver p. 148), os ligamentos vestibulares (ver p. 147) e a epiglote (ver p. 144).

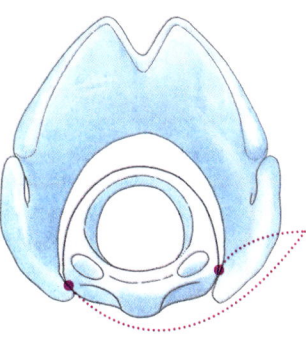

vista de cima

Por meio de seus cornos pequenos, a cartilagem tireóidea se articula com a *cartilagem cricóidea* (ver p. 138).

Cartilagens da laringe vistas por trás e pelo lado direito.

vista de cima

Epiglote ("a tampa")

É uma cartilagem ovalada, com o formato de uma batata chips ou pétala, que se estende sobre a glote.

De perfil, é curvada como um S achatado.

A parte superior tem uma borda com duas pontas de formato arredondado e é móvel.

Sua face posterior (mostrada aqui) é repleta de pequenos furos.

As bordas laterais da epiglote dão entrada à *prega ariepiglótica*.

Sua parte inferior é bastante estreita e está inserida na cavidade oca da cartilagem tireoide por um ligamento. Essa implantação fica logo acima das bandas ventriculares (ver p. 146).

visão de perfil com a cartilagem tireóidea e o osso hioide.

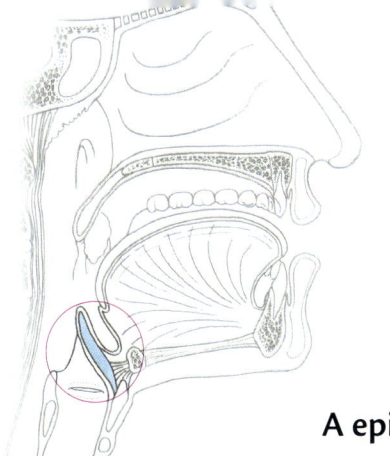

Na visão de um corte de perfil, a epiglote aparece como uma lâmina fina atrás do osso hioide.

A epiglote e a deglutição

Quando deglutimos...
Quando deglutimos (para engolir saliva, água, alimentos...),
- a língua, particularmente sua parte posterior, *é recuada*,
- e a *laringe eleva-se* de 2 a 3 cm.

Tudo isso faz com que a epiglote se mova e *dobre* sobre a entrada do orifício da laringe, como a tampa de uma caixa fechada. Assim, ela *bloqueia a entrada de qualquer coisa na laringe*, especialmente alimentos (ver p. 166).

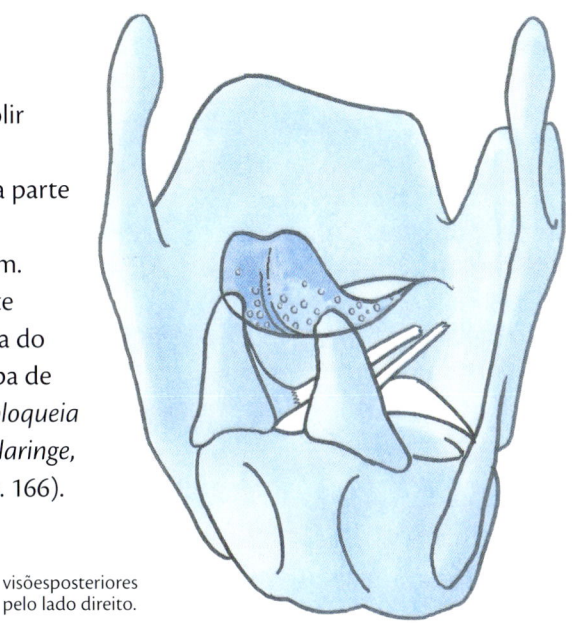

visões posteriores pelo lado direito.

Quando não deglutimos...
- a parte posterior da língua fica mais para frente,
- a laringe abaixa um pouco e a epiglote fica em uma posição *quase vertical*, como a tampa de uma caixa aberta.

O ar pode passar, mas cuidado: os alimentos também podem. Trata-se da broncoaspiração.

Epiglote e língua, ver página seguinte.

Ligamentos, membranas

As cartilagens da laringe são mantidas por ligamentos e membranas.

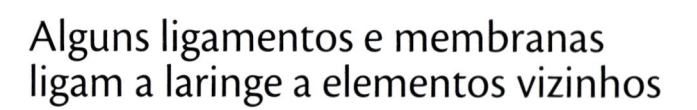

Alguns ligamentos e membranas ligam a laringe a elementos vizinhos

Os ligamentos **glossoepiglóticos** conectam a epiglote à parte posterior da língua. Os ligamentos **faringoepiglóticos** (não mostrados aqui) conectam as bordas laterais da epiglote à faringe.

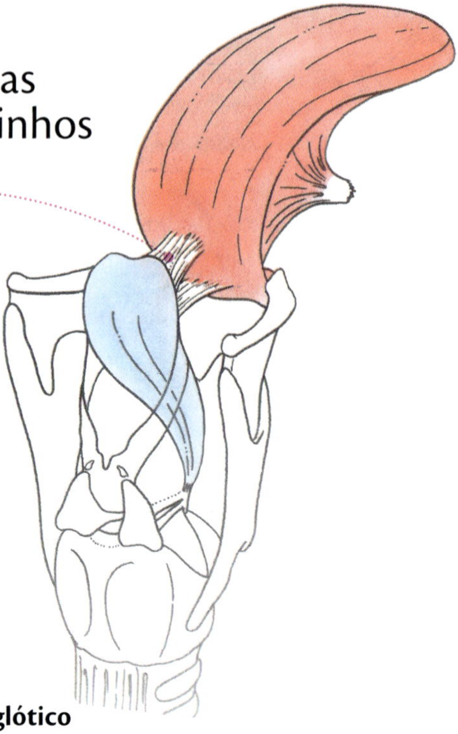

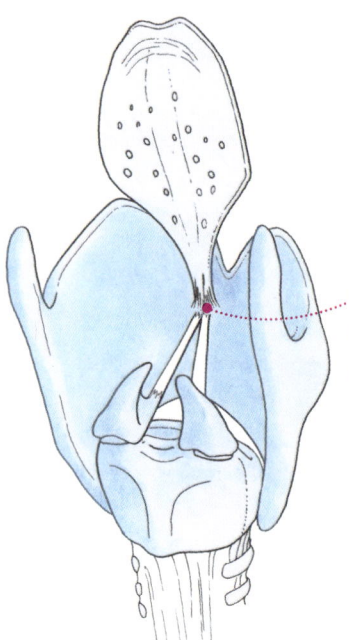

Um **ligamento tireoepiglótico** fixa a base da epiglote ao ângulo reentrante da cartilagem tireóidea.

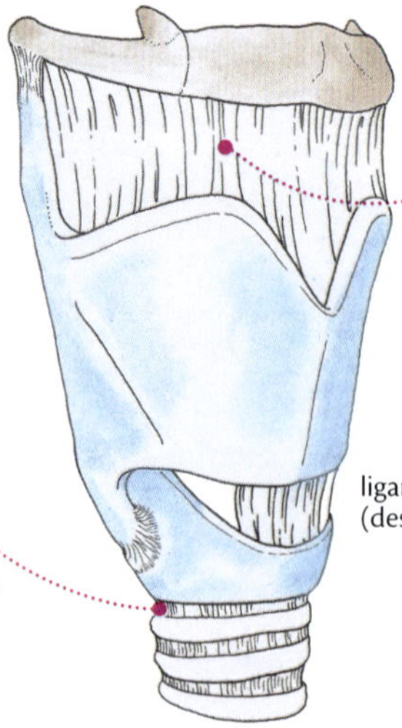

Uma membrana fibrosa: a **membrana tíreo-hióidea** liga a cartilagem tireoide ao osso hioide.

Uma banda fibrosa une a *borda inferior da cartilagem cricóidea* ao primeiro anel da traqueia.

ligamento cricotireóideo mediano (descrito na página seguinte)

Alguns ligamentos e membranas conectam as partes da laringe entre si

Uma membrana *fibrosa e elástica* reveste o interior das cartilagens da laringe.
Ela é reforçada, espessa, em três lugares:

- entre a borda lateral da epiglote e a borda anterior da aritenoide: trata-se dos **ligamentos ariepiglóticos**;

- da fóvea oblonga da cartilagem aritenóidea até a cavidade oca da cartilagem tireóidea: trata-se dos **ligamentos vestibulares**, espessamentos que ocorrem nas **bandas ventriculares** (**pregas vestibulares**) (ver p. 178);

- da apófise vocal da cartilagem aritenóidea até a cavidade oca da cartilagem tireoide, abaixo dessas: trata-se dos **ligamentos vocais**, detalhados nas páginas 148-149.

Seu nome depende da área:
- entre o ligamento ariepiglótico e o ligamento vestibular, é denominada **membrana quadrangular** (1);
- entre o ligamento vestibular e o ligamento vocal, é a membrana do ventrículo laríngeo (2) (ver p. 178);
- a parte inferior dessa membrana vai da borda superior da cricoide até o ligamento vocal.

Neste caso, trata-se da **membrana cricotireóidea** (3). Encontra-se em um plano oblíquo, mais lateral embaixo e mais medial em cima, criando o formato de um **cone elástico** (ver p. 170).

Essa membrana é completada por outra que vai da borda superior da cartilagem cricóidea até a borda inferior da cartilagem tireóidea. Ela é espessa na frente, formando o **ligamento cricotireóideo mediano** (não ilustrado aqui, conferir a página anterior).

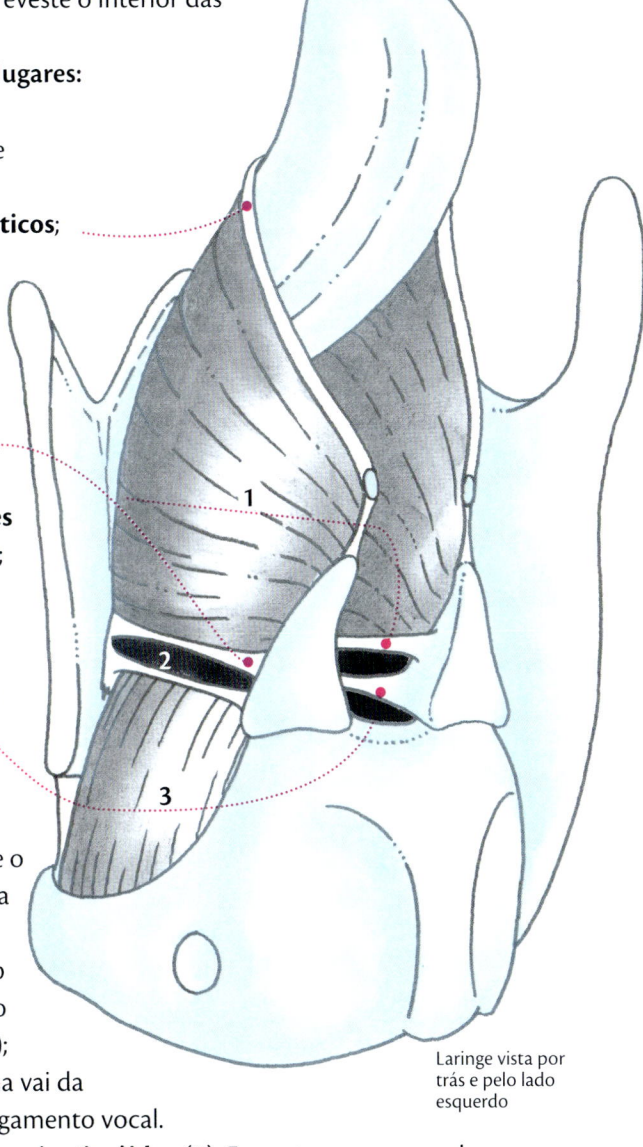

Laringe vista por trás e pelo lado esquerdo

As pregas vocais são quase ligamentos

Poesia...

Muitas vezes, as imaginamos bem diferentes da realidade. Pensamos que elas são verticais ou que parecem cordas de guitarra ou que são muitas...

Precisão

Na cartilagem aritenóidea, cada ligamento vocal se fixa à apófise vocal. Na cartilagem tireóidea, ele se fixa ao ângulo reentrante na metade da altura. Neste lugar, os dois ligamentos, da direita e da esquerda, estão em contato.

Dependendo do contexto, aquilo que conhecemos como *pregas vocais* podem ser duas coisas diferentes.

Pode ser um ligamento vocal, que se parece com uma corda: trata-se de um cordão fibroso e esbranquiçado que se estende da cartilagem aritenóidea até a cartilagem tireóidea.

Ou pode ser um conjunto que compreende:
- o ligamento vocal,
- o músculo que percorre a borda externa desse ligamento (tireoaritenóideo interno, ver p. 164)
- e a mucosa que recobre esse ligamento em sua face medial (ver p. 167)

O *ligamento vocal* é composto de *três partes* ou três "camadas":

- a **camada medial e mais superficial** (localizada contra a mucosa) é composta de tecido mole e contém uma pequena quantidade de fibras elásticas;
- a **camada média**, composta, principalmente, por fibras elásticas;
- a **camada lateral e mais profunda** (localizada perto do músculo vocal), composta de fibras de colágeno quase inextensíveis.

Portanto, quando se observa a prega vocal em sua totalidade, encontram-se cinco camadas diferentes. De dentro para fora: mucosa, ligamento vocal – camada superficial, camada média, camada profunda e músculo vocal.

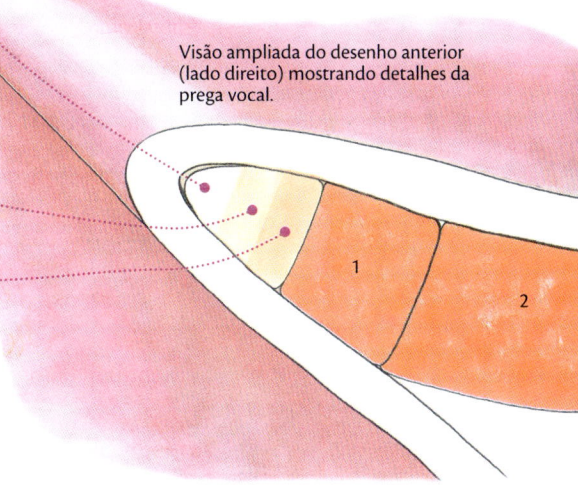

Visão ampliada do desenho anterior (lado direito) mostrando detalhes da prega vocal.

Fora do músculo vocal (1) (tireoaritenóideo interno), encontra-se o músculo tireoaritenóideo externo (2), que não pertence ao conjunto da prega vocal, mas eleva-se para o exterior para formar a parede do ventrículo laríngeo.

Do grave ao agudo e vice-versa

Para manter e exercitar as fibras do ligamento vocal, é interessante praticar progressivamente exercícios vocais que levem de notas graves (fibras não tensas) a notas agudas (fibras tensionadas), e vice-versa, repetidamente.

Precisões anatômicas

A borda dos ligamentos vocais orientada em direção à glote e à mucosa correspondente são denominadas "borda livre" das pregas vocais.

Na laringoscopia, é possível ver as duas bandas esbranquiçadas que correspondem à localização onde está a mucosa contra o ligamento vocal.

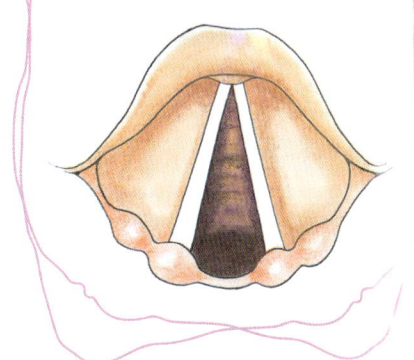

Pregas vocais finas ou espessas

Na maioria das vezes, as pregas vocais são finas na voz de cabeça (registro agudo, ver p. 154) e espessas na voz de peito (registro grave, ver p. 155).

No caso do *belting*, técnica de canto de potência alta que pode ser tanto grave quanto agudo, esta correspondência parece não existir sistematicamente.

Ciclo de aberturas e fechamentos das pregas vocais (teoria mioelástica)

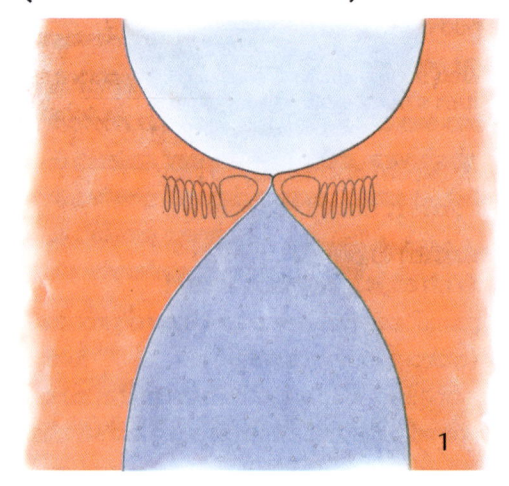

Glote fechada...

A pressão subglótica aumenta até que ela seja suficiente para separar as pregas vocais.

1

As pregas vocais são separadas pelo efeito da pressão.

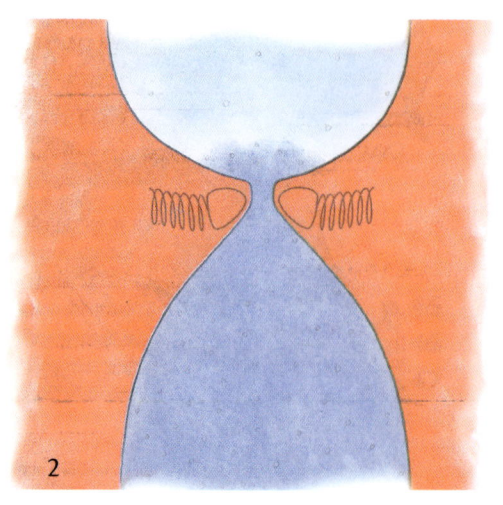

2

O papel das pregas vocais na produção do som

Controle da altura
A altura do som produzido é definida pela velocidade dos ciclos de abertura/fechamento das pregas vocais: quanto mais rápido elas vibram, mais agudo é o som produzido e vice-versa.

Quanto mais tensionadas, mais agudo
Quando as pregas vocais estão tensionadas, elas vibram mais rapidamente pois estão buscando retornar à sua posição de origem. Portanto, o som é mais agudo.

Controle da intensidade
A intensidade do som depende essencialmente da pressão subglótica: quanto maior a pressão, mais forte é o som produzido.

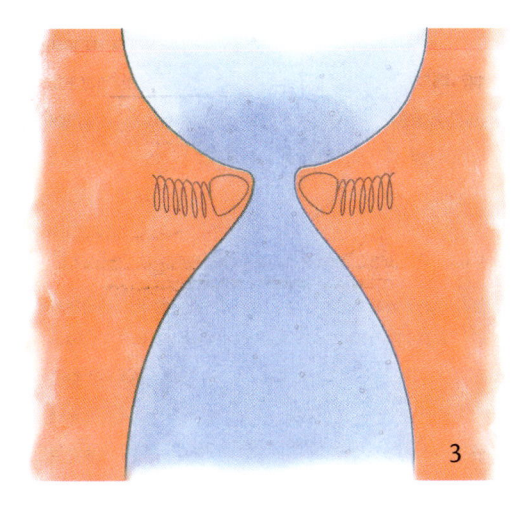

Glote aberta...

Uma parte do ar alocado sob a glote passa entre as pregas vocais.

À medida que o ar escapa, a pressão subglótica baixa. As pregas se juntam até a glote se fechar.

... E o ciclo recomeça...

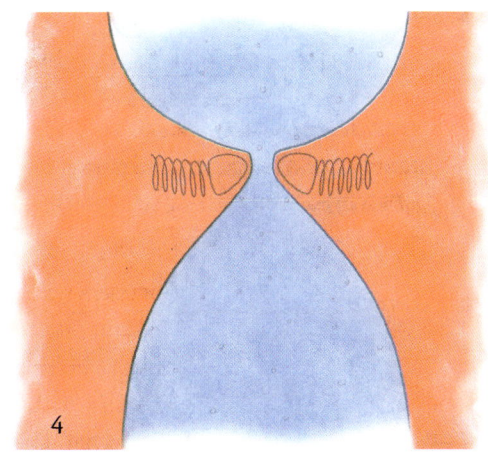

Atenção

Esse modelo, conhecido como teoria mioelástica, não explica a produção de sons filés ou de sons agudos de baixa intensidade. É aí que entra a teoria mioelástica aerodinâmica (ver p. 168-169) para explicar como isso é possível. Também é importante ressaltar que as movimentações descritas aqui ocorrem muito rapidamente (p. ex., 440 vezes por segundo para o A do diapasão).

As articulações

As cartilagens da laringe são móveis entre si graças a quatro articulações

Duas articulações cricotireóideas (uma direita, uma esquerda)

Cada uma delas une…

…uma superfície localizada na **extremidade inferior do corno pequeno** da cartilagem tireóidea (ver p. 143).

…a uma superfície localizada na **face lateral do anel cricóideo** (ver p. 138).

Nestas duas ilustrações, a laringe é vista pela frente e pelo lado direito.

Uma luva fibrosa (**cápsula articular**) mantém essas superfícies unidas, o que permite pequenos movimentos. Ela é reforçada por **dois ligamentos: um anterior e outro posterior** (não representados aqui). É ao redor dessas articulações que ocorre a "inclinação tireocricóidea", que permite que as pregas vocais sejam tensionadas e que notas agudas sejam produzidas no mecanismo tireocricóideo (ver p. 154).

Duas articulações cricoaritenóideas (uma direita, uma esquerda)

Cada uma delas une…

…uma superfície localizada na **base da cartilagem aritenóidea** (ver p. 140),

…a uma superfície localizada na **borda superior da lâmina cricóidea** (ver p. 138).

Aqui novamente, uma luva fibrosa (cápsula articular) mantém essas superfícies unidas, o que permite pequenos movimentos da aritenoide.

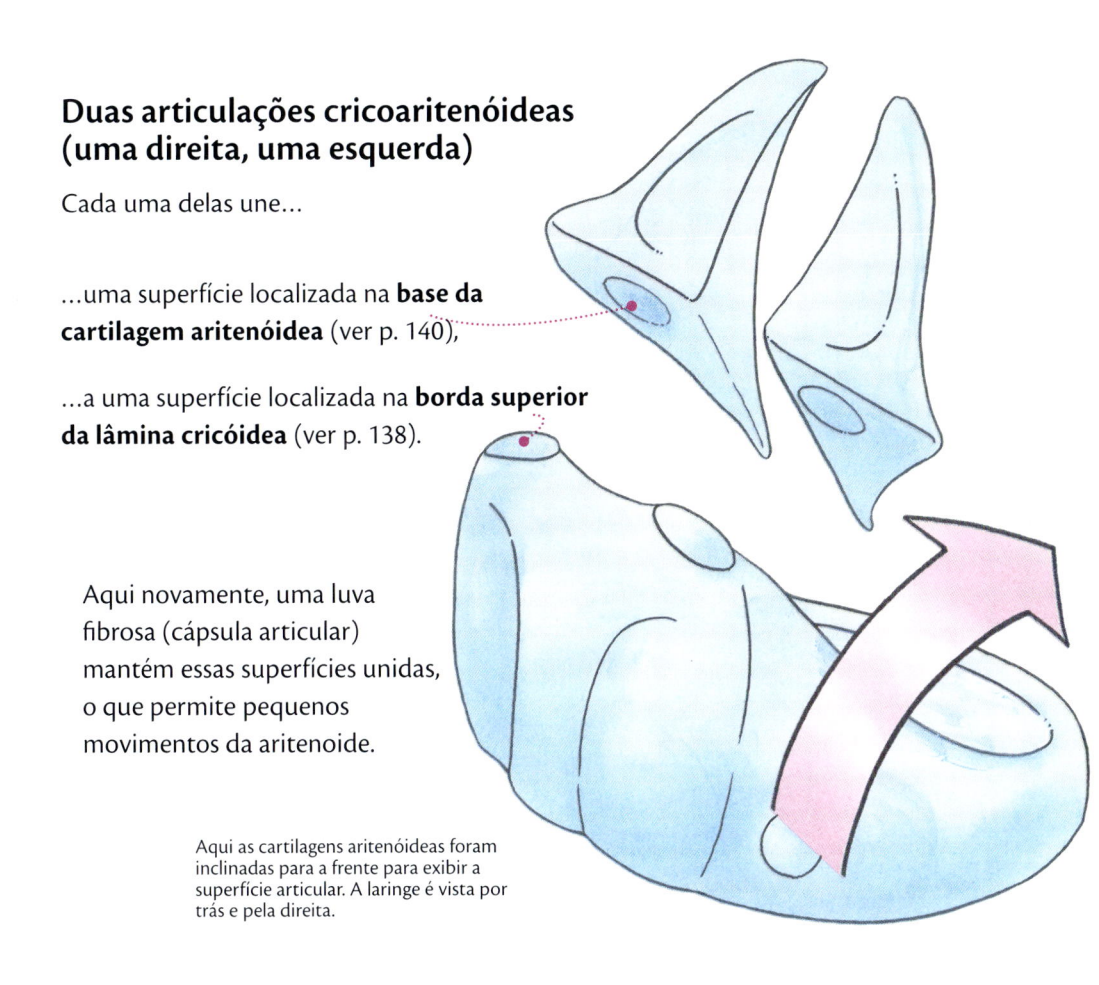

Aqui as cartilagens aritenóideas foram inclinadas para a frente para exibir a superfície articular. A laringe é vista por trás e pela direita.

É em torno dessas articulações que a cartilagem aritenóidea gira sobre a cartilagem cricóidea, assumindo as diferentes posições vistas na página 156.

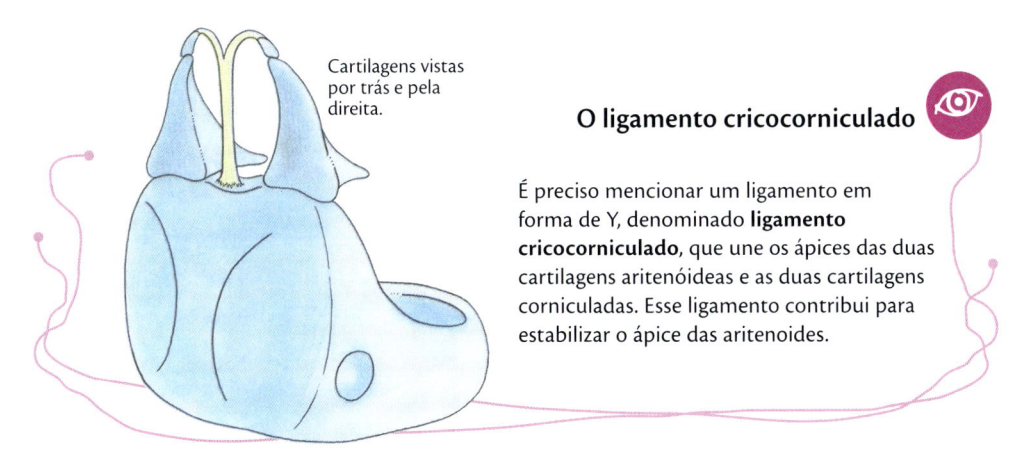

Cartilagens vistas por trás e pela direita.

O ligamento cricocorniculado

É preciso mencionar um ligamento em forma de Y, denominado **ligamento cricocorniculado**, que une os ápices das duas cartilagens aritenóideas e as duas cartilagens corniculadas. Esse ligamento contribui para estabilizar o ápice das aritenoides.

Graças às suas articulações, as cartilagens laríngeas podem se mover entre si

Este é um dado fundamental sobre a laringe: ela não é apenas uma embocadura, seus elementos podem se mover entre si. Isso pode alterar de várias maneiras:
- a *posição* das pregas;
- sua *tensão*;
- o *formato dos espaços* intralaríngeos.

A tireoide pode se inclinar para baixo e para frente sobre a cartilagem cricóidea

Em vez de permanecer horizontal, ela se inclina de modo que sua parte anterior fique mais para baixo que sua parte posterior. Isso pode ser provocado por diferentes causas, em particular pela ação do músculo cricotireóideo (ver p. 162). Trata-se de uma aproximação das partes anteriores das duas grandes cartilagens laríngeas.

A cricoide pode se inclinar *para cima e para trás* sob a tireoide

Ao invés de permanecer horizontal, ela se inclina de modo que a sua parte anterior se eleve ligeiramente. Trata-se de uma aproximação das partes anteriores das duas grandes cartilagens laríngeas, mas "por baixo".

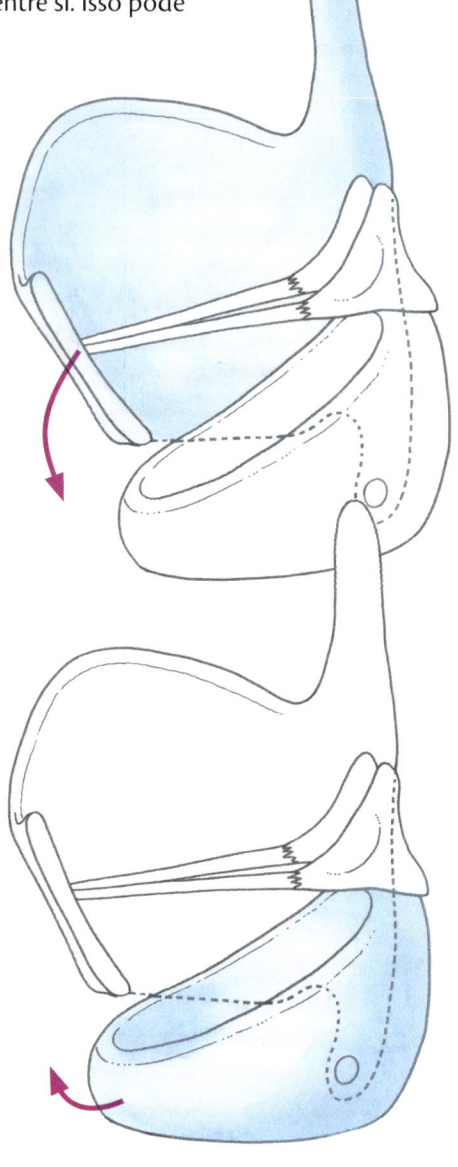

Nos dois casos, **o resultado nas pregas vocais** é o mesmo. *Elas são tensionadas*: sua massa vibratória tende a ficar menos espessa, a borda que se aproxima da outra prega é afinada. Isso pode intervir na **produção de notas agudas** na "voz de cabeça" (CT), também conhecida como "mecanismo leve".

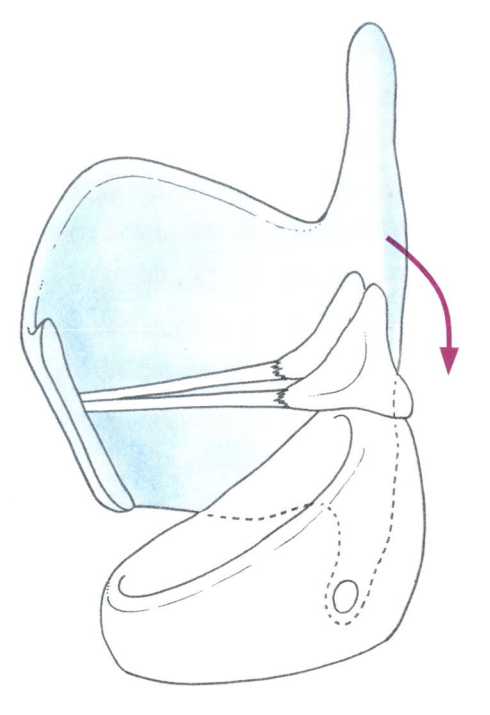

A tireoide pode se inclinar *para baixo e para trás* sobre a cricoide

Ao invés da inclinação vista na página anterior, ela se encontra mais verticalmente, de modo que a sua parte anterior esteja elevada em relação à sua parte posterior. Trata-se de uma aproximação das partes posteriores das duas grandes cartilagens laríngeas.

A cricoide pode se inclinar *para baixo e para frente* sob a tireoide

Em vez de permanecer na horizontal, ela se inclina de modo que sua parte anterior fique mais para baixo do que sua parte posterior. Trata-se de uma aproximação das partes posteriores das duas grandes cartilagens laríngeas, "mas por baixo".

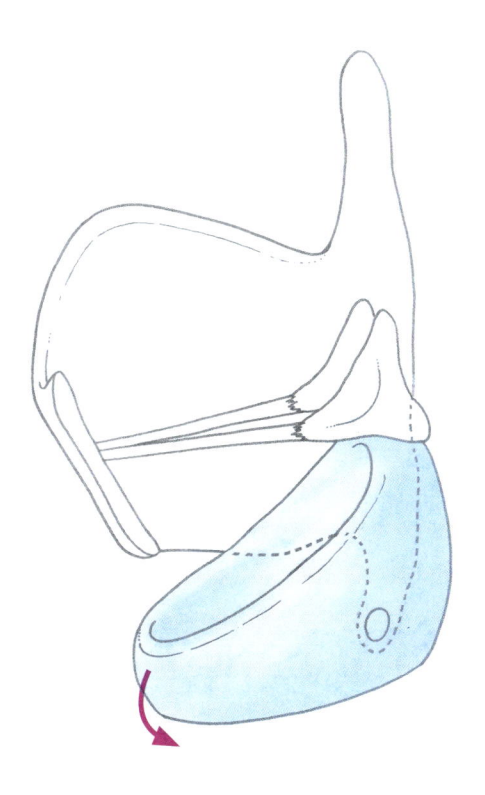

Nos dois casos, **o resultado nas pregas vocais** é o mesmo. *Elas não são tensionadas*: sua massa vibratória fica mais espessa do que anteriormente, a borda que se aproxima da outra prega é mais espessa e mais arredondada. Isso pode intervir na **produção de notas graves**, na "voz de peito" (TA), também conhecida como "mecanismo pesado".

Movimentos das aritenoides

As aritenoides podem se aproximar ou se afastar entre si
O movimento de aproximação é denominado **adução**. Ele não é necessariamente simétrico entre as duas aritenoides. A parte posterior das pregas vocais também se aproxima: é o que chamamos de **adução das pregas vocais**. Nesse movimento, as pregas podem ser mais ou menos *cerradas*: isso depende da intensidade da contração dos músculos aritenóideos que realizam essa ação (ver p. 160). Por outro lado, as duas cartilagens podem ser ligeiramente afastadas. Nesse movimento, as partes posteriores das pregas vocais também se afastam.

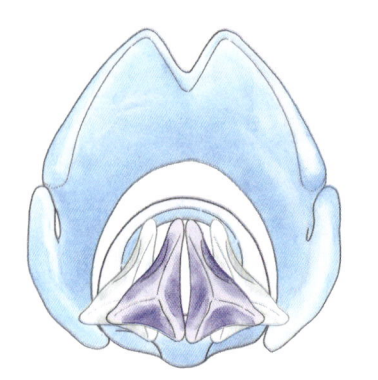

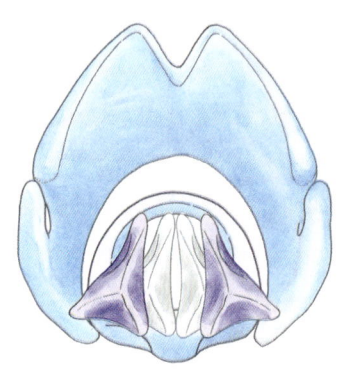

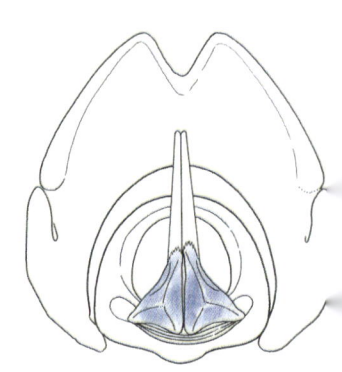

As aritenoides podem girar sobre si
Este movimento ocorre em torno de um eixo longitudinal.
A apófise vocal (ver p. 141) pode girar para dentro:
esse movimento aproxima as pregas vocais em sua parte central.
A apófise vocal pode girar para fora:
isso afasta as pregas vocais em sua parte posterior.

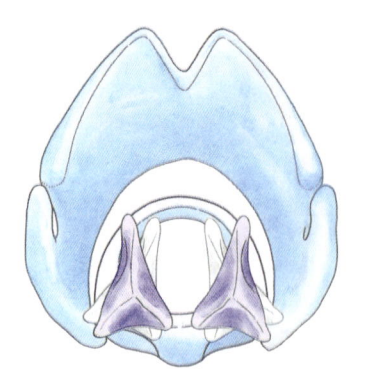

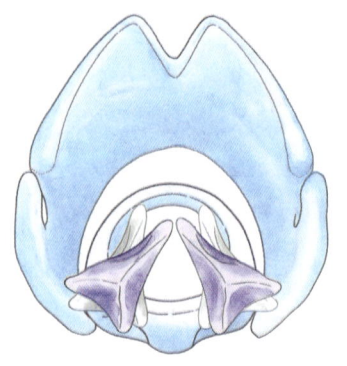

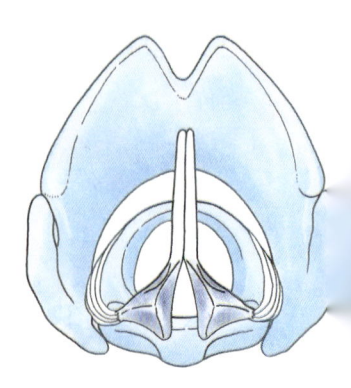

Músculos intrínsecos da laringe

As cartilagens da laringe podem ser mobilizadas por vários tipos de forças. Particularmente, por *contrações musculares* de dois tipos de músculos:

- Alguns se encontram entre as cartilagens. Eles se ligam apenas na laringe. Movimentam as cartilagens laríngeas entre si. São denominados músculos *intrínsecos* da laringe. São bem *curtos*;

- alguns vão das cartilagens laríngeas para as regiões vizinhas: base do crânio, mandíbula, esterno, clavícula, omoplata. Eles mobilizam as cartilagens laríngeas a partir dos ossos inferiores ou posteriores. São denominados músculos *extrínsecos* da laringe. São mais *compridos*.

Todos esses músculos são encontrados tanto na direita quanto na esquerda. Nas páginas seguintes, eles estão ilustrados dos dois lados.

O músculo que pode abrir a glote: o cricoaritenóideo posterior

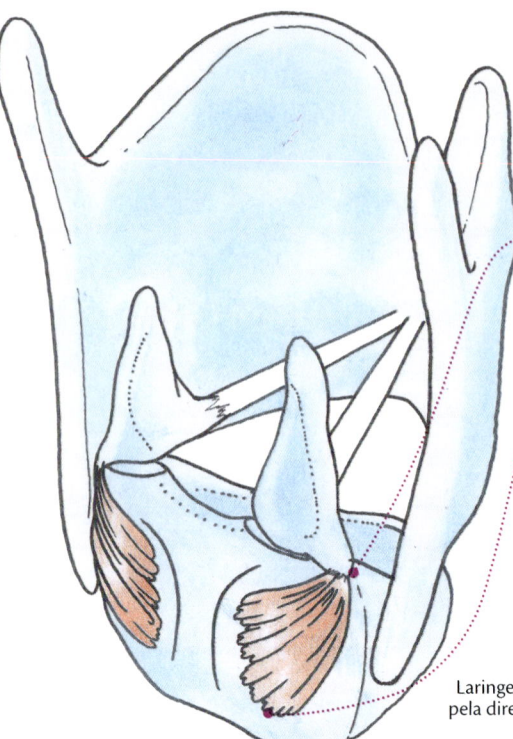

Esse pequeno músculo se fixa

em cima
na parte posterior da cartilagem aritenóidea, sobre a apófise muscular (ver p. 141)

em baixo
na face posterior da cartilagem cricóidea, na lâmina cricóidea (salvo na crista mediana).

Ele tem o formato de um pequeno leque que se abre à medida em que desce em direção ao centro.

Laringe vista por trás e pela direita.

Ação
Ele puxa a apófise muscular em direção à linha mediana, girando a cartilagem aritenóidea de modo que as apófises vocais se afastem: ele separa as pregas vocais em sua parte posterior. Então, a *glote é amplamente aberta* (o que é às vezes denominado "abertura forçada").

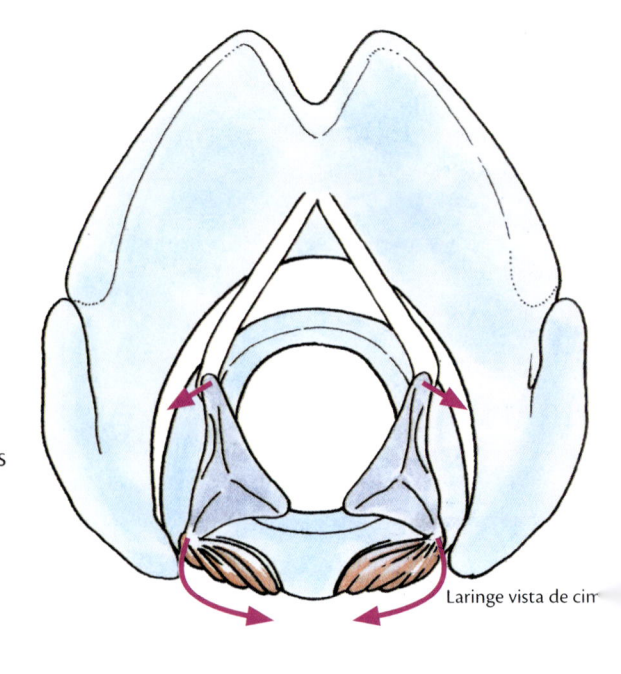

Laringe vista de cima

A ação desse músculo é mais perceptível durante a *inspiração ou expiração*.

Quando a glote está em posição de repouso, ela não está completamente fechada, há uma *pequena* abertura. O ar respiratório entra em *atrito* com as paredes, produzindo um leve *ruído* de fricção.

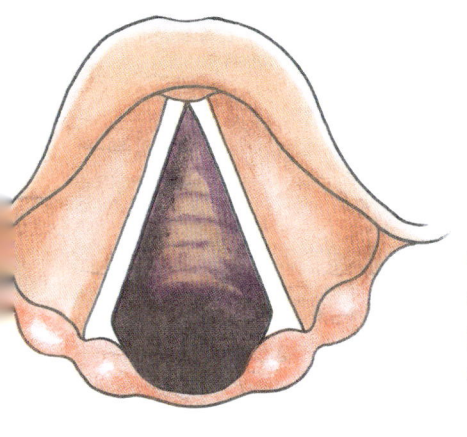

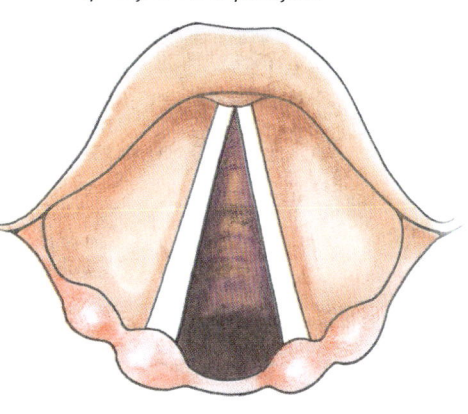

Quando o músculo cricoaritenóideo contrai, a glote se abre e o ar circula *sem atrito* com as paredes: *nenhum ruído é ouvido* durante o fluxo da respiração.

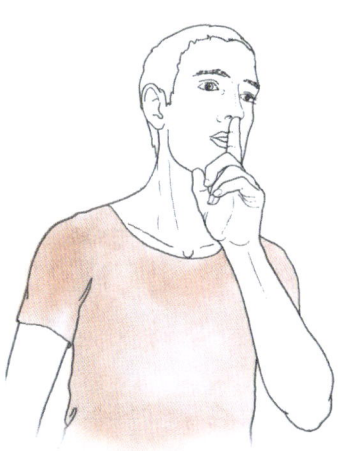

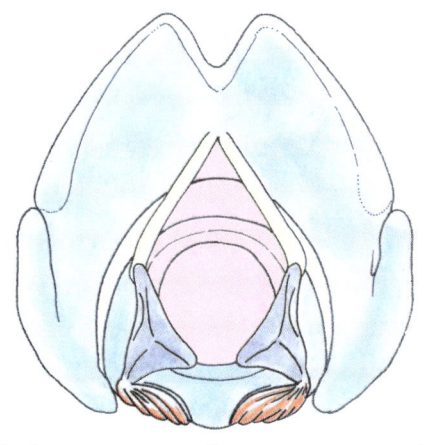

A glote assume um formato pentagonal.

Ouvir o silêncio

Em qualquer circunstância de força vocal, é interessante aprender a fazer respirações completamente silenciosas, isto é, inspirações silenciosas entre os tempos de emissão vocal. Isso ajuda a evitar o ressecamento da mucosa e a manter o bem-estar das pregas vocais.
É possível praticar a escuta quando alguém estiver cantando ou falando: as respirações são silenciosas ou não?

Músculo que aproxima as cordas vocais: o aritenóideo

Esse pequeno músculo tem três feixes, dispostos um abaixo do outro, na parte posterior das cartilagens aritenóideas:

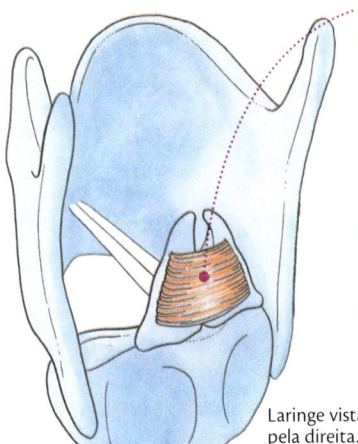

o feixe *transverso* forma uma lâmina quadrilátera esticada entre as faces posteriores das duas cartilagens aritenóideas;

mais abaixo, os feixes *oblíquos* formam duas bandas *cruzadas*. Cada uma vai da apófise muscular de uma cartilagem aritenóidea até o ápice da cartilagem simétrica.

Laringe vista por trás e pela direita.

Ação
Esse músculo aproxima as cartilagens aritenóideas e, portanto, as pregas vocais. É um *constritor da glote*.

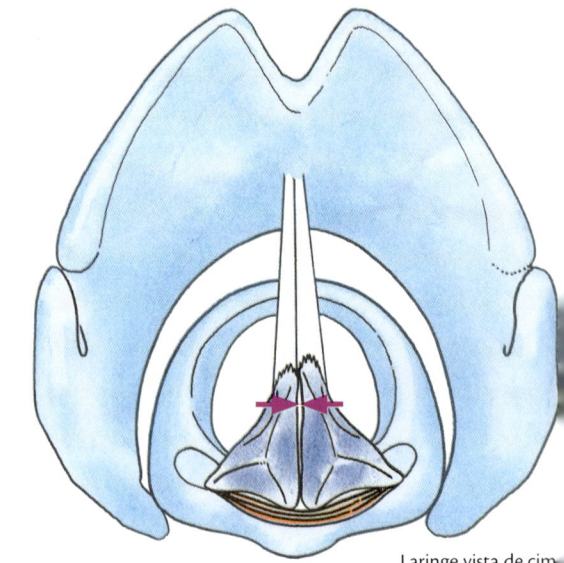

Laringe vista de cim[a]

O ruído da respiração...

O tônus geralmente muito elevado desse músculo mantém a glote em um certo nível de aproximação. Algumas pessoas ativam esse tônus ao inspirar durante o canto ou durante a fala e isso pode ser ouvido (inspiração ruidosa). Há atrito quando o ar passa durante a respiração (maior do que na posição glótica de repouso, ver p. 176). Isso pode ser um fator que contribui para o ressecamento das pregas vocais, especialmente se a respiração for feita pela boca (o ar não é muito úmido, ao contrário de quando a respiração é feita pelo nariz) e se o ar ambiente estiver seco.

Aproximação das pregas e fonação

A ação do músculo aritenóideo aproxima as pregas vocais. Isto é, a posição de fonação, também denominada **adução das pregas vocais**.

Caso essa posição venha acompanhada de uma vibração das pregas, isso permite a emissão de um som **vozeado** (um som é dito *vozeado* ou *sonoro* quando ele vem acompanhado de uma vibração laríngea).

A ação desse músculo é, portanto, um pré-requisito indispensável para a emissão de vogais (apesar de também ser possível sussurrar as vogais, sem a adução completa da prega).

A ação desse músculo também permite a emissão de **consoantes sonoras**, também conhecidas como **consoantes vozeadas**.

É possível sentir a adução da prega vocal e a vibração da laringe ao passar de uma consoante surda (não vozeada) a uma consoante sonora (vozeada), por exemplo:

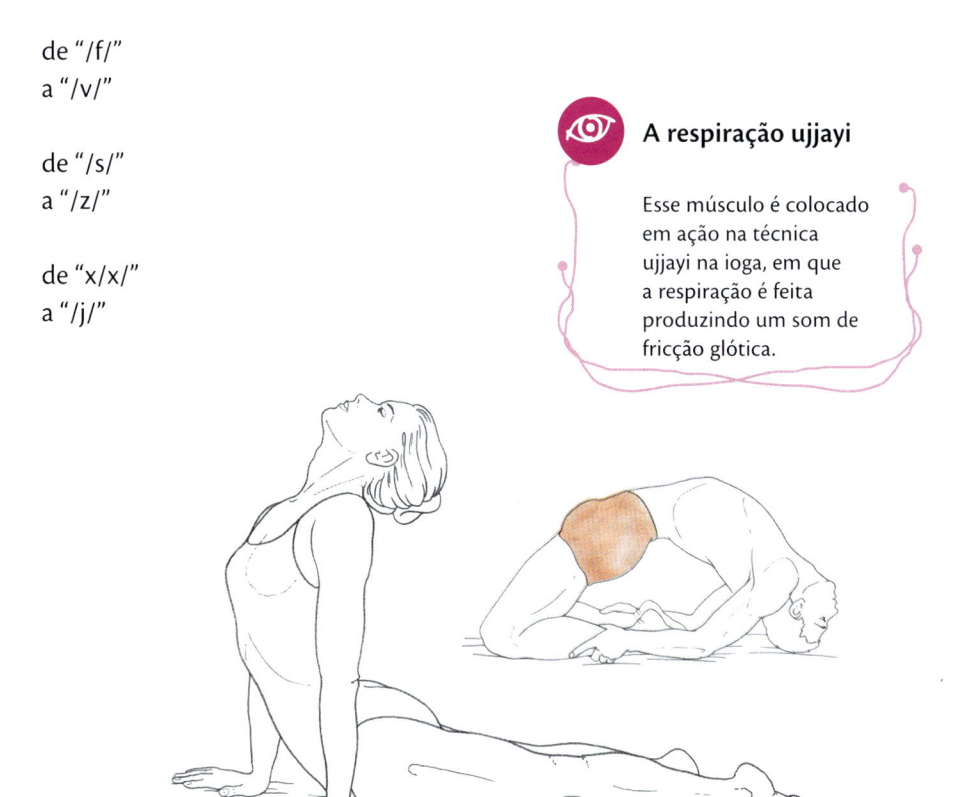

de "/f/"
a "/v/"

de "/s/"
a "/z/"

de "x/x/"
a "/j/"

A respiração ujjayi

Esse músculo é colocado em ação na técnica ujjayi na ioga, em que a respiração é feita produzindo um som de fricção glótica.

O "músculo do agudo": o cricotireóideo

Esse músculo tem o formato de um pequeno leque que se abre para cima.

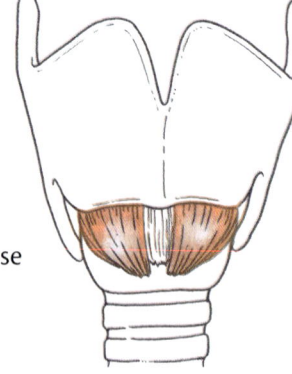

Ele se fixa:
- em cima, da borda inferior da cartilagem tireóidea, até o corno pequeno;
- embaixo, na parte anterior da cartilagem cricóidea.

Ação
Permite a *inclinação* da cartilagem tireóidea *para frente e para baixo*. Também *dirige* a parte anterior da cartilagem cricóidea *para trás e para cima*.

Ação na vocalização
Essas duas ações podem existir ao mesmo tempo. Elas têm o mesmo efeito. *As pregas vocais são tensionadas*: elas se *alongam*, sua massa vibrante fica *menos espessa*, a borda livre é **afinada**. Isso intervém na *produção de notas agudas* da "voz de cabeça" (CT) ou "mecanismo leve" (ver p. 154).

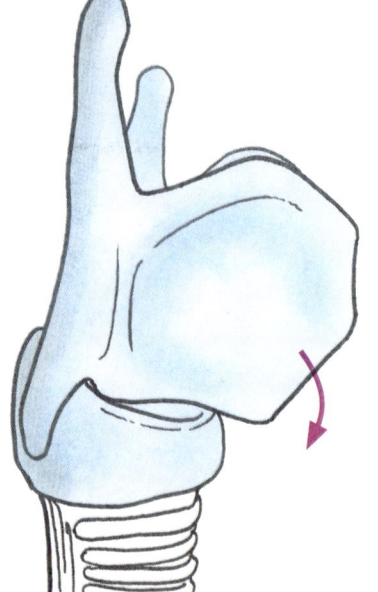

Precisão

Essa ação é acompanhada de uma pequena translação:
- da tireoide para trás, sobre cricoide,
- ou da cricoide para frente, sob a tireoide.

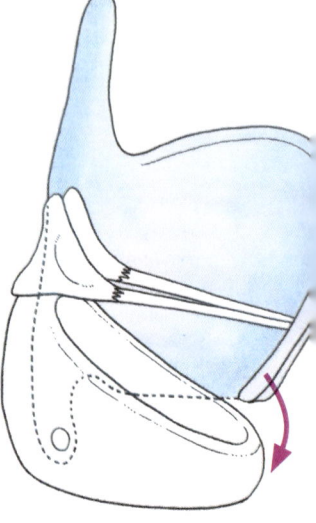

O músculo que fecha a glote: o cricoaritenóideo lateral

Esse músculo origina-se na apófise muscular da cartilagem aritenóidea. Desce em direção à parte exterior e anterior. Termina na parte lateral do arco cricóideo.

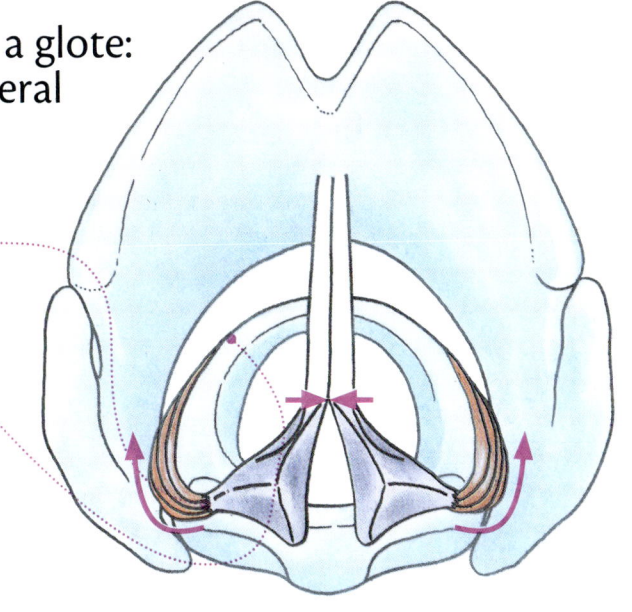

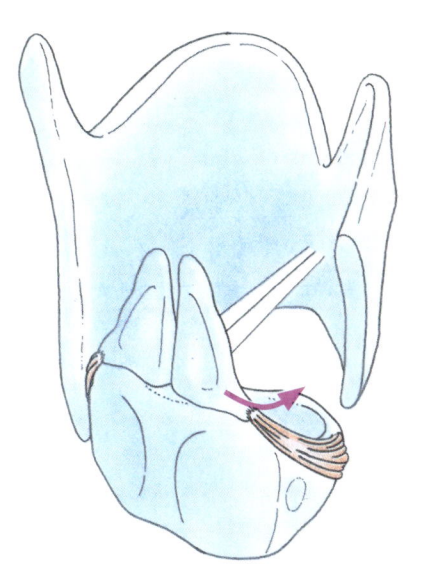

Ação

Esse músculo movimenta o processo muscular para frente e para fora. Isso faz com que as cartilagens aritenóideas girem de modo a *aproximar com intensidade as apófises vocais* da linha média. Ele é um constritor da glote. Isso, particularmente, faz com que a glote se feche em seu terço posterior.

Quando sua ação é somada àquela do músculo aritenóideo, a glote é fechada com intensidade: este é o "golpe de glote", que acontece durante um esforço intenso quando entramos em apneia como, por exemplo, ao fazer flexões.

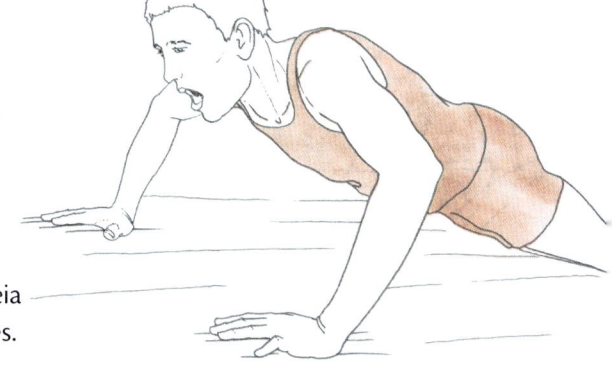

Esse músculo encurta a parte vibratória da prega, o que ajuda a *elevar o tom* (esse fenômeno é denominado *damping* ou amortecimento).

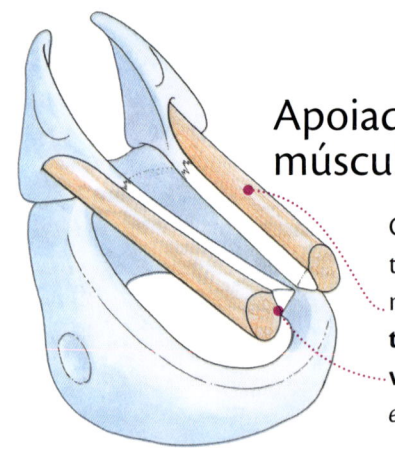

Apoiado à prega vocal está o músculo vocal

Cada ligamento vocal (prega vocal) é duplicado, ao longo de todo o comprimento de sua borda externa, por um músculo muito pequeno, cujas fibras correm paralelas a ele: é o **tiroaritenóideo interno**, também conhecido como músculo **vocal** ou músculo **da prega vocal**. Ele *se prende à borda externa da prega vocal*, corpo com o qual está *integrado*.

Ação
Desloca um pouco as cartilagens às quais se liga (estas são frequentemente fixadas por outros músculos pequenos). Portanto, ele se contrai com mais frequência de forma *estática* – ou *isométrica* –, ou seja, sem alterar seu comprimento. Isso contribui, acima de tudo, para que ele se contraia em si próprio ao enrijecer-se.

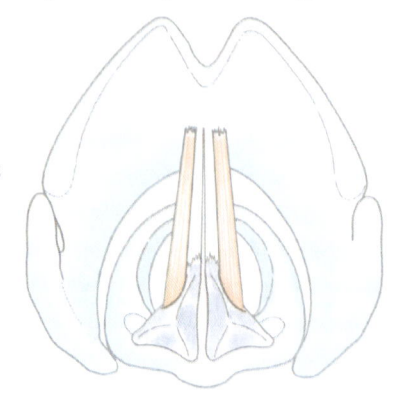

O papel do músculo vocal na produção do som

Quando o músculo vocal se contrai, *ele contribui para a rigidez da prega vocal*, o que ajuda a *elevar o tom* (e eleva também a altura do som). Ao contrário do músculo cricotireóideo, ele não modifica a espessura das pregas e, portanto, permite que a mucosa relaxada ondule sob o efeito da pressão (efeito Venturi, ver p. 168). Por esses motivos, esse músculo é o principal regulador do tom no *mecanismo pesado*, também conhecido como *voz de peito* (TA).

A prega vocal se adapta à pressão do ar

Aqui, na escala da laringe, há o que se pode chamar de uma "viga composta", ou seja, dois materiais de propriedades diferentes que combinam suas características para formar algo único. Aqui, a resistência à tração da prega (resistência passiva) é combinada com a contratilidade do músculo, que resiste mais ativamente retesando-se sobre si mesmo. A combinação dessas duas qualidades permite que a prega vocal se *adapte de várias maneiras* à pressão do ar.

O músculo das bandas ventriculares (pregas vestibulares)

Lateralmente, o músculo vocal (*tireoaritenóideo interno*) alonga-se por um músculo **tireoaritenóideo externo**, que se expande ligeiramente para o lado antes de formar uma folha vertical em forma de leque que se eleva até a borda lateral da epiglote. Essa folha é delimitada posteriormente por um músculo fino: o **ariepiglótico**.
Todos esses músculos fazem fronteira lateralmente com a área entre as pregas vocais e a epiglote.
Eles dão a essa parte da laringe o formato de uma embocadura.
Uma área desse músculo faz parte da **banda ventricular**.

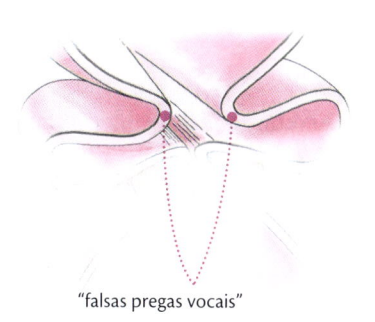

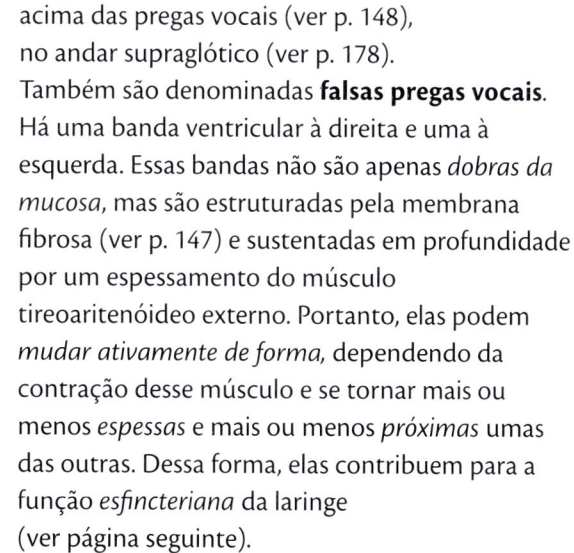

"falsas pregas vocais"

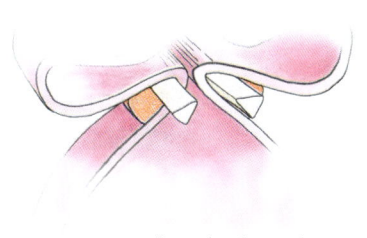

pregas vocais e músculo vocal

As bandas ventriculares são dobras acima das pregas vocais (ver p. 148), no andar supraglótico (ver p. 178).
Também são denominadas **falsas pregas vocais**. Há uma banda ventricular à direita e uma à esquerda. Essas bandas não são apenas *dobras da mucosa*, mas são estruturadas pela membrana fibrosa (ver p. 147) e sustentadas em profundidade por um espessamento do músculo tireoaritenóideo externo. Portanto, elas podem *mudar ativamente de forma*, dependendo da contração desse músculo e se tornar mais ou menos *espessas* e mais ou menos *próximas* umas das outras. Dessa forma, elas contribuem para a função *esfincteriana* da laringe (ver página seguinte).

Veja mais detalhes sobre as bandas ventriculares na página 178.

Da mesma forma, por meio da ação desse músculo, os ventrículos laríngeos podem *mudar de forma*, tornando-se mais *profundos* ou mais *planos*. Eles constituem a primeira *câmara de ressonância* acima das pregas vocais e essas alterações podem modificar o *timbre* da voz.

A função de esfíncter da laringe

A princípio, a laringe não é usada para a voz. Sua função primária é mais arcaica e vital: *permitir a passagem do ar para a respiração*. Para isso, ela tem um arcabouço de cartilagens, graças aos quais o tubo laríngeo em repouso apresenta uma certa abertura, indispensável à respiração. Sua segunda função, também vital, é *fechar intermitentemente a entrada das vias aéreas* para que nada além de ar entre por ali (nem líquidos, nem alimentos sólidos). Isso é conhecido como *função de esfíncter* da laringe*. A função é garantida por três lugares sucessivos de fechamento, que também podem funcionar de forma isolada. Entretanto, eles se fecham em sincronia:

A epiglote *se dobra sobre a glote* como uma tampa articulada. Durante a deglutição, esse movimento é provocado pelo recuo da parte posterior da língua. Esse movimento também pode ser provocado pelo músculo ariepiglótico.

Coloque a língua para fora e engula

Quando o recuo da língua é impedido, por exemplo, ao colocar a língua passivamente para fora, sentimos que o abaixamento da epiglote é bem mais difícil. Isso coloca o músculo ariepiglótico, abaixador da epiglote, para trabalhar, o que pode ser interessante para desenvolver o tônus dessa região.

As bandas ventriculares *se aproximam umas das outras* enquanto engrossam. É importante observar que esse movimento é, frequentemente, bastante assimétrico.

As pregas vocais *se aproximam e se unem*. Dos três níveis de fechamento, esse geralmente não é o mais potente.

Esse fechamento da laringe ocorre principalmente na *deglutição*, quando o bolo alimentar passa da parte posterior da boca para a hipofaringe.

*A palavra esfíncter é usada por analogia. Um esfíncter é um músculo circular que permite, contraindo-se, contrair orifício ou duto que circunda, para impedir a passagem dos elementos. A laringe não é um esfíncter. A laringe não é um esfíncter em sentido estrito, mas pode desempenhar o mesmo papel graças aos três dispositivos descritos nesta página dupla.

A mucosa da laringe

As cartilagens cricóidea e tireóidea sobrepostas, com seus ligamentos e músculos, formam um *cilindro*.

O *interior* do cilindro é revestido de uma **mucosa** que cobre completamente todas as cartilagens. Isso significa que não há mais nenhum espaço entre elas, como ocorre quando observamos a estrutura esquelética simples. Elas são apenas parcialmente reconhecíveis. Como a membrana vista na página 147, a mucosa segue as formas e contornos de certas cartilagens, o que transforma o interior da laringe em uma *série de dobras e cavidades*.

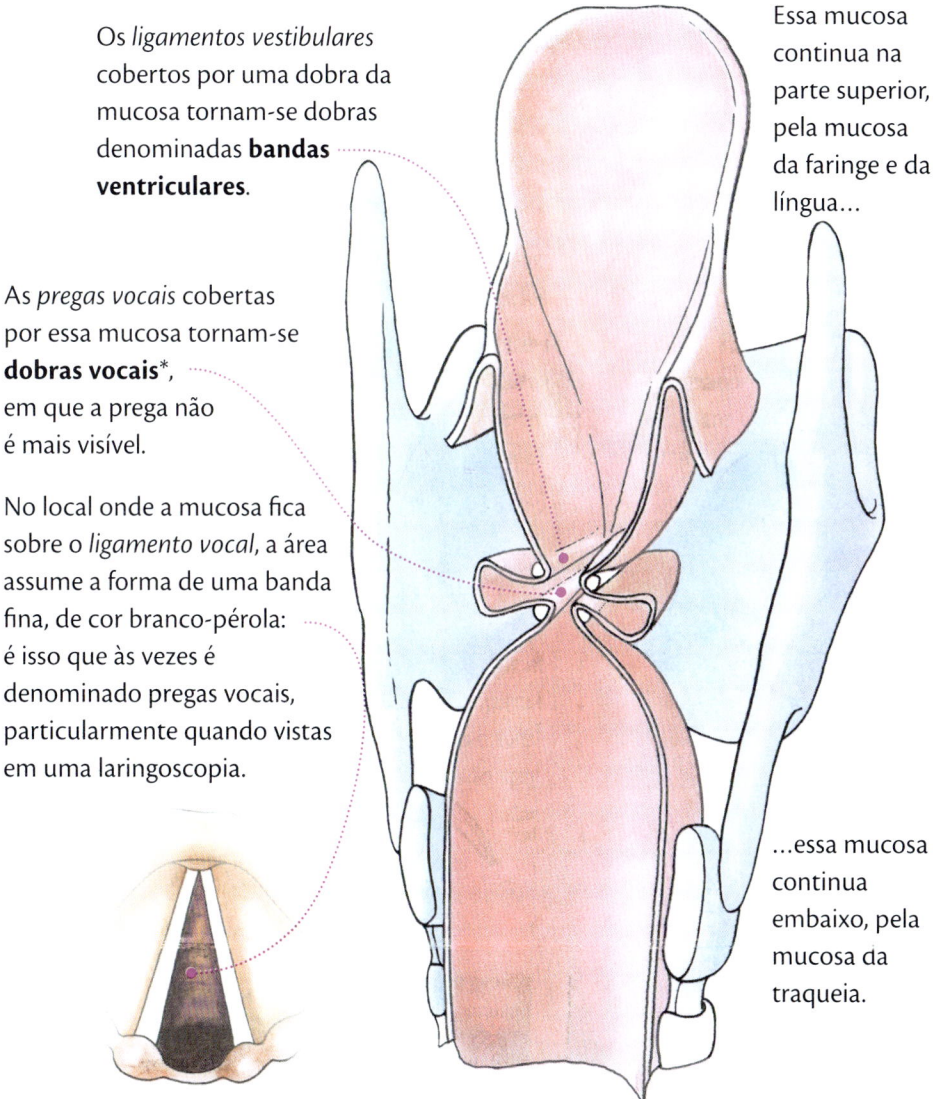

Os *ligamentos vestibulares* cobertos por uma dobra da mucosa tornam-se dobras denominadas **bandas ventriculares**.

Essa mucosa continua na parte superior, pela mucosa da faringe e da língua...

As *pregas vocais* cobertas por essa mucosa tornam-se **dobras vocais***, em que a prega não é mais visível.

No local onde a mucosa fica sobre o *ligamento vocal*, a área assume a forma de uma banda fina, de cor branco-pérola: é isso que às vezes é denominado pregas vocais, particularmente quando vistas em uma laringoscopia.

...essa mucosa continua embaixo, pela mucosa da traqueia.

* Logicamente, o termo correto é "pregas vocais". No entanto, o uso do nome "cordas vocais" ainda é frequente.

O papel da mucosa na produção do som

O efeito Venturi (ou efeito Bernoulli)

Esse é um fenômeno que pode ser observado quando um fluido passa por um ducto de seção transversal variável. Ele pode ser explicado da seguinte forma:

Quanto mais estreito, mais rápido...

É possível considerar que a massa não varia ao longo do escoamento (princípio de conservação de massa). No entanto, a massa é igual ao produto da seção transversal e da velocidade: SxV. Logo, quando a seção diminui, a velocidade aumenta, e vice-versa.

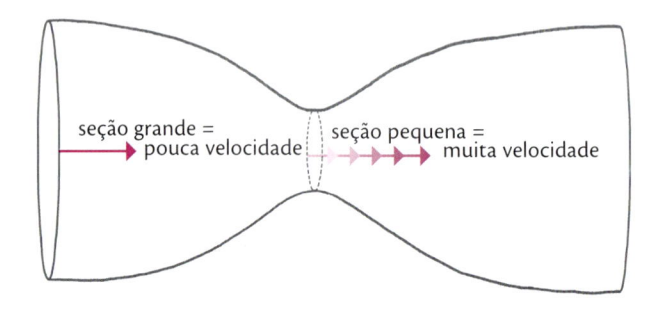

seção grande = pouca velocidade
seção pequena = muita velocidade

...Quanto mais rápido, menos pressão...

A energia necessária para colocar o fluido em movimento é a mesma em todos os pontos do escoamento. No entanto, isso depende, sobretudo, de dois fatores: a velocidade e a pressão do escoamento. Assim, é possível deduzir que, quando a velocidade aumenta, a pressão do escoamento diminui, e vice-versa.

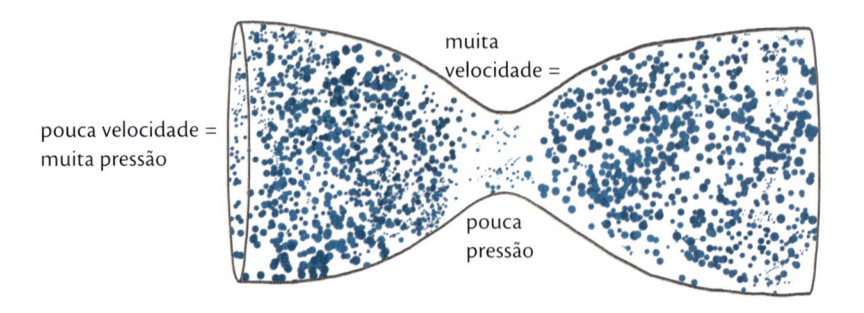

pouca velocidade = muita pressão
muita velocidade = pouca pressão

... Portanto, quanto mais estreito, mais velocidade e menos pressão

Quando um fluido circula em um ducto cada vez mais estreito, sua velocidade aumenta à medida em que sua pressão diminui: esse é o efeito Venturi.

Função da mucosa na fonação (teoria mioelástica aerodinâmica)

1. As pregas vocais estão próximas, mas não estão juntas. A pressão subglótica é aumentada de modo que um pequeno fio de ar passe entre as pregas vocais.

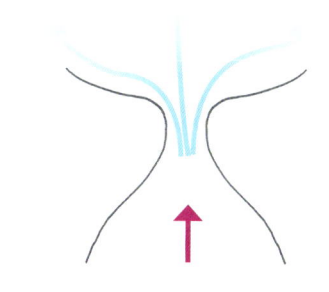

2. O espaço estreito entre as pregas vocais gera (através do efeito Venturi) uma depressão de escoamento de ar neste ponto. Essa depressão faz com que a mucosa seja sugada, seguida pelas pregas vocais, que finalmente se unem.

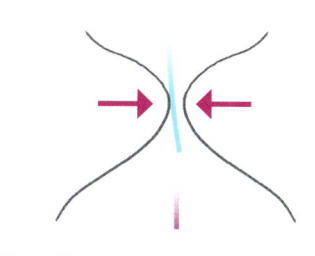

3. As pregas vocais se unem completamente, o que interrompe o fluxo de ar. As forças de sucção ligadas ao efeito Venturi vão parando enquanto a pressão subglótica aumenta.

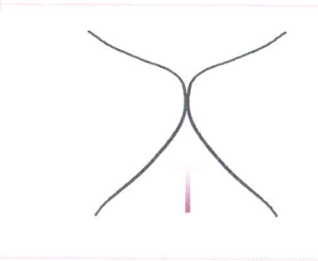

4. As pregas vocais se abrem gradualmente sob efeito da pressão subglótica. E a posição 1 é retomada.

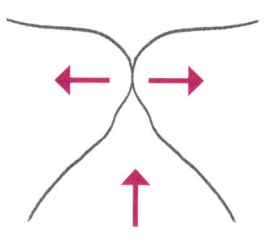

Este fenômeno da ondulação da mucosa ajuda a explicar por que a voz humana é capaz de produzir sons agudos de baixa intensidade. Com efeito, é sim possível produzir sons com as pregas vocais tensionadas (som agudo) e uma pressão reduzida (baixa intensidade), ao mesmo tempo em que as pregas vocais são mantidas no limite do seu contato.

Os três andares da laringe

Quando a laringe é observada em seção frontal, é possível distinguir *três áreas* que se seguem verticalmente. Cada uma dessas áreas tem particularidades importantes para a voz. Vamos examinar agora esses três andares na ordem de passagem do ar *expiratório*, isto é, vamos descrever sucessivamente o **andar subglótico**, o **andar glótico** e, por fim, o andar **supraglótico**.

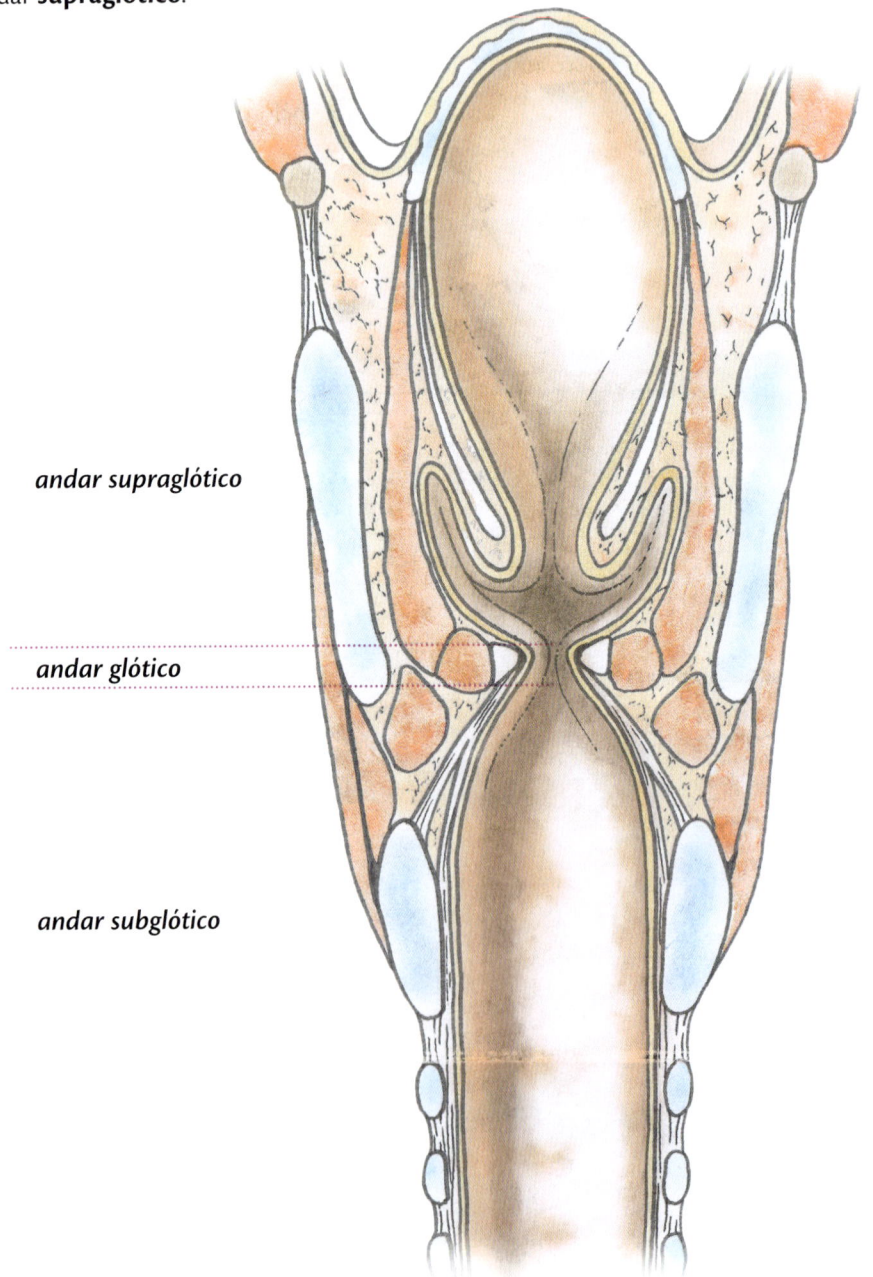

andar supraglótico

andar glótico

andar subglótico

O andar subglótico

É a parte mais alta da traqueia.
Ela fica logo abaixo das pregas vocais.
Nesse nível, a mucosa vai
das paredes da traqueia
em direção à borda interna das pregas.
Sendo assim, vista de dentro,
a área tem um formato
que se afunila
em direção ao topo:
isso é chamado de cone elástico.

Nesta região, uma grande quantidade
de *receptores nervosos sensíveis à pressão*
é encontrada na espessura da mucosa:
são denominados *barorreceptores*.
Eles são ativados sempre que há
uma variação de pressão.
É assim que o sistema nervoso "reconhece"
cada mudança de pressão do ar expirado.

Esse reconhecimento permite, eventualmente, adaptar as pregas vocais à pressão. É nesta região que os cantores ou atores treinados reconhecem se há pouca ou muita pressão sob as pregas vocais (em relação ao som que desejam reproduzir) e podem adaptar o comportamento das pregas em função da pressão. Ou, ao contrário, adaptar a pressão subglótica de acordo com o som desejado. Esta região é, portanto, muito importante para a *regulagem da pressão/laringe*.

O andar glótico

Esse é o nível das cordas vocais (consulte a pág. 148) e a área da membrana mucosa que fica exatamente nesse nível, formando a **prega vocal**
Há duas características importantes aqui:

- A estrutura da mucosa é diferente daquela da mucosa subglótica (que era como a dos brônquios, do tipo *epitélio pseudoestratificado ciliado*). A mucosa da prega vocal é a mesma da boca: *epitélio escamoso estratificado*.

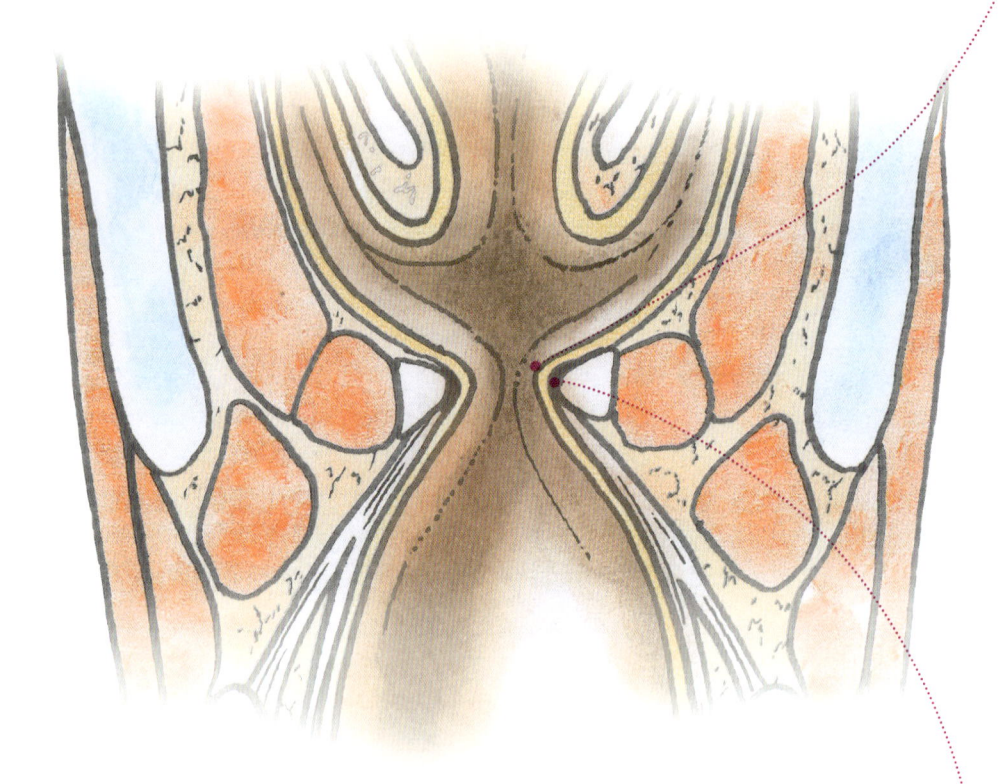

- No local da prega vocal, a *mucosa não adere ao tecido subjacente.*
Existe uma região entre o ligamento vocal e a mucosa denominada **espaço de Reinke**: a mucosa não é completamente fixa, o que significa que ela pode se desprender ligeiramente do ligamento e deslizar sobre ele. É isso que possibilita a sua *ondulação* em alguns mecanismos vocais (ver p. 169). Essa área é pouco ou quase nada vascularizada. Pode ser um local de afecções, em particular, edemas (inchaços), que dificultam a ondulação e comprometem a vibração laríngea.

O andar glótico
A glote é um espaço

A glote é frequentemente vista como um órgão. Na verdade, ela é um *espaço* entre limites: as pregas vocais. A forma da glote varia e isso independe da voz. Mas esse formato influencia diretamente no ato vocal.

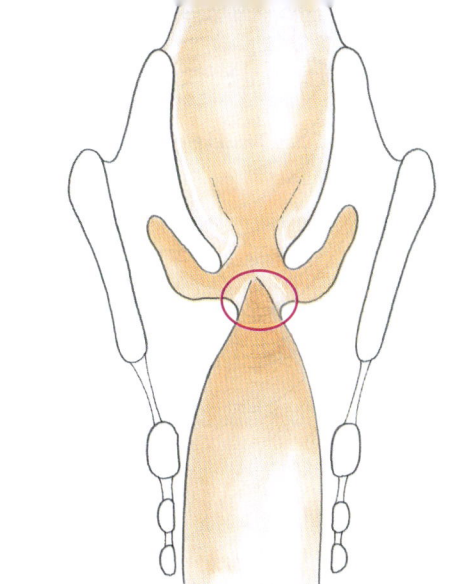

O andar glótico
A glote pode estar FECHADA

Quando a glote é "fechada", as pregas vocais ficam tão próximas umas das outras que chegam a se tocar. Trata-se da **adução das cordas vocais** ou **adução glótica***. A princípio, não existe espaço glótico, nenhum ar, líquido ou sólido pode passar por ele. Essa posição fechada da glote não é uma posição de repouso, mas corresponde a uma ação muscular de intensidade variável (ver página seguinte).

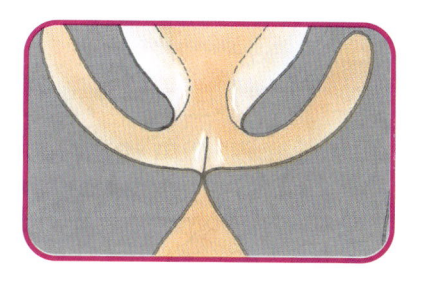

"Um nó..."

Às vezes, essa ação de fechamento da glote acontece de maneira não intencional ou até inconsciente e involuntária. É quando dizemos: "estou com um nó na garganta".

Glote FONATÓRIA

No que diz respeito à voz, a *aproximação das pregas vocais* é a *posição pré-requisito para qualquer fonação*. Entretanto, não há necessariamente um fechamento *completo*. Em uma visão de corte frontal, as pregas vocais geralmente estão ligeiramente côncavas em direção à fenda glótica. É o efeito Bernoulli (ver p. 168) que aproxima as pregas vocais no momento da passagem de ar.

*O termo *adução* designa um movimento feito em plano frontal (ver p. 10), durante o qual uma estrutura dirige-se para o centro do corpo. Aqui, designa o movimento durante o qual a parte *posterior* de cada prega vocal dirige-se para a linha média da glote.

É possível observar *várias maneiras de fechar a glote, que correspondem a diferentes produções vocais.*

Glote "apenas fechada"

Os músculos aritenóideos são contraídos de modo a aproximar as pregas vocais fazendo com que elas apenas se encostem.

O ar não passa ou só consegue passar se houver pressão do ar sob as pregas, o que cria uma onda sonora (ver p. 90, 150 e 286).

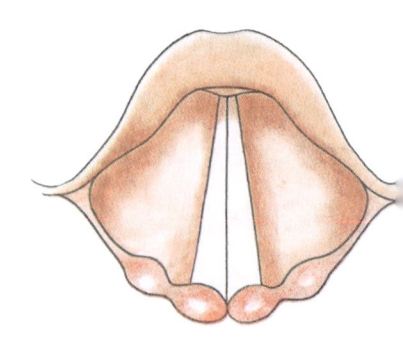

Coordenação pneumofonoarticulatória

No início do som vocal (denominado *ataque vocal*), essa posição de fechamento pode ser feita de três maneiras.

Ela pode preceder a vibração das pregas vocais.

Nesse caso, a glote age primeiro como um esfíncter, que interrompe o fluxo expiratório. A pressão do ar subglótico é criada *antes da vibração*. Então, quando as pregas começam a vibrar, é possível ouvir um estampido, como uma pequena *explosão* quando o som começa. Às vezes, é chamado de ataque vocal *duro*. É o que acontece, de forma potencializada, durante a tosse.

Ela pode ocorrer progressivamente durante uma expiração.

Aqui acontece o contrário: o fechamento interrompe o fluxo de ar expiratório e o transforma em onda sonora, mas os dois coexistem. Então, é possível ouvir um sopro no início do som.
Às vezes, é chamado de ataque vocal *suave*. Há muita perda de ar.

Ela pode ocorrer em sincronia perfeita com a vibração.

Nesse caso, a passagem do ar é imediatamente convertida em onda sonora. Este é determinado ataque vocal *semissuave*.

Em todas as posições de fechamento da glote, as pregas vocais e/ou bandas ventriculares não são necessariamente simétricas, portanto, a fenda glótica também não é.

Fechamento da glote com compressão mediana

O orifício glótico é fechado e os músculos aritenóideos estão contraídos como anteriormente. A esse fechamento soma-se a contração dos músculos cricoaritenóideos posteriores. Eles viram as aritenoides de modo que as apófises vocais fiquem absolutamente cerradas.
Este efeito denomina-se *compressão mediana*.
Como resultado, todo o comprimento das aritenoides é cerrado. A parte vibratória das cordas vocais é, então, encurtada, o que permite a emissão de notas muito agudas.

Fechamento intenso da glote

Os músculos aritenóideos e cricoaritenóideos posteriores são contraídos com intensidade. Esse encerramento intenso é necessário quando a pressão subglótica está forte:
- ao produzir uma voz potente;
- ao emitir notas progressivamente mais agudas,

porque as pregas estão alongadas, finas e se aproximam com menos facilidade. Pode acontecer de a glote não estar suficientemente fechada e um pouco de ar sair durante a fonação;
- ao tossir.

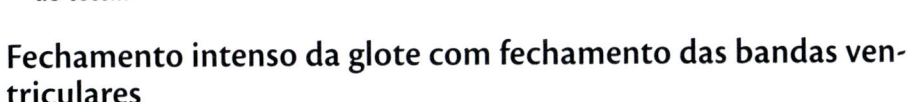

Fechamento intenso da glote com fechamento das bandas ventriculares

Os músculos aritenóideos e cricoaritenóideos posteriores são contraídos com intensidade. O orifício glótico é fechado, com as pregas vocais absolutamente cerradas. O ar não passa. Mesmo que haja uma forte pressão de ar sob a glote, o ar, na maioria das vezes, não passa. Nem nos dois terços anteriores, nem no terço posterior. Quando a laringe é vista de cima, não é possível ver as pregas vocais, que estão escondidas pelas bandas ventriculares em contato com elas.

Posição de esforço

É a posição de quando tossimos com força, gritamos ou soluçamos. Também é usada para trancar a expiração durante um esforço intenso.

A glote pode estar ABERTA

É possível observar *duas posições-chave*, com todos os intermediários entre elas.

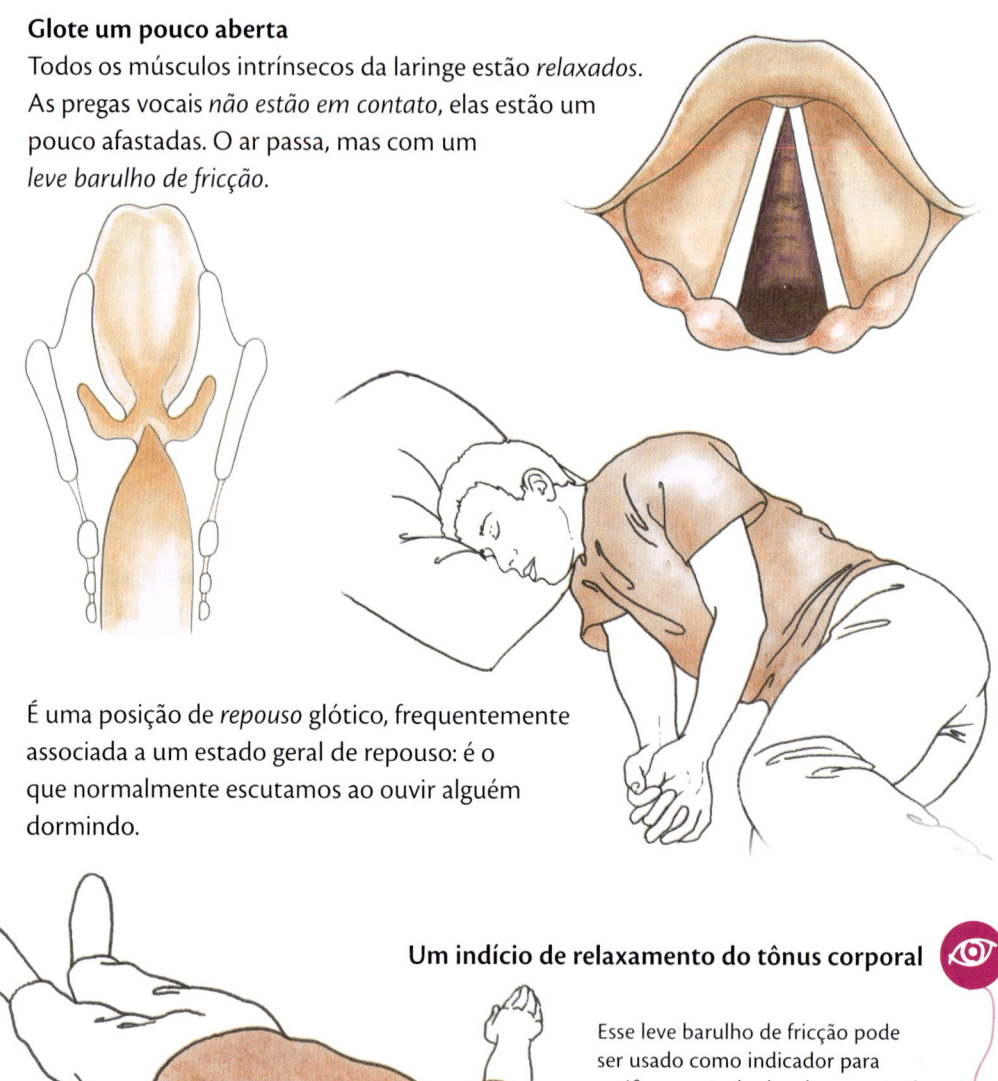

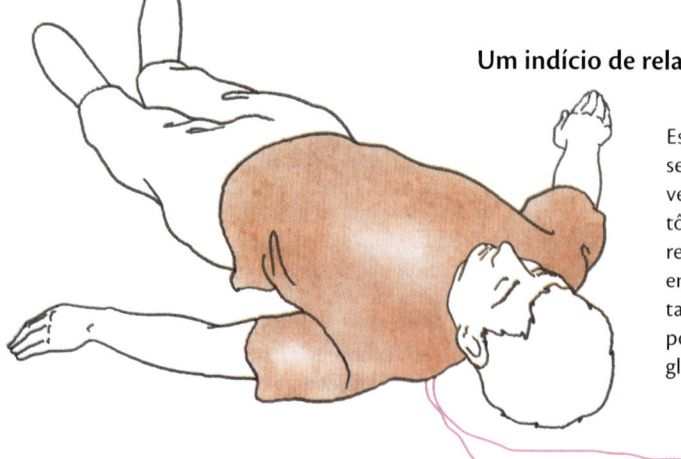

Glote um pouco aberta
Todos os músculos intrínsecos da laringe estão *relaxados*. As pregas vocais *não estão em contato*, elas estão um pouco afastadas. O ar passa, mas com um *leve barulho de fricção*.

É uma posição de *repouso* glótico, frequentemente associada a um estado geral de repouso: é o que normalmente escutamos ao ouvir alguém dormindo.

Um indício de relaxamento do tônus corporal

Esse leve barulho de fricção pode ser usado como indicador para verificar o estado de relaxamento do tônus corporal em um exercício de relaxamento em posição deitada ou em situação de repouso corporal. Ele também pode ser usado em qualquer posição para verificar o relaxamento glótico durante o trabalho vocal.

Glote bem aberta (também denominada *abertura forçada*)
Os músculos aritenóideos (ver p. 160) são *relaxados* (sem adução – aproximação – das pregas). Os músculos cricoaritenóideos laterais (ver p. 158) são *contraídos* e *viram as aritenoides*. As pregas vocais são *afastadas*. O orifício glótico tem a forma de um *pentágono*. O ar passa *sem barulho de fricção glótica**. Nenhum ruído é ouvido, nem na inspiração, nem na expiração, nem mesmo com um microfone.

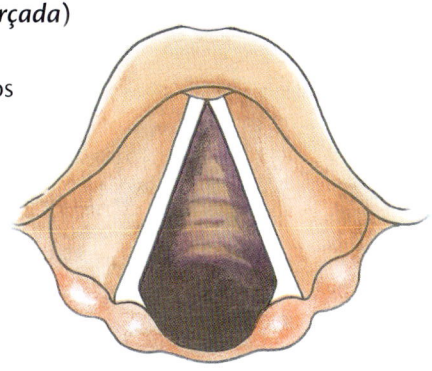

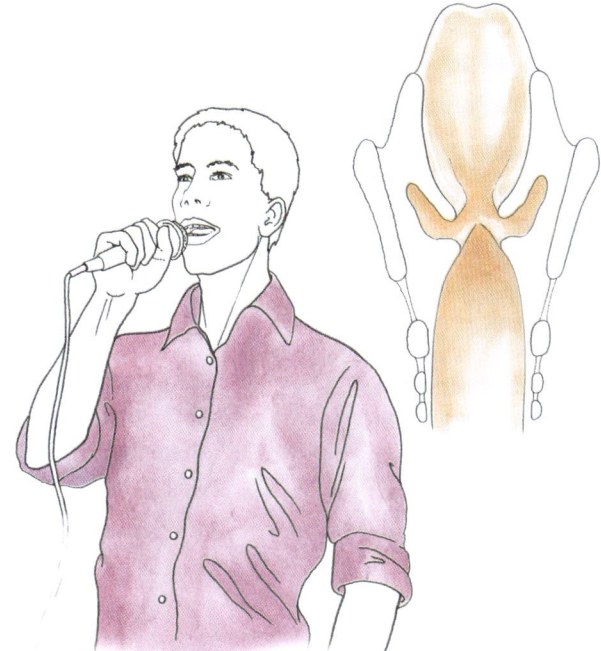

Pequena ação precisa

Ao treinar, é possível reconhecer a diferença entre essas duas posições, sobretudo com a ajuda de um microfone: comece em uma posição relaxada, com um leve ruído de fricção. A partir daí, tente não fazer mais nenhum barulho e observar o que faz com que seja possível respirar assim em silêncio. É possível sentir uma pequena ação, bem precisa, na região da laringe, no ponto de palpação da página 143.

*Atenção: pode haver ruídos de fricção provenientes de outras partes do trato vocal (ver capítulo 6).

Glote aberta e fonação
A abertura glótica cria as condições necessárias para o **sussurro** das vogais.
Ela permite a emissão de consoantes *surdas*, também conhecidas como *não vozeadas*.
É possível sentir a abertura ao nível da glote ao passar de uma consoante sonora (vozeada) a uma consoante surda (não vozeada), por exemplo:

de "/v/" a "/f/"

de "/z/" a "/s/"

de "/j/" a "/x/"

O andar supraglótico

Encontram-se aqui as **bandas ventriculares**: tratam-se das pregas situadas acima das pregas vocais no andar supraglótico. Também são denominadas **falsas pregas vocais**.
Há uma à esquerda e uma à direita.

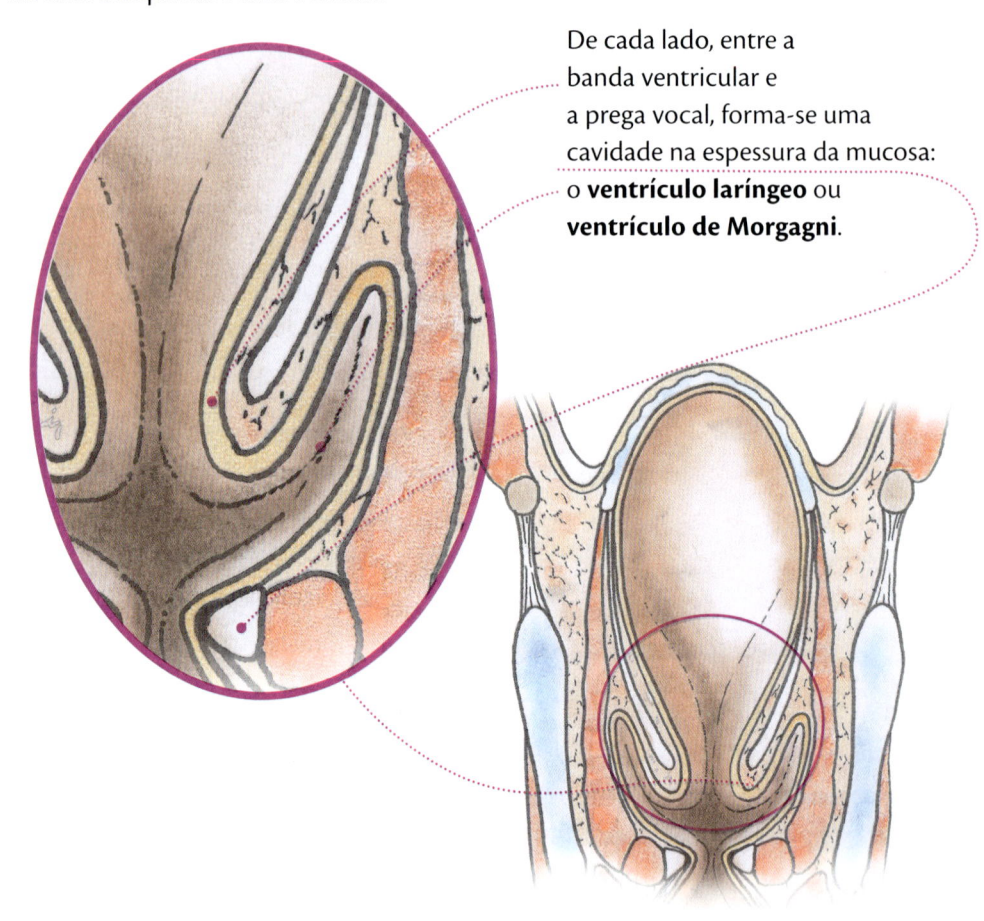

De cada lado, entre a banda ventricular e a prega vocal, forma-se uma cavidade na espessura da mucosa: o **ventrículo laríngeo** ou **ventrículo de Morgagni**.

As bandas ventriculares não são somente pregas da mucosa (como eram geralmente descritas), mas são *sustentadas em profundidade por um espessamento do músculo tireoaritenóideo lateral ou externo*. Portanto, elas podem mudar de forma de modo ativo em função da contração desse músculo.

Assim, essas bandas ventriculares não são zonas inertes, mas podem ser mais ou menos *espessadas* e mais ou menos *aproximadas*. Dessa forma, elas contribuem para a *função esfincteriana da laringe* (ver p. 166). Mas, pela ação desse músculo, os ventrículos laríngeos podem igualmente mudar de forma, tornando-se mais côncavos ou, ao contrário, aplanando-se. Formam a primeira câmara de ressonância acima das pregas vocais e essas mudanças podem, assim, modificar o timbre da voz.

As bandas ventriculares e o timbre laríngeo agudo

Há um "parentesco" entre os músculos tireoaritenóideos interno (medial) e externo (lateral). Quando a glote se fecha com força, o interno se contrai de modo intenso e o externo tende, por proximidade, a se juntar a essa contração. É o que acontece nas vozes espontâneas, quando a voz se eleva a tons mais agudos: a pressão subglótica aumenta, as pregas vocais são cada vez mais tensionadas, os músculos tireoaritenóideos internos se contraem para ajudá-los na resistência. Os tireoaritenóideos externos tendem a acompanhá-los. O resultado é que as bandas ventriculares se aproximam ao mesmo tempo em que a nota se eleva: isso reduz o tamanho da primeira cavidade supralaríngea, o que modifica o timbre.
No canto clássico, a preocupação é igualar o timbre e suavizar essas diferenças: quando se sobe para um tom mais agudo, tenta-se deixar a musculatura das bandas ventriculares não contraída, enquanto o músculo das pregas vocais se contrai.

Uma aproximação habitual

É preciso saber que, independentemente do estilo de canto, que busca ou evita essa modificação do timbre, a aproximação das bandas ventriculares não faz mal para a laringe: isso é feito muitas vezes por dia sem problema.

A vibração das bandas ventriculares

As bandas ventriculares podem vibrar, mas *de maneira muito menos rápida* do que as pregas vocais verdadeiras: o som obtido é muito mais *grave*. É a mucosa que vibra, um pouco como a mucosa do véu palatino. Por vezes, essa vibração se junta àquela das pregas vocais. Em contrapartida, é falso que a vibração das bandas ventriculares produz a voz de falsete (voz de cabeça masculina), como é dito às vezes: o som das bandas ventriculares não é agudo, pelo contrário, é grave.

O espaço ariepiglótico, lugar do *twang*

Acima das bandas ventriculares, há um espaço que ainda está sob a epiglote e que ainda não é realmente a faringe.
Esse espaço é delimitado:
- pela epiglote, na parte superior,
- pelas bandas ventriculares, na parte inferior,
- pelos dois músculos ariepiglóticos, nas laterais e na parte superior,
- pelos dois músculos tireoaritenóideos externos, nas laterais e na parte inferior.

Esse espaço pode mudar de forma de duas maneiras
A contração dos músculos laterais pode torná-lo mais *estreito*. Mas a contração dos músculos ariepiglóticos também tem como efeito *abaixar a epiglote*. Trata-se de um abaixamento que não está ligado ao recuo da língua (como na deglutição).

Quando esse espaço é diminuído, isso favorece certos harmônicos agudos. Essa criação de harmônicos agudos é o que se chama de TWANG.

Epiglote elevada.
Espaço ariepiglótico

Epiglote elevada
Espaço ariepiglótico encurtado grande.

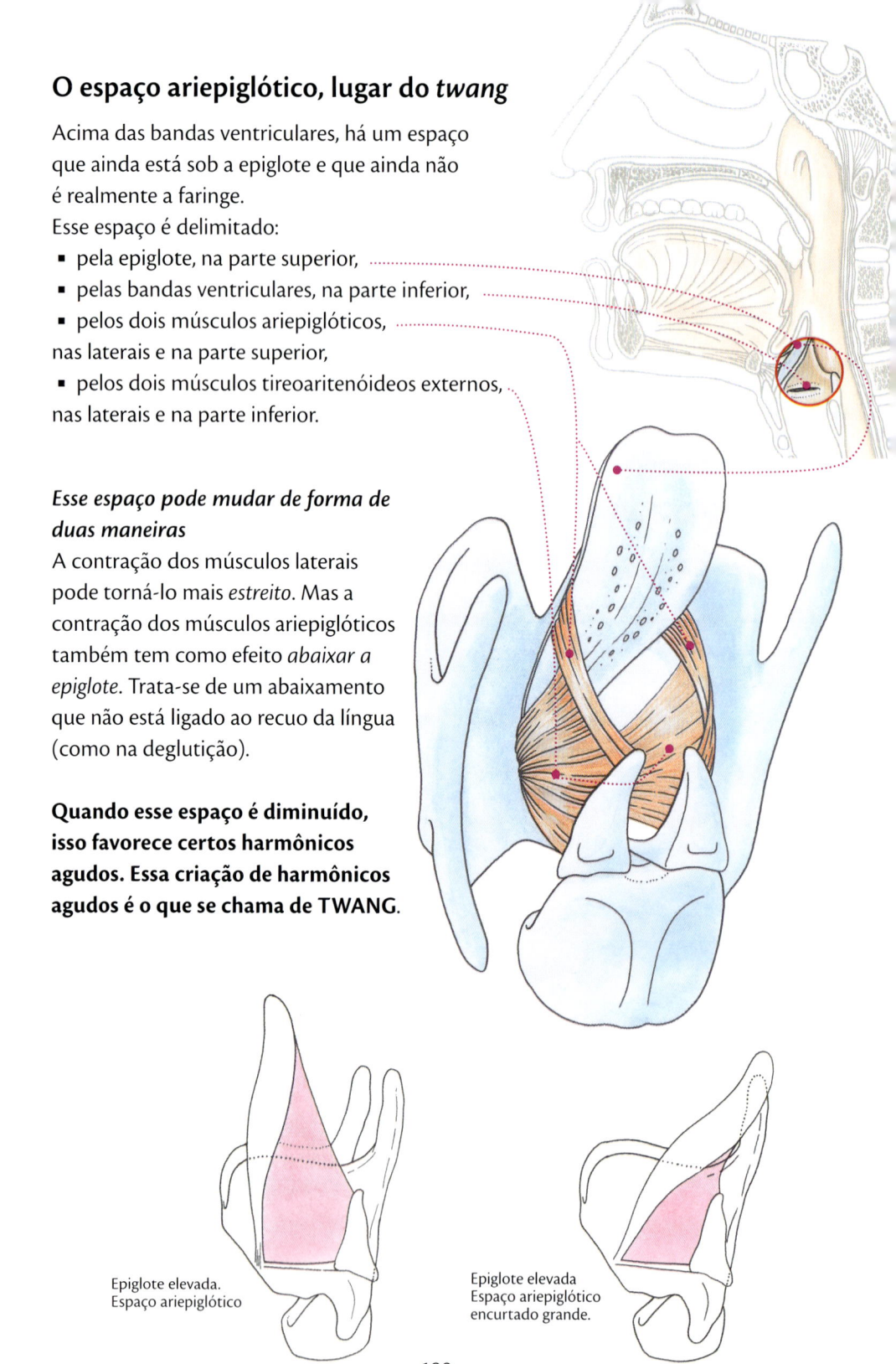

Vistas da laringe por laringoscopia e nasofibroscopia

Vários tipos de exames permitem ver a laringe por cima. Eles são apenas mencionados aqui para que seja possível compreender a *orientação da imagem* de acordo com o método de exame e *o modo de se orientar* (as imagens obtidas podem ser facilmente observadas na internet).

A laringoscopia indireta pode ser feita com um espelho colocado na extremidade de uma haste que se leva para a parte posterior da garganta (procedimento mais antigo, por vezes ainda realizado). Portanto, o observador tem uma *visão refletida* no espelho. Deve-se, então, compreender que ele tem uma *visão invertida* da pessoa em frente.

Vê-se a epiglote na parte superior da imagem.
As *pregas vocais* são como duas linhas esbranquiçadas.
Se a glote está aberta, elas formam uma espécie de "acento circunflexo". Fora das pregas vocais, pode-se ver as *bandas ventriculares*.
Vê-se a traqueia cujos anéis se supõe.
Vê-se o *espaço* da glote se ela estiver aberta.
Os *aritenoides* estão situados na parte inferior da imagem e formam algo como duas protuberâncias arredondadas.
Duas protuberâncias mais medianas são formadas pelas *cartilagens corniculadas*.

A laringoscopia feita com um endoscópio rígido introduzido na boca.
Encontra-se aqui as mesmas localizações, mas no outro sentido. As cartilagens aritenoides estão situadas na parte superior da imagem, a epiglote, na parte inferior.

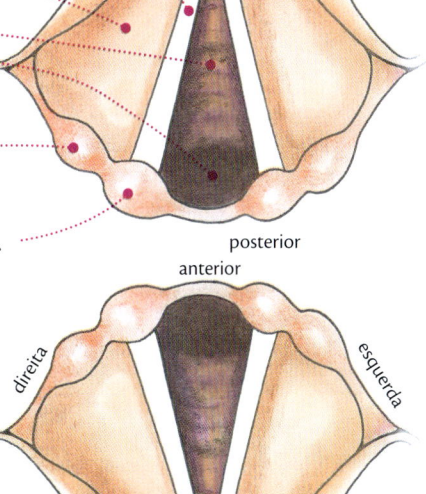

Na nasofibroscopia, um tubo flexível, ligado a uma óptica e a uma câmera, é introduzido por uma narina até a parte superior da laringe. A imagem não está invertida; as aritenoides estão na parte superior da imagem, a epiglote, na parte inferior.

Os músculos extrínsecos da laringe

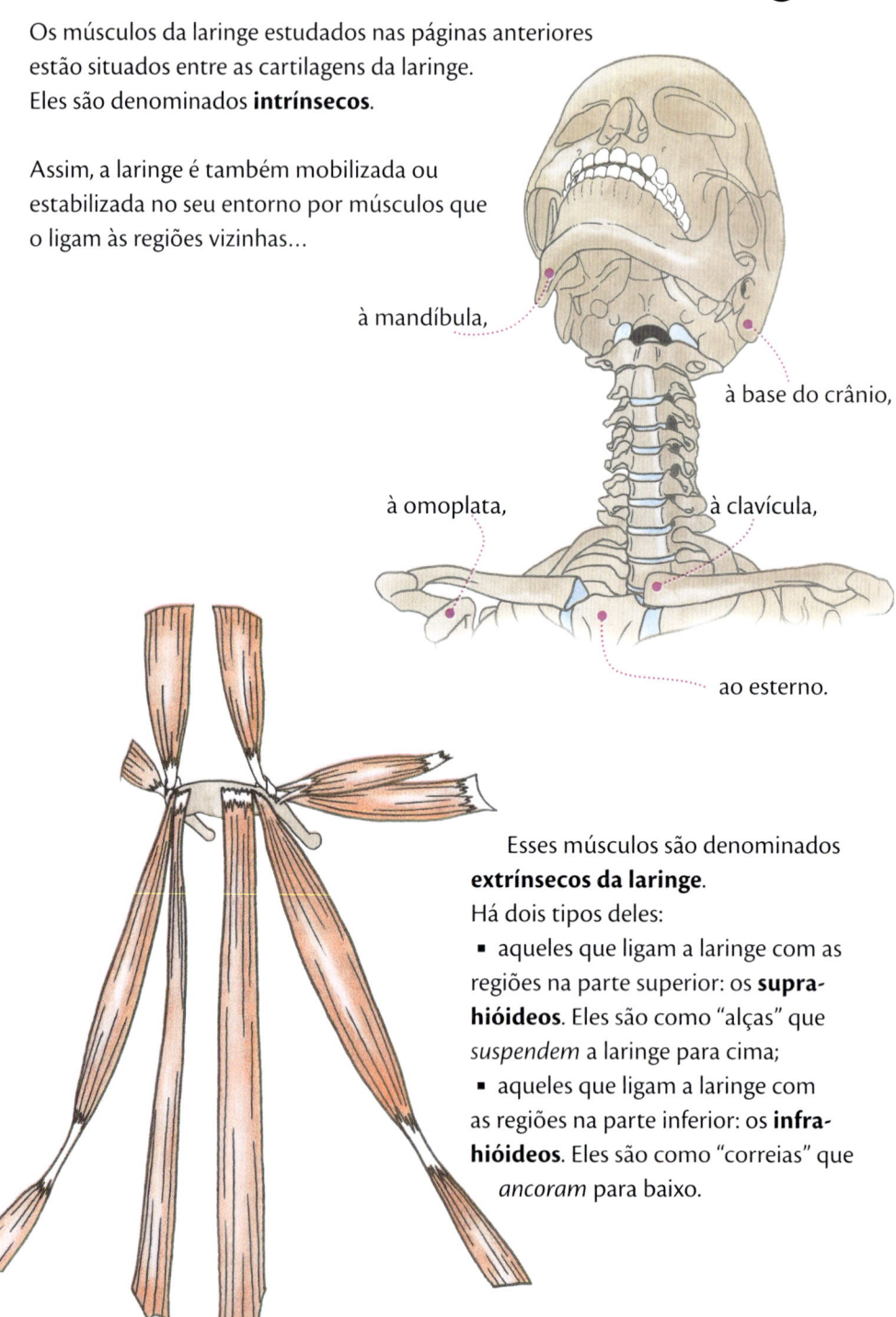

Os músculos da laringe estudados nas páginas anteriores estão situados entre as cartilagens da laringe. Eles são denominados **intrínsecos**.

Assim, a laringe é também mobilizada ou estabilizada no seu entorno por músculos que o ligam às regiões vizinhas…

à mandíbula,

à base do crânio,

à omoplata,

à clavícula,

ao esterno.

Esses músculos são denominados **extrínsecos da laringe**.
Há dois tipos deles:
- aqueles que ligam a laringe com as regiões na parte superior: os **supra-hióideos**. Eles são como "alças" que *suspendem* a laringe para cima;
- aqueles que ligam a laringe com as regiões na parte inferior: os **infra-hióideos**. Eles são como "correias" que *ancoram* para baixo.

Os músculos supra-hióideos

O milo-hióideo

Esse músculo fino e plano forma o assoalho da boca. Juntamente do músculo simétrico, ele forma uma folha contínua, horizontal (algumas vezes denominada *diafragma*). Origina-se em uma "rafe": zona de reunião e de cruzamento de fibras na zona média. A partir daí suas fibras se dirigem para o exterior. Elas terminam na linha milo-hióidea (ver p. 76) e na parte anterior do osso hioide.

O gênio-hióideo

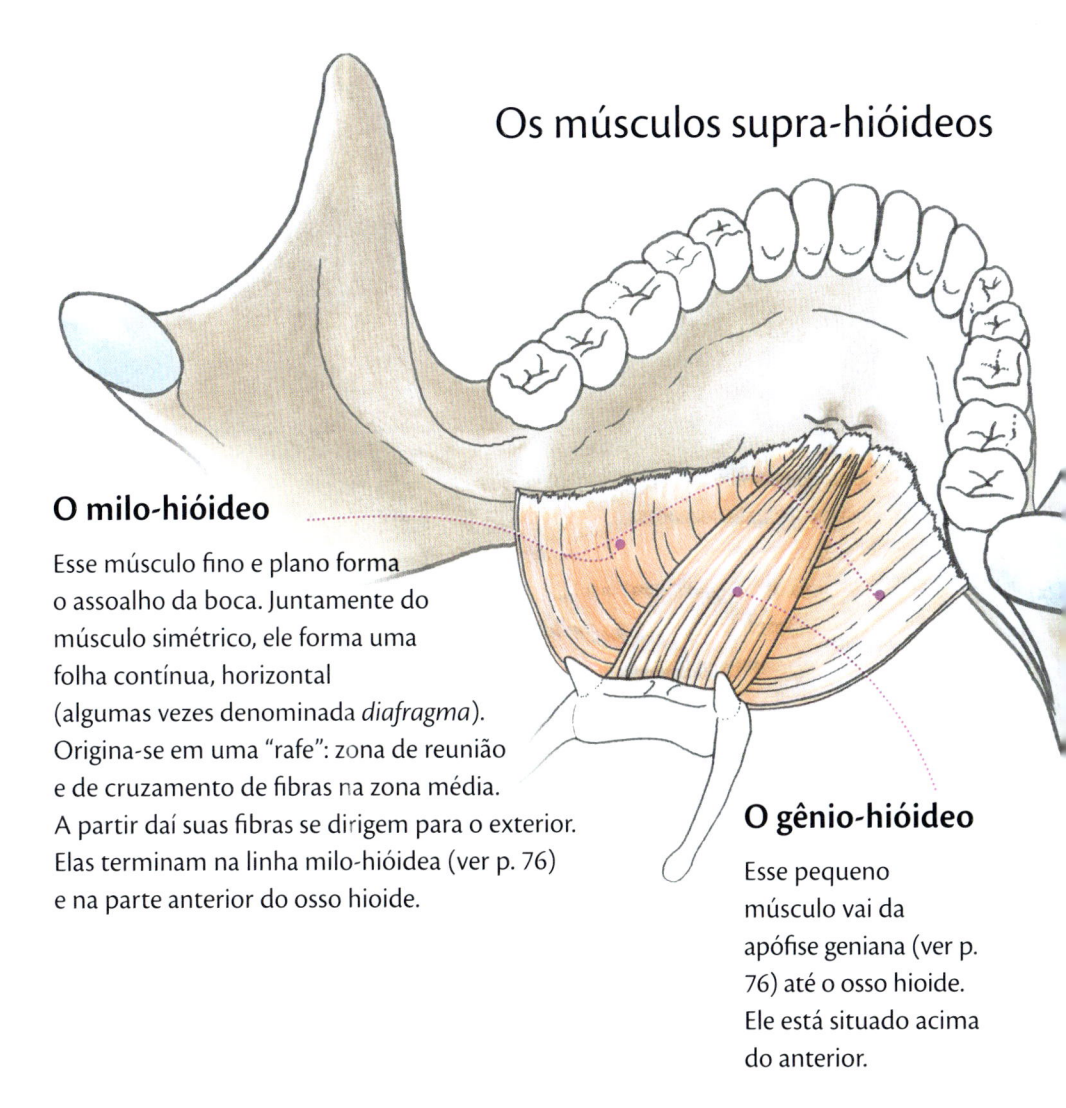

Esse pequeno músculo vai da apófise geniana (ver p. 76) até o osso hioide. Ele está situado acima do anterior.

Ação desses músculos
Quando se contraem, eles se tornam mais planos. *Suportam a massa da língua*. Participam da elevação do osso hioide e da tração para frente. Participam do abaixamento da mandíbula.

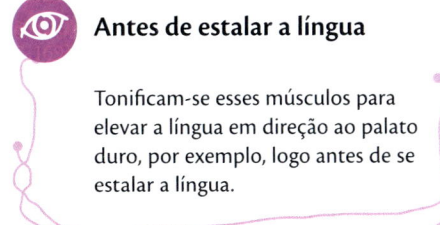

Antes de estalar a língua

Tonificam-se esses músculos para elevar a língua em direção ao palato duro, por exemplo, logo antes de se estalar a língua.

O digástrico

Esse músculo deve seu nome ao fato de que ele é formado de dois feixes ou "ventres".

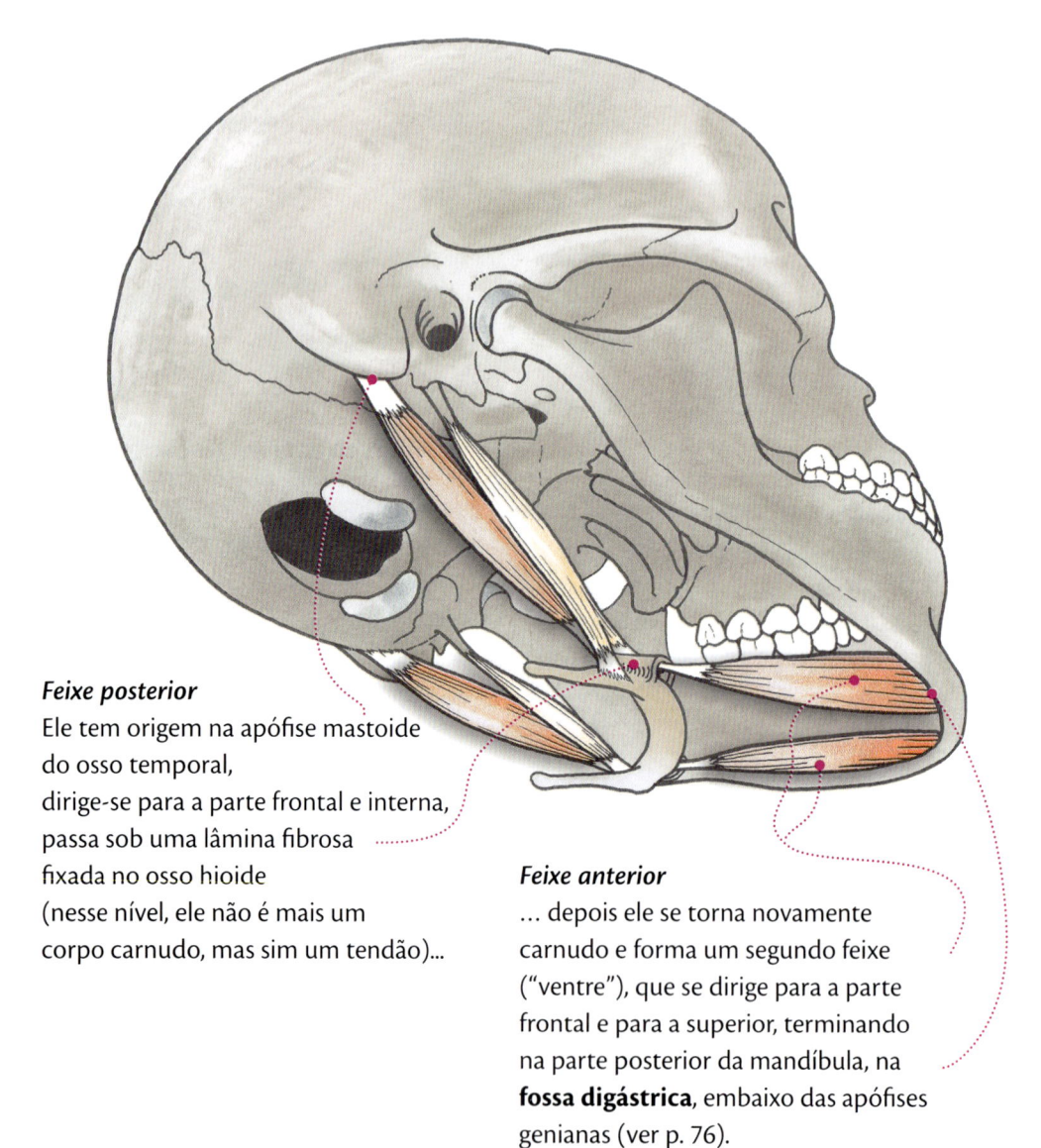

Feixe posterior
Ele tem origem na apófise mastoide do osso temporal,
dirige-se para a parte frontal e interna,
passa sob uma lâmina fibrosa
fixada no osso hioide
(nesse nível, ele não é mais um
corpo carnudo, mas sim um tendão)...

Feixe anterior
... depois ele se torna novamente carnudo e forma um segundo feixe ("ventre"), que se dirige para a parte frontal e para a superior, terminando na parte posterior da mandíbula, na **fossa digástrica**, embaixo das apófises genianas (ver p. 76).

O estilo-hióideo

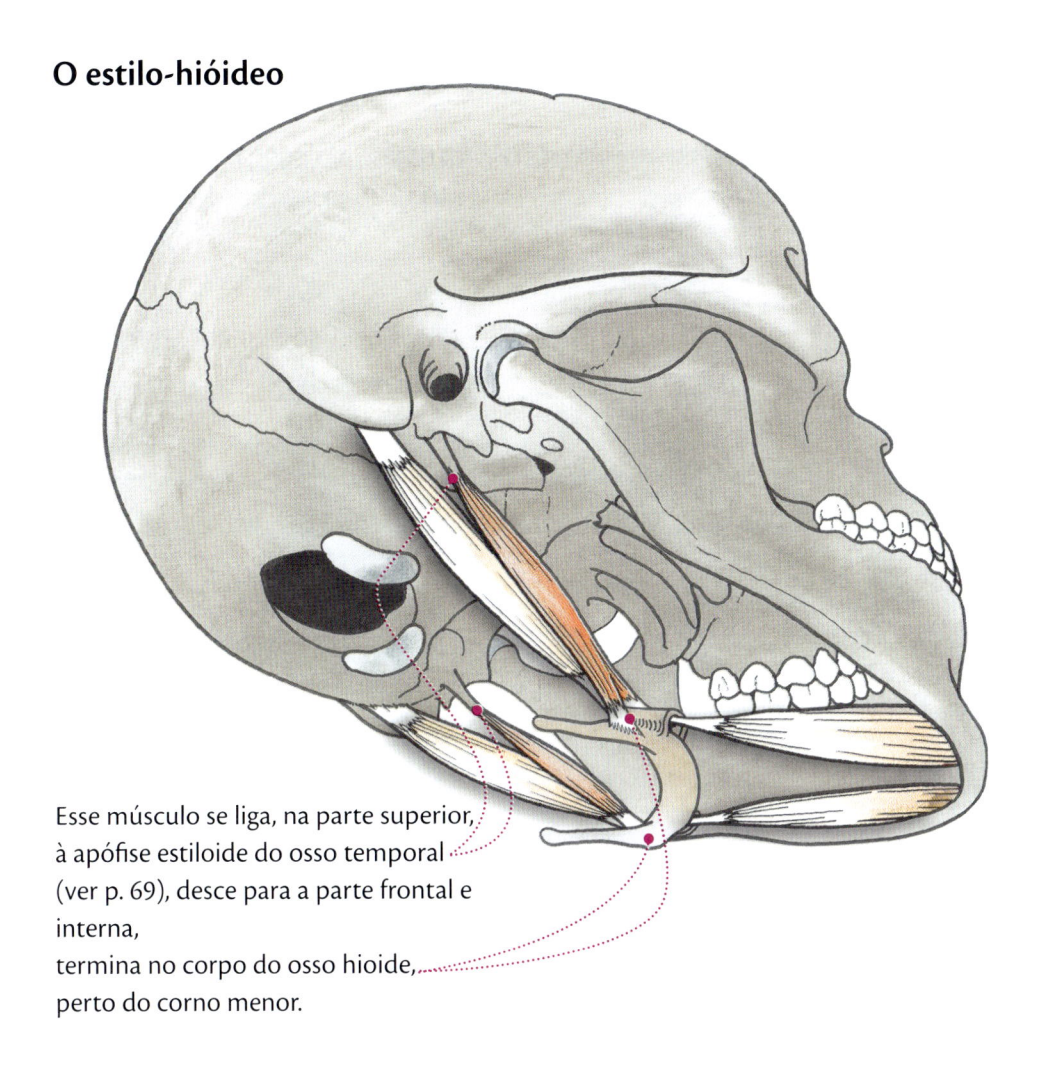

Esse músculo se liga, na parte superior, à apófise estiloide do osso temporal (ver p. 69), desce para a parte frontal e interna, termina no corpo do osso hioide, perto do corno menor.

A *ação do digástrico e do estilo-hióideo*

Esses dois músculos elevam o osso hioide. Elevam também a base da língua que intervém na deglutição. Se atuarem mais de um lado, eles atraem o osso hioide para esse lado. A parte horizontal do digástrico forma o soalho muscular da boca com o milo-hióideo e o gênio-hióideo, vistos na página anterior.

Cabeça, pescoço e laringe

Os movimentos da cabeça para trás e para o lado tensionam certos feixes do digástrico ou do estilo-hióideo que, por sua vez, elevam o osso hioide diretamente para o alto ou para um dos lados.

Os músculos infra-hióideos

Dois músculos são mais profundos e formam uma sequência:
- o esternotireóideo
- o tíreo-hióideo

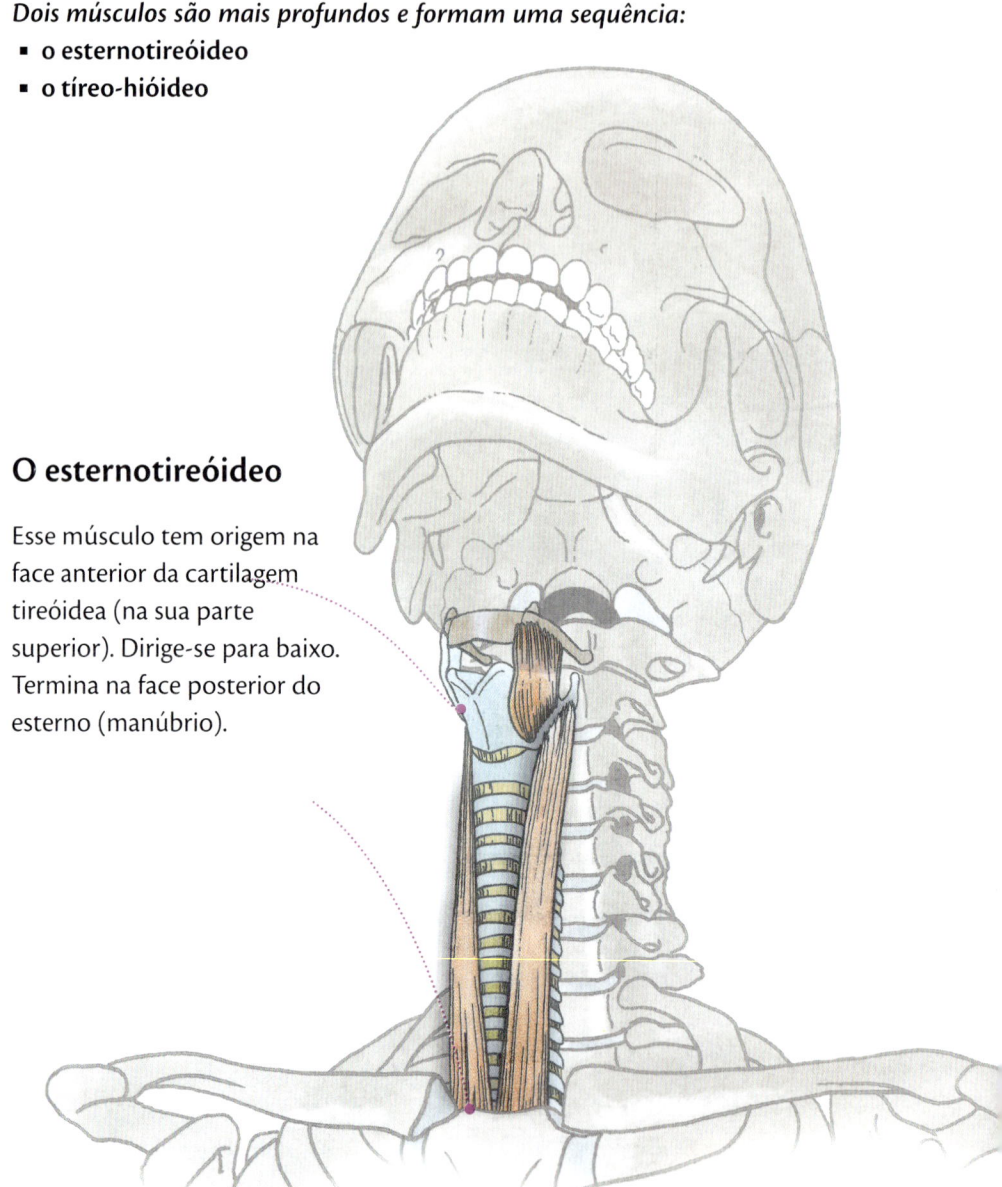

O esternotireóideo

Esse músculo tem origem na face anterior da cartilagem tireóidea (na sua parte superior). Dirige-se para baixo. Termina na face posterior do esterno (manúbrio).

Ação
Ele abaixa a cartilagem tireóidea. Se atua mais de um lado, ele a faz descer mais desse lado.

Aplicação vocal

Ele faz parte dos músculos que abaixam a laringe.

O tíreo-hióideo

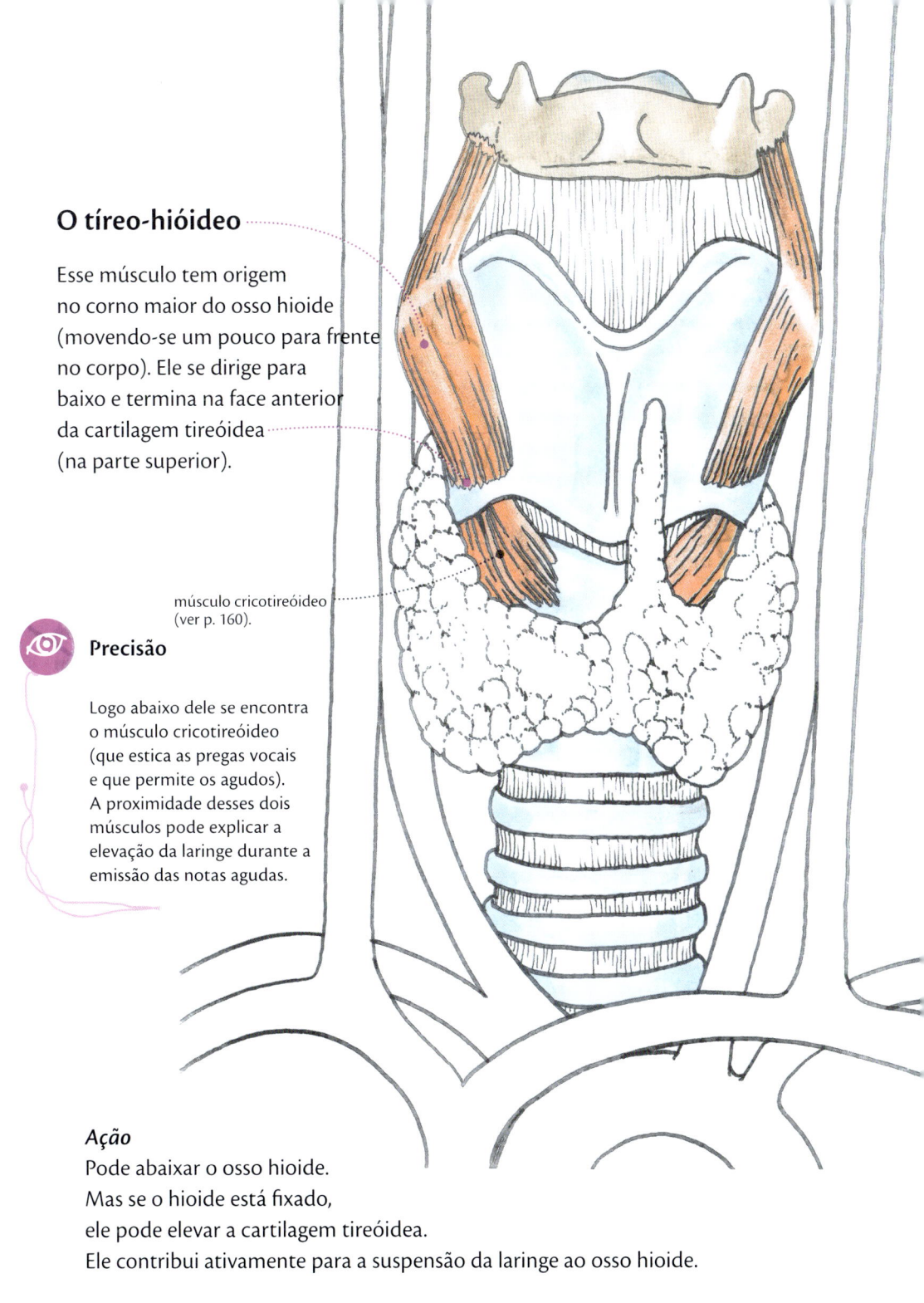

Esse músculo tem origem no corno maior do osso hioide (movendo-se um pouco para frente no corpo). Ele se dirige para baixo e termina na face anterior da cartilagem tireóidea (na parte superior).

músculo cricotireóideo (ver p. 160).

👁 Precisão

Logo abaixo dele se encontra o músculo cricotireóideo (que estica as pregas vocais e que permite os agudos). A proximidade desses dois músculos pode explicar a elevação da laringe durante a emissão das notas agudas.

Ação
Pode abaixar o osso hioide.
Mas se o hioide está fixado, ele pode elevar a cartilagem tireóidea.
Ele contribui ativamente para a suspensão da laringe ao osso hioide.

Dois músculos são mais superficiais:
- o esterno-hióideo
- o omo-hióideo

O esterno-hióideo

Esse músculo fino e longo liga o esterno ao osso hioide: ele tem origem na face posterior do manúbrio esternal, dirige-se para cima, um pouco para o meio e termina na face anterior do osso hioide.

Ação
Ele baixa o osso hioide. Se atua mais de um lado, ele o faz descer mais para esse lado.

A caixa, o esterno e o hioide

Os movimentos de descida do esterno e da caixa torácica tensionam esse músculo e tracionam passivamente o osso hioide para baixo.

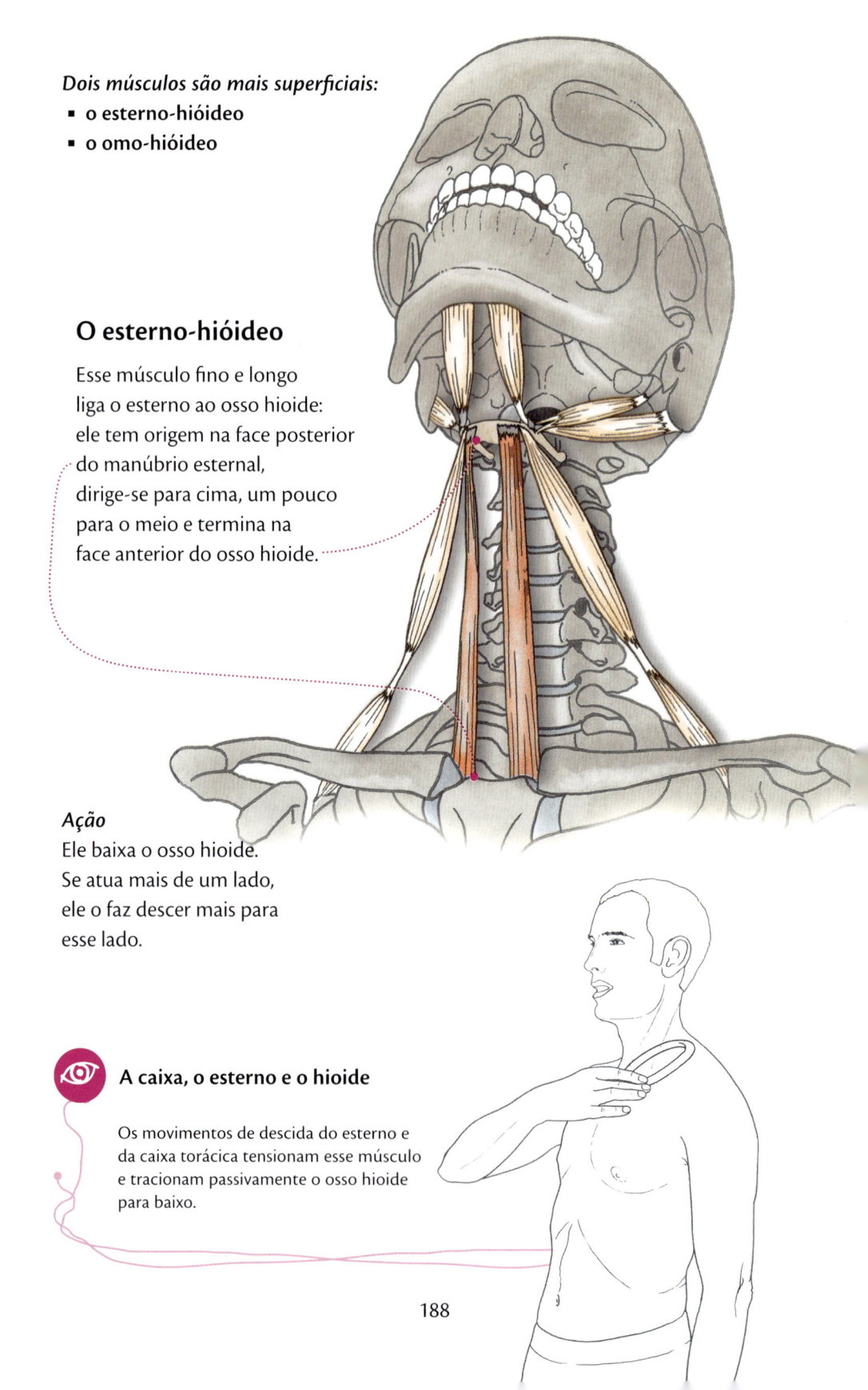

O omo-hióideo

Esse músculo fino e longo liga a omoplata ao osso hioide: ele tem origem na face anterior do osso hioide, dirige-se para baixo e para fora. Ele é formado por dois corpos musculares separados por uma zona tendinosa e termina na borda superior da omoplata.

Ação
Ele abaixa o osso hioide. Se atua mais de um lado, ele o faz descer mais para esse lado.

Omoplata e o osso hioide

Os movimentos de abaixamento e de recuo da omoplata (aqui, da omoplata direita) tensionam esse músculo e tracionam passivamente o osso hioide para baixo.

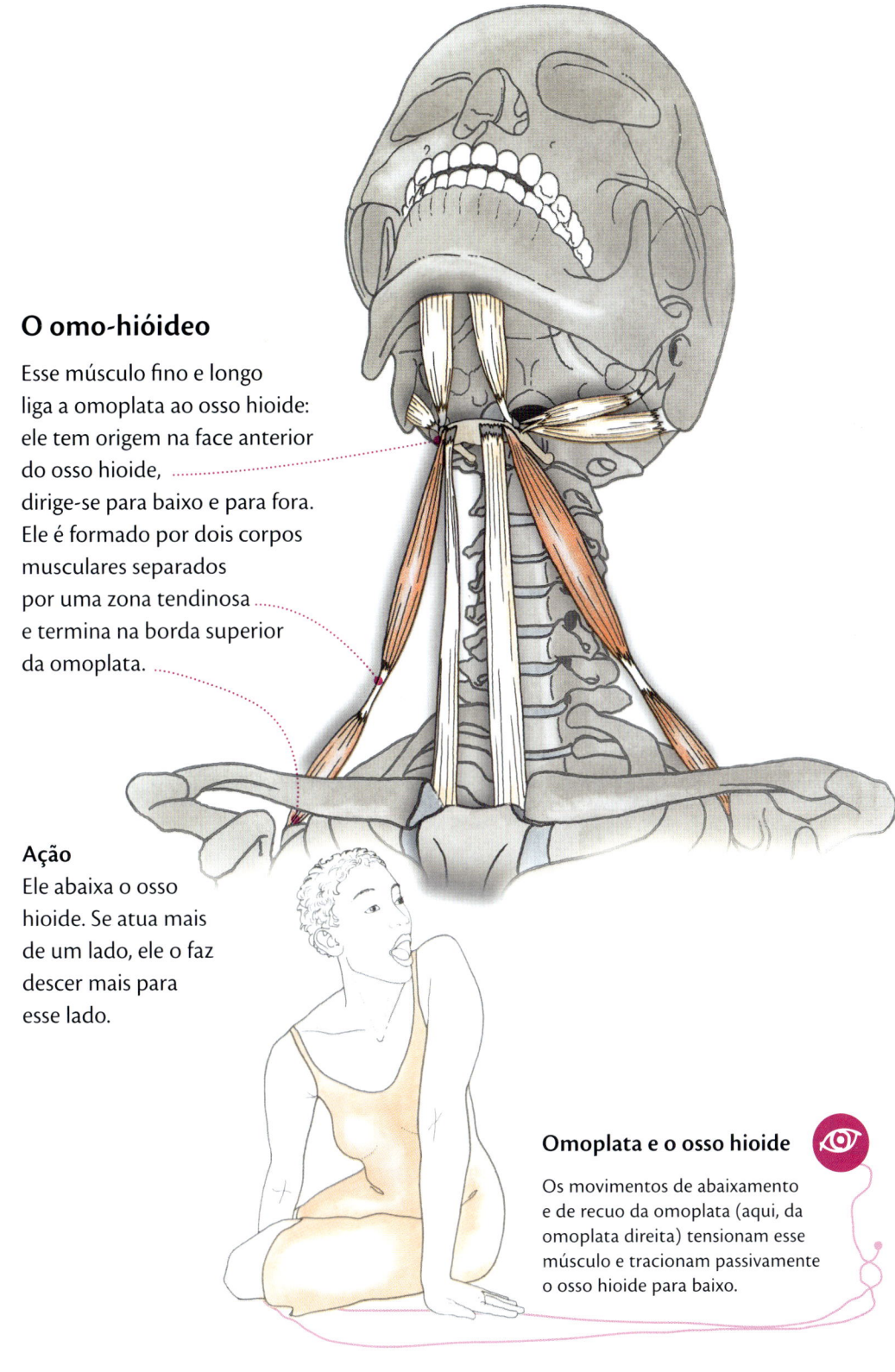

A laringe pode ser tracionada para CIMA

Ela pode ser tracionada para cima:

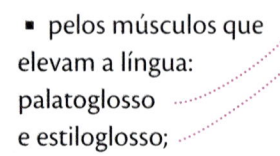

- pelos músculos que elevam a língua: palatoglosso e estiloglosso;

- pelos músculos que elevam a faringe: constritor superior e médio;

- pelos músculos suprahióideos.

👁 Laringe e deglutição

Ao palpar a cartilagem tireoide com os dedos, pode-se sentir a laringe subir quando se engole.

A laringe pode ser tracionada para BAIXO

Ela pode ser tracionada para baixo:
- pelos músculos infra-hióideos;
- pelo diafragma (ver detalhes na página 119).

👁 Língua e laringe

Pode-se colocar um dedo sobre a parte posterior da língua e inspirar: então, é possível sentir a língua se abaixar levemente, porque ela está ligada à laringe, ela própria tracionada pelo diafragma.

Estabilizar a laringe

A "produção" vocal dos agudos acontece nas pregas vocais: é a sua frequência de vibração que determina a altura da nota (ver p. 289). Não há necessidade anatômica ou mecânica de elevar a laringe para produzir um som agudo. No entanto, muitas pessoas fazem isso espontaneamente e sentem isso como um possível desconforto. O que acontece nesses casos?

Ocorre a sincinesia* espontânea entre os músculos tireoaritenóideos interno e externo, detalhado na página 179 ou entre o músculo cricotireóideo e o músculo tóreo-hióideo, visto na página 187.

Ocorre também a focalização neuromotora: quando se canta uma nota alta, começa-se por pensar nela, no sentido de que se concebe o projeto de sua altura. E muitas pessoas tendem a estabelecer uma sincinesia* entre o que o cérebro projeta fazer (essa nota que "sobe") e o fato de "elevar" toda a laringe. Essa ascensão da laringe pode ser feita por qualquer músculo que eleva o osso hioide (os supra-hióideos) ou que eleva a língua, a faringe e o véu. O fato de elevar a laringe pode se tornar um hábito e, pela repetição, um automatismo neuromotor. Pode estar ligado também ao medo de cantar nos agudos, fazendo intervir zonas do cérebro que geram a memória emocional do medo.
Portanto, diante disso, é interessante saber que é possível se exercitar para manter uma altura estável da laringe, particularmente quando se cantam notas altas. Atenção, no entanto, para não transformar isso em um abaixamento excessivo da laringe durante as notas altas, o que aumentaria o comprimento da faringe e mudaria a ressonância (exceto se isso é o desejado, claro).
Atenção também para não transformar isso em uma crispação dos músculos em torno da laringe, que poderia se estender para uma crispação dos músculos intrínsecos. A estabilidade da altura da laringe é obtida por meio de um equilíbrio progressivo que deveria deixar a região laríngea mais descontraída do que crispada.

O mesmo fenômeno existe também no outro sentido: pode-se ter a tendência de abaixar sistematicamente a laringe quando se canta uma nota grave. Aqui também é interessante treinar para manter uma certa estabilidade da faringe, recrutando, dessa vez, os músculos que a elevam. Nesse caso, também essa ação deve ser equilibrada para apenas estabilizar a laringe, sem crispação.

* Sincinesia: movimento associado à ação, mas que não é necessário para a ação.

O trato vocal — p. 194
O trato vocal é estruturado por um arcabouço esquelético — p. 196
O papel da boca e da faringe na ressonância — p. 198

O trato vocal em parte no pescoço — p. 200

Quando o corpo está em posição vertical — p. 201
Balanço cefálico — p. 202
O grupo dos suboccipitais — p. 204
Os complexos — p. 206
Os esplênios — p. 208
Os músculos pré-cervicais — p. 210
O esternocleidomastóideo ou SCOM — p. 212
Os escalenos — p. 213

A faringe — p. 214

Os músculos da faringe — p. 218

A boca — p. 222

Abrir e fechar a boca: os músculos da mandíbula — p. 224
Mandíbula, articulação e ressonância — p. 230

O palato mole (véu palatino) — p. 232

Descrição do palato mole — p. 233
Os músculos do véu palatino — p. 236
O palato mole e a respiração — p. 240
Palato, articulação, ressonância — p. 241

A língua — p. 244

Descrição da língua — p. 245
O esqueleto da língua — p. 246
Os músculos da língua — p. 247
A dinâmica da língua — p. 256
Língua, articulação, ressonância — p. 258

Os lábios — p. 260

Descrição dos lábios — p. 261
Os músculos dos lábios — p. 262
Os lábios, articulação e ressonância — p. 270

O nariz e as fossas nasais — p. 272

Descrição da parte externa do nariz — p. 273
As fossas nasais — p. 274
Os seios paranasais — p. 276
A mucosa nasal — p. 277

A orelha — p. 278

O trato vocal

5

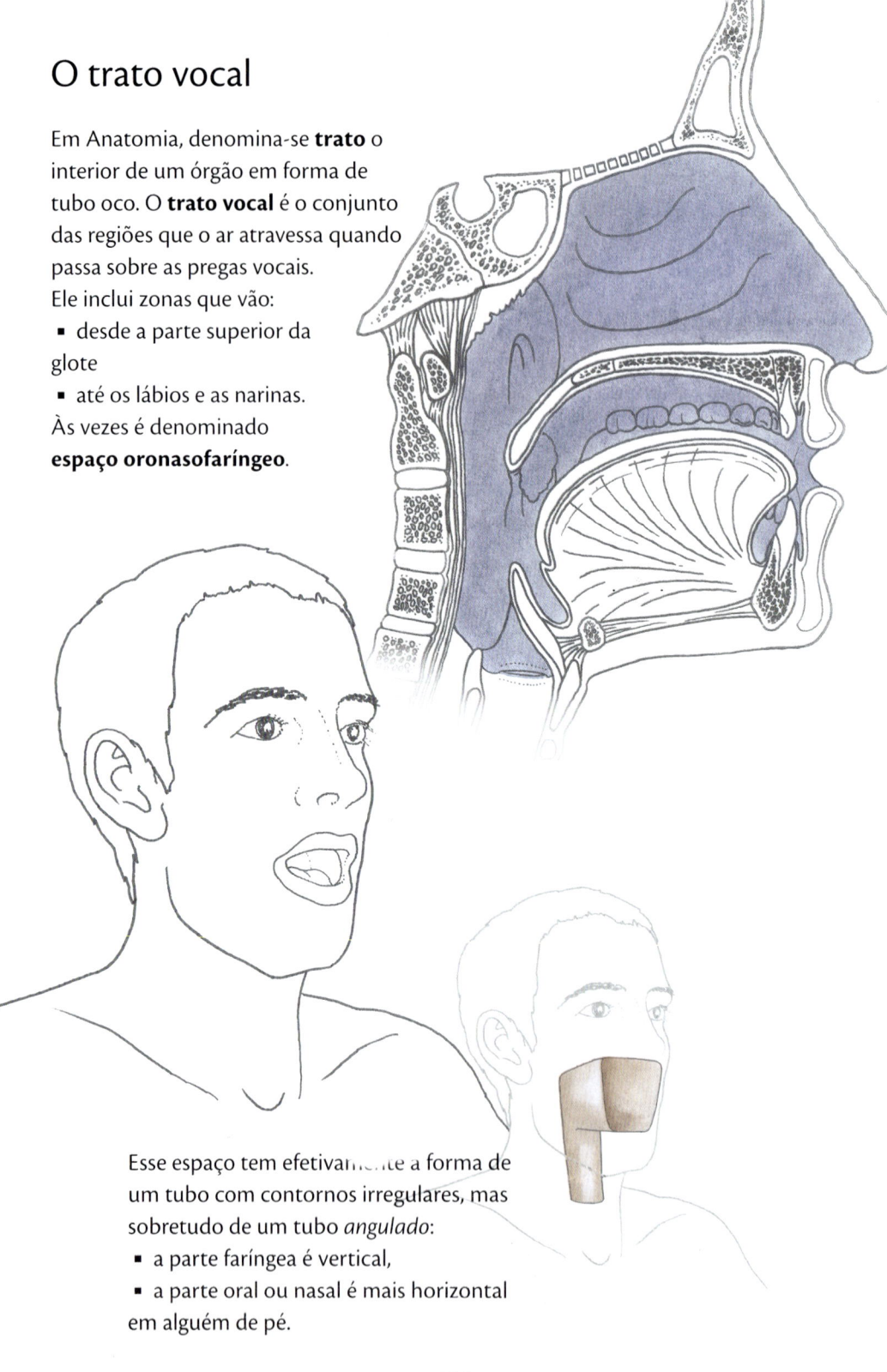

O trato vocal

Em Anatomia, denomina-se **trato** o interior de um órgão em forma de tubo oco. O **trato vocal** é o conjunto das regiões que o ar atravessa quando passa sobre as pregas vocais. Ele inclui zonas que vão:
- desde a parte superior da glote
- até os lábios e as narinas.

Às vezes é denominado **espaço oronasofaríngeo**.

Esse espaço tem efetivamente a forma de um tubo com contornos irregulares, mas sobretudo de um tubo *angulado*:
- a parte faríngea é vertical,
- a parte oral ou nasal é mais horizontal em alguém de pé.

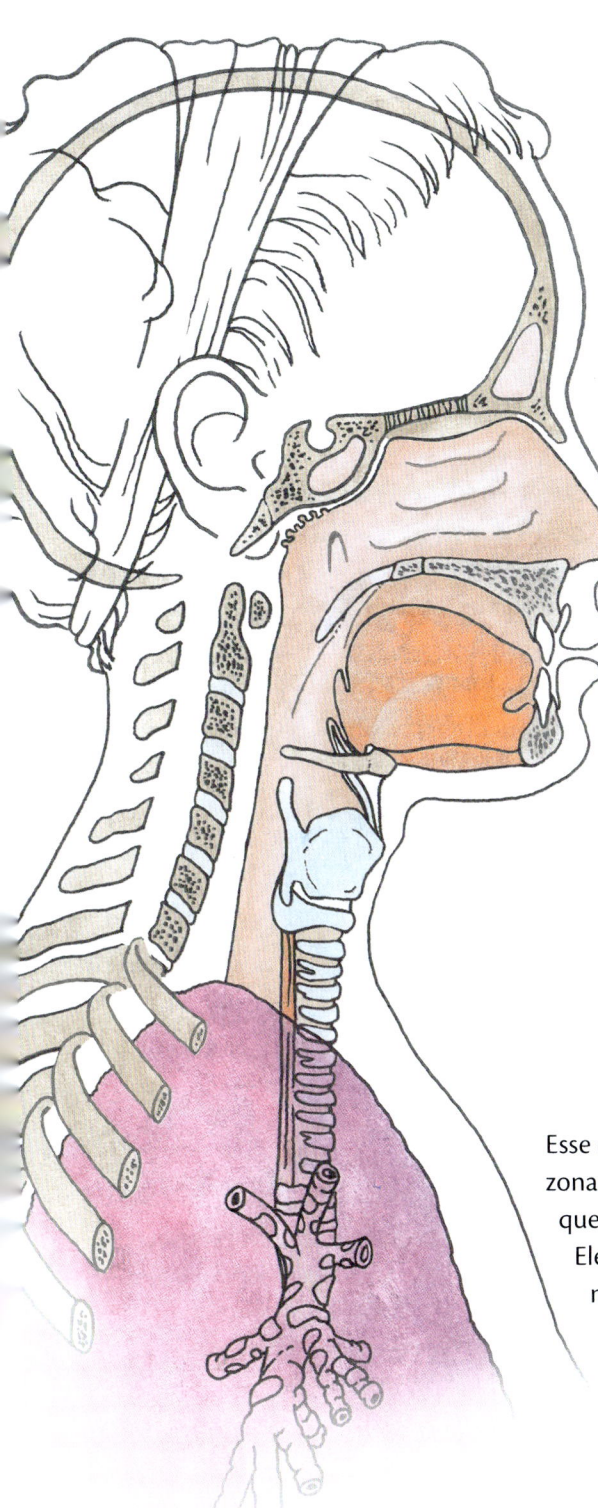

Encontram-se aí regiões com nomes mais ou menos conhecidos.
Em cima da glote,

o **nariz:**
com as fossas nasais e as narinas,

a **boca:**
com a língua, as arcadas dentárias e os lábios,

o **véu palatino**
ou palato mole

a **faringe**

o **espaço ariepiglótico**
(visto na parte sobre a laringe na página 180).

Esse capítulo é dedicado a todas essas zonas, descritas na ordem sucessiva em que o ar expiratório as atravessa.
Ele detalha as partes do *esqueleto* necessárias para seu estudo, em particular certas precisões dos *ossos do crânio* e os *músculos*.

O trato vocal é estruturado por um arcabouço esquelético

Os ossos que compõem esse arcabouço serão apenas citados aqui. Eles serão detalhados nas páginas dedicadas às regiões as quais dizem respeito mais especialmente.

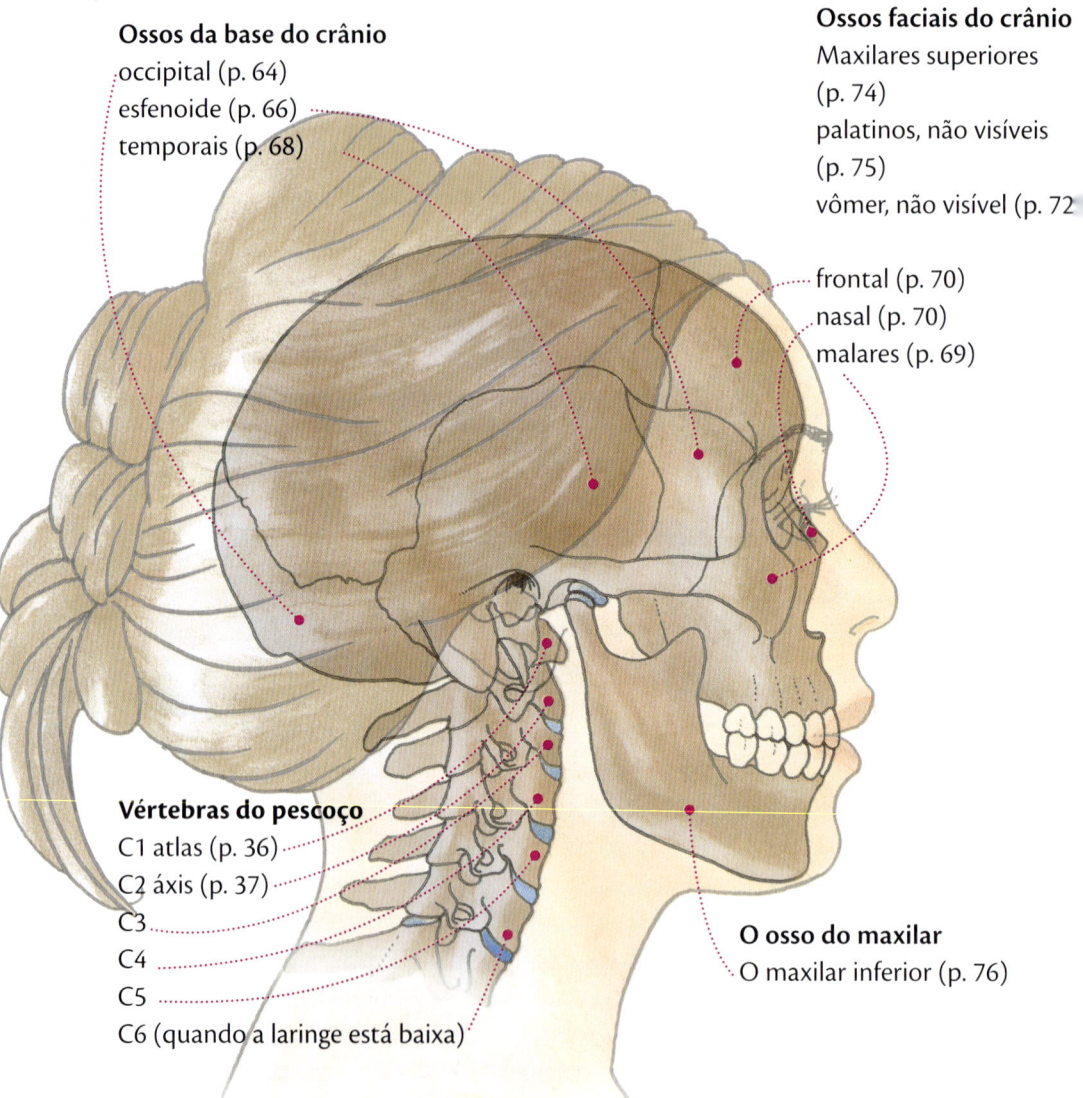

Ossos da base do crânio
occipital (p. 64)
esfenoide (p. 66)
temporais (p. 68)

Ossos faciais do crânio
Maxilares superiores (p. 74)
palatinos, não visíveis (p. 75)
vômer, não visível (p. 72)

frontal (p. 70)
nasal (p. 70)
malares (p. 69)

Vértebras do pescoço
C1 atlas (p. 36)
C2 áxis (p. 37)
C3
C4
C5
C6 (quando a laringe está baixa)

O osso do maxilar
O maxilar inferior (p. 76)

O arcabouço esquelético proporciona a forma *angulada* do trato vocal:
- as vértebras cervicais formam uma estrutura mais ou menos *vertical**;
- a boca e o nariz formam duas estruturas *horizontais**.

* Para uma pessoa de pé.

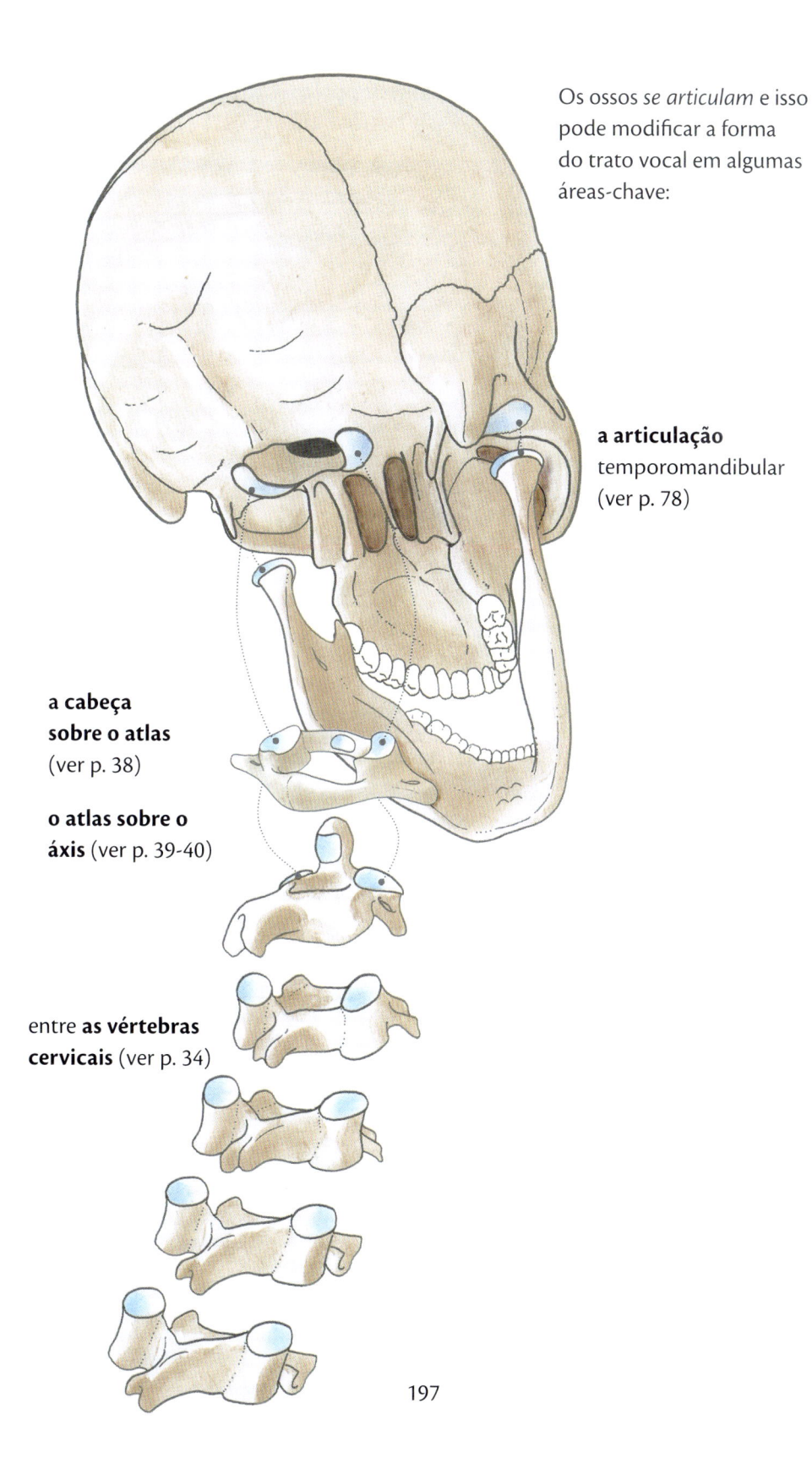

Os ossos *se articulam* e isso pode modificar a forma do trato vocal em algumas áreas-chave:

a articulação temporomandibular (ver p. 78)

a cabeça sobre o atlas (ver p. 38)

o atlas sobre o áxis (ver p. 39-40)

entre **as vértebras cervicais** (ver p. 34)

O papel da boca e da faringe na ressonância

O que é um ressonador?

Toda cavidade é um ressonador. Os ressonadores têm frequências de excitação particulares denominadas "frequências naturais" (ou "frequências de ressonância"). Quando um som com essa frequência se propaga, ele entra em ressonância e será amplificado.

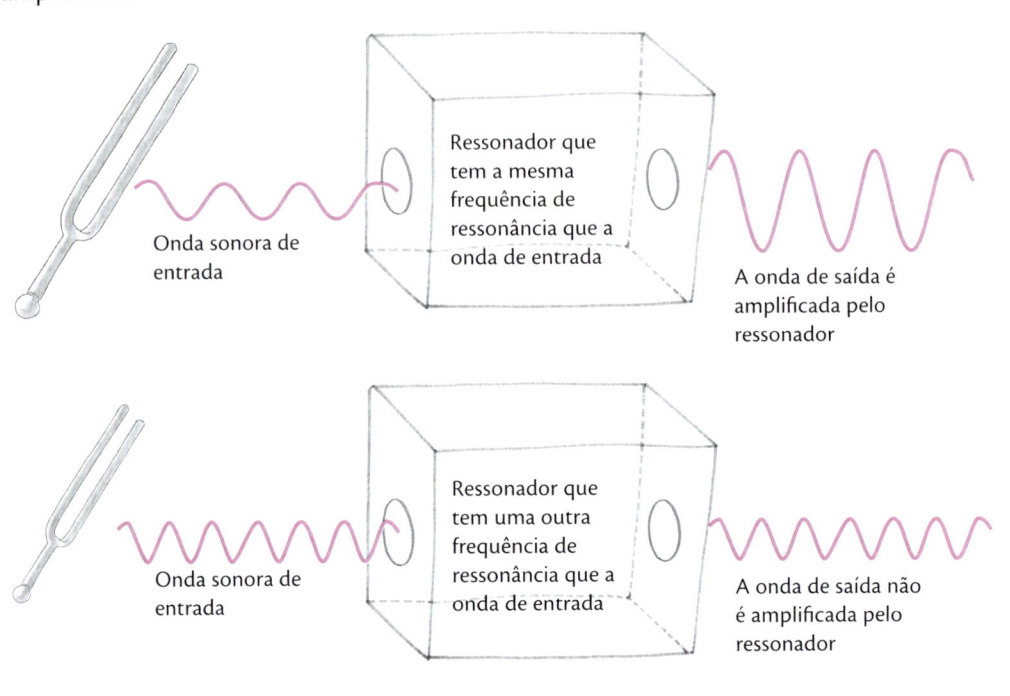

Onda sonora de entrada

Ressonador que tem a mesma frequência de ressonância que a onda de entrada

A onda de saída é amplificada pelo ressonador

Onda sonora de entrada

Ressonador que tem uma outra frequência de ressonância que a onda de entrada

A onda de saída não é amplificada pelo ressonador

As frequências de ressonâncias dependem diretamente das dimensões da cavidade (quanto maior é a cavidade, mais as frequências são graves e vice-versa).

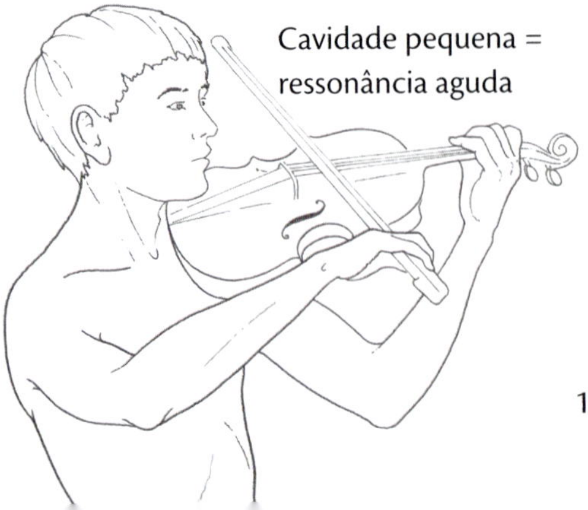

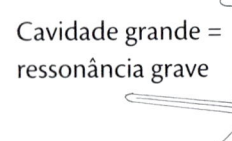

Cavidade pequena = ressonância aguda

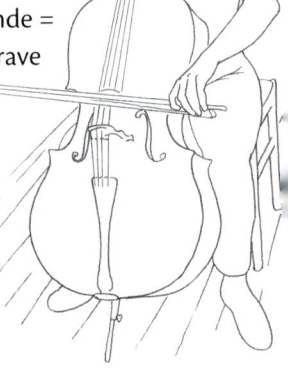

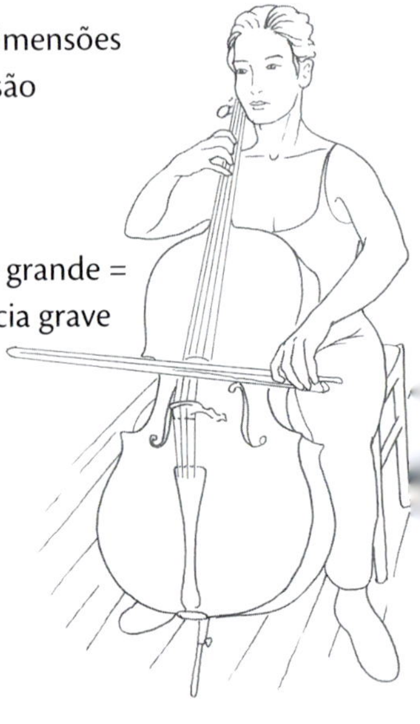

Cavidade grande = ressonância grave

A faringe e a boca se assemelham a cavidades com paredes flexíveis e móveis. Elas têm, portanto, uma faixa de frequências de ressonância que amplifica uma parte dos sons provenientes da laringe. A faringe amplifica os graves (250-500 Hz), a boca amplifica os agudos (700-2500 Hz).

As vogais

Cada vogal é composta por duas zonas de reforço de frequência (F1 e F2) denominadas "formantes".
F1 está associada à faringe,
F2, à boca
As frequências de F1 e F2 estão relacionadas ao tamanho de seus respectivos ressonadores.

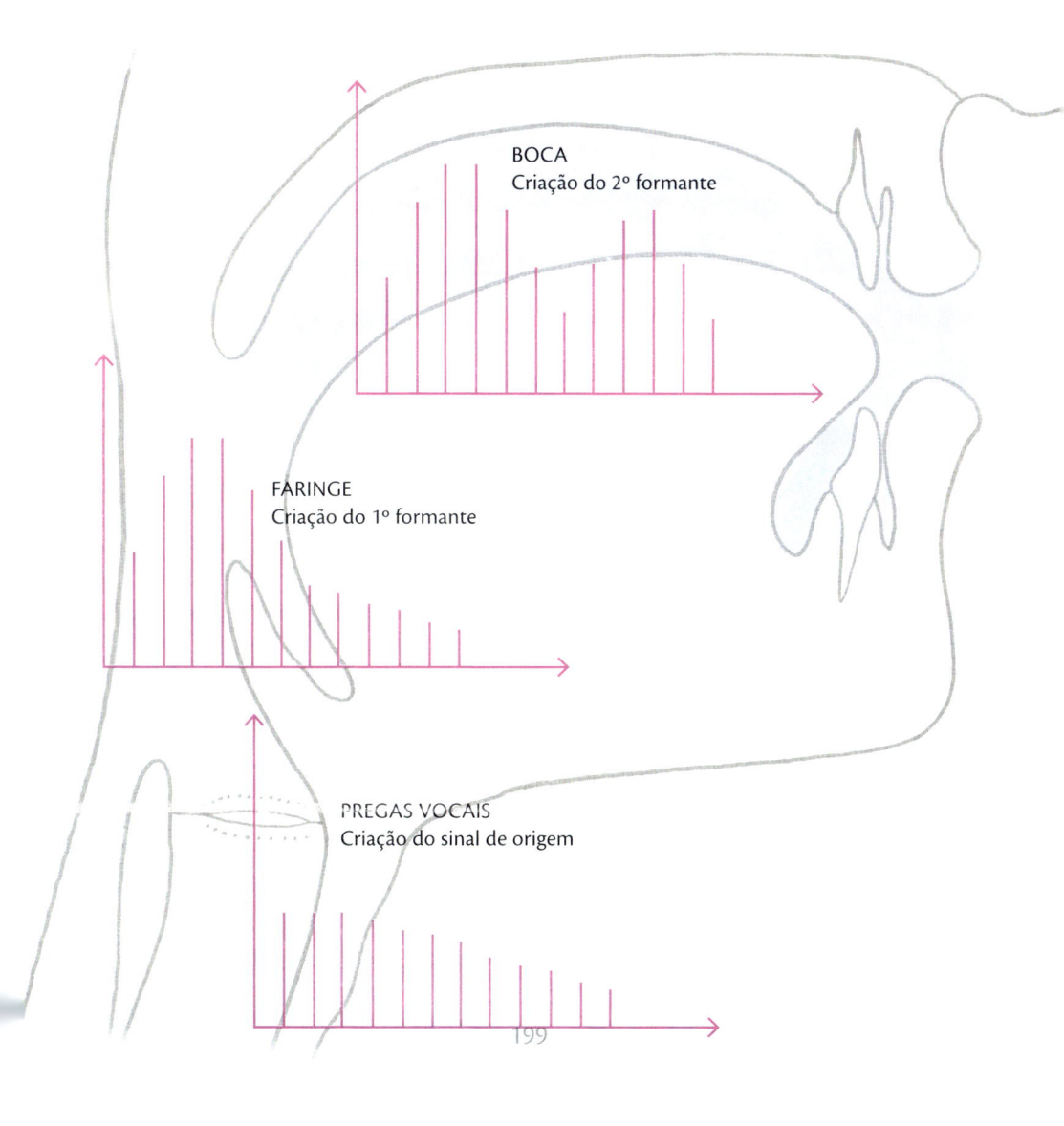

BOCA
Criação do 2º formante

FARINGE
Criação do 1º formante

PREGAS VOCAIS
Criação do sinal de origem

O trato vocal em parte no pescoço

A parte vertical do trato vocal está localizada no pescoço, mais exatamente nos dois terços superiores do pescoço.

A parte superior desta região se mistura com a cabeça (quando se olha para uma pessoa de frente, a parte inferior da cabeça esconde a parte superior do pescoço):

o atlas está atrás do nariz, o áxis está atrás da boca.

C3 se encontra na massa da língua.

C4, C5 e às vezes C6 se encontram atrás da laringe
(essa referência se move porque a laringe pode subir ou descer).

Às vezes a voz é produzida com o corpo em movimento, o pescoço estando móvel, mesmo que passivamente, quando se vocaliza rolando a cabeça para o lado em posição deitada, por exemplo. Entretanto, na maioria das vezes a voz é produzida em posição vertical. Nesse caso, demanda-se muito da região cervical como ossatura do trato vocal. Essa região, *a priori* muito móvel, tornando-se frequentemente enrijecida por causa de um tônus desequilibrado de seus músculos.

No ato vocal, a mobilidade é útil em certos momentos e, em outros, a estabilidade também é necessária. Essas duas qualidades são desenvolvidas tanto por um trabalho de mobilização das articulações do pescoço como por um trabalho de reforço dos músculos posturais.

Quando o corpo está em posição vertical

No momento da fonação, o pescoço é muito demandado. Ele deve ao mesmo tempo:

- **sustentar a cabeça**, equilibrá-la na coluna cervical. Trata-se do **balanço cefálico**, abordado nas páginas seguintes;
- **sustentar a laringe e a faringe**, tal como a língua, suspendidas na cabeça, elementos para os quais ele constitui um *mastro* que lhes permite estabilizar ou ancorar suas ações;
- **sustentar a si mesmo**, isto é, equilibrar as vértebras umas sobre as outras, entre as posições extremas de anteprojeção de sua base ou, ao contrário, de alinhamento excessivo.

Essas funções têm a necessidade de poder *mobilizar um pescoço em repouso* de modo alternado ou, ao contrário, *fixá-lo com força*, de acordo com as circunstâncias. A mobilização ativa e a estabilização do pescoço são asseguradas por muitas combinações de músculos:

Os músculos laterais (escalenos, SCOM) mobilizam e estabilizam o pescoço lateralmente.

Os músculos posteriores, fortes e numerosos, garantem ao mesmo tempo, o alinhamento da cabeça sobre o pescoço (ver balanço cefálico) e o alinhamento do pescoço inteiro sobre o tronco.

Os músculos situados junto à frente da coluna asseguram o alinhamento retilíneo das vértebras cervicais.

Enfim, na frente do pescoço se encontram os músculos hióideos, que equilibram a laringe, mas que podem também contribuir para mobilizar o pescoço. Esses músculos são abordados no capítulo sobre a laringe (ver p. 184, 189).

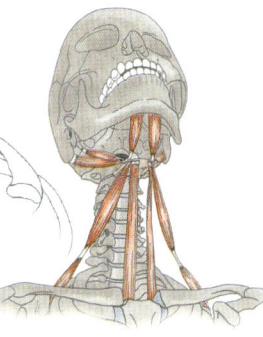

O pescoço do *belting*
Em certas formas de voz, como o belting, é preciso um pescoço forte e estável.

Balanço cefálico

Como visto na página 38, a cabeça se junta com o pescoço graças aos **côndilos occipitais** que se articulam com as superfícies situadas sobre as **massas laterais do atlas**. Essa articulação se encontra logo à frente da apófise *mastoide*, que pode ser palpada embaixo e atrás da orelha.

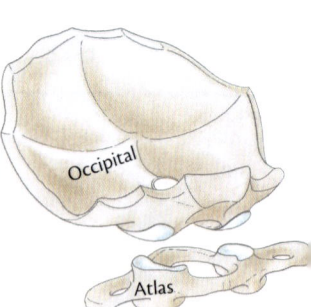

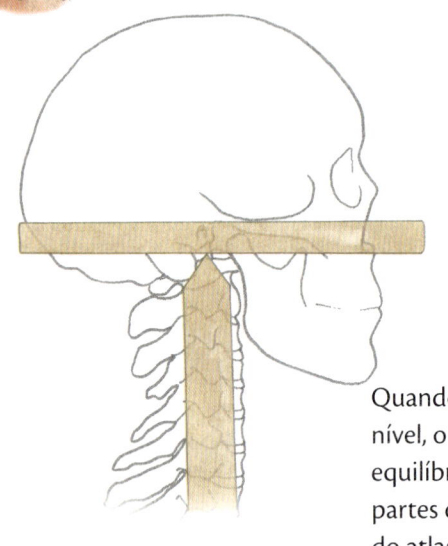

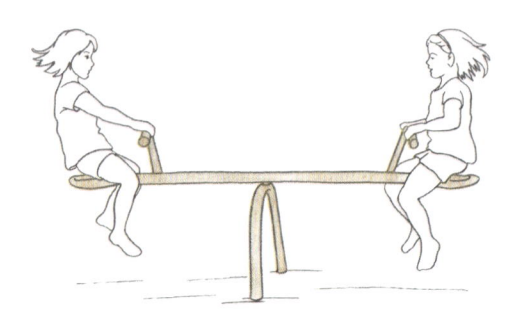

Quando o pescoço está em posição vertical, nesse nível, o "bloco cabeça"*, visto de perfil, realiza um equilíbrio comparável ao de um *pêndulo* entre suas partes que estão situadas na parte anterior e posterior do atlas. É o que se denomina **balanço cefálico**. Na maior parte das vezes, esse equilíbrio se ajusta para que o maxilar esteja aproximadamente na *horizontal*.

Precisão frequentemente desconhecida:
o centro de gravidade do "bloco"* da cabeça não está *acima* da articulação.
Ele está *na frente* dos côndilos occipitais e, portanto, *na frente do atlas*.

O centro de gravidade

Trata-se do ponto que resume o conjunto de pontos de aplicação de todas as forças que podem ser exercidas sobre um objeto.

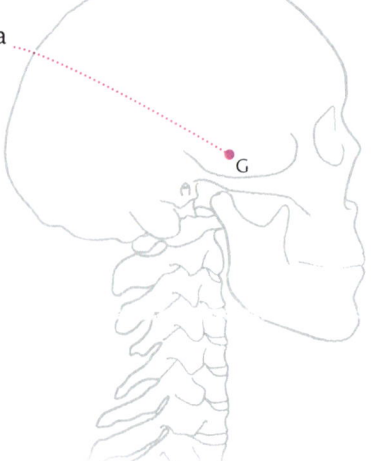

* O "bloco" da cabeça inclui o crânio, a mandíbula e todas as partes moles situadas nesses locais do esqueleto.

Devido à posição do centro de gravidade, quando o pescoço está na vertical, a cabeça tende sempre a tombar para frente (mais abaixo no corpo, essa queda da cabeça para frente tende a flexionar a parte superior e depois a parte inferior do pescoço).

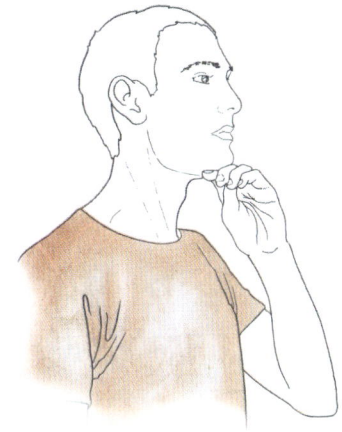

Pode-se sentir bem essa tendência que a cabeça tem de tombar para frente quando ela é apoiada com a mão sob o queixo. Assim é possível sentir o seu peso.

Para reequilibrar o "bloco cabeça", *é preciso então uma força que o traga para trás. Essa força é a contração de músculos localizados na parte posterior do pescoço.* Há muitos tipos deles: pequenos, que regulam o nível cabeça/pescoço e mais longos e mais fortes, que se estendem sobre a parte posterior das vértebras cervicais, por vezes até o tórax e que impedem que o pescoço tombe depois da cabeça.

Esses músculos trabalham permanentemente quando se está em posição vertical, isto é, de modo frequente, desde o momento em que se levanta até o momento em que se deita: eles estão entre os *músculos do sistema locomotor que mais trabalham.*
Estão frequentemente sobrecarregados e desorganizados.
Conhecê-los, frequentemente permite compreender onde se coloca muita ou muito pouca força nessa região.
Para começar, é preciso já compreender que o *equilíbrio cabeça/pescoço se dá "na parte posterior".*

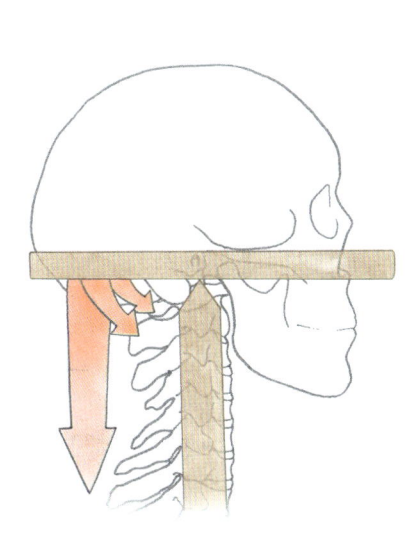

Os principais músculos da região cervical
O grupo dos suboccipitais

Esses pequenos músculos estão localizados no *fundo da nuca*, muito perto do crânio. Eles são muito importantes para a orientação e para a mobilidade da base do crânio vocal. A habilidade deles dá à cabeça uma capacidade de movimento comparável àquela dos pássaros.
No trabalho vocal, é sempre possível interrogar-se sobre seu estado tônico.

Se eles estão muito contraídos, podem levar a uma fixidez da região superior do pescoço e da cabeça, o que prejudica a flexibilidade vocal.

Se, ao contrário, estão muito pouco tônicos ou mal coordenados, impõem uma manutenção da cabeça/pescoço por músculos mais superficiais, mais longos e menos precisos que podem por vezes depender do movimento da laringe. Portanto, é muito importante saber trabalhá-los durante o ato vocal ou separadamente.

O reto posterior menor da cabeça

Esse pequeno músculo se liga, na parte superior, ao occipital (linha curva occipital inferior, ver p. 66), perto da linha média. Ele desce verticalmente e termina no arco posterior do atlas.

O reto posterior maior da cabeça

Esse pequeno músculo se liga, na parte superior, ao occipital, logo atrás do anterior. Ele desce obliquamente e termina na apófise espinhosa do áxis.

Ação
Eles levam à extensão da cabeça sobre o áxis.

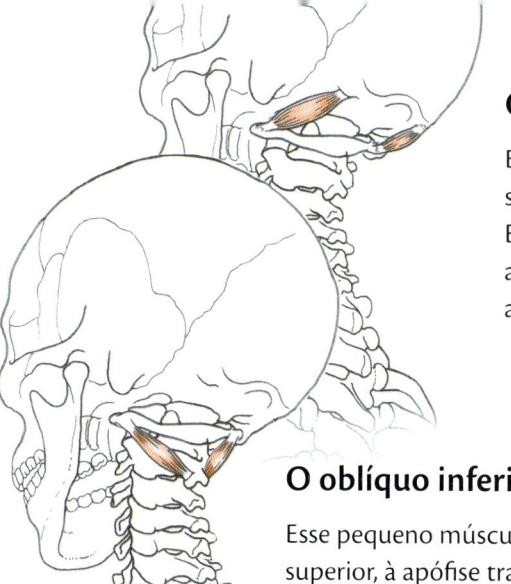

O oblíquo superior da cabeça

Esse pequeno músculo se liga, na parte superior, ao occipital, logo atrás do anterior. Ele desce obliquamente em direção à parte anterior e termina na apófise transversa do atlas.

O oblíquo inferior da cabeça

Esse pequeno músculo se liga, na parte superior, à apófise transversa do atlas. Ele desce obliquamente para a parte posterior e para a linha média e termina na apófise espinhosa do áxis.

Ação

Se eles se contraem em apenas um lado, fazem a cabeça se inclinar lateralmente sobre o atlas e em rotação do lado oposto.

É preciso observar que esses músculos estão próximos daqueles do maxilar, mesmo que eles se diferenciem pela função. Essa proximidade faz com que haja facilmente sincinesias (contrações não necessárias para a ação) dos músculos dessas duas regiões. Pode-se fazer a mesma observação sobre a proximidade dos suboccipitais e dos músculos supra-hióideos: por exemplo, é frequente que, em passagens de agudos, os suboccipitais se contraiam de modo síncrono com os supra-hióideos, de modo não útil e mesmo por vezes usando a ação em benefício próprio.

Observação

Os músculos suboccipitais são muito influenciados pelos movimentos dos olhos (ver p. 211).

Os principais músculos da região cervical
Os complexos

Esses músculos, muito maiores do que os músculos suboccipitais, asseguram uma ligação entre a cabeça e o *conjunto das vértebras cervicais*.

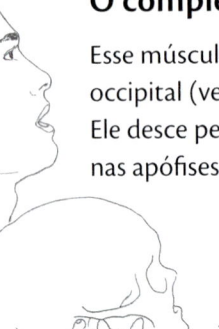

O complexo maior

Esse músculo se liga, na parte superior, ao occipital (ver p. 66).
Ele desce pelo longo do pescoço e termina nas apófises transversas de C4 a T4.

Ação
Faz a extensão da cabeça sobre o pescoço e do pescoço sobre ele mesmo.

Atenção!

Se a cabeça está em um ponto fixo, sua ação se exerce sobre as vértebras cervicais: ele as faz recuar, alinhando a lordose cervical. Essa ação pode existir mesmo pelo simples ato de tensionar os grandes complexos que se tornam, então, tratores passivos das vértebras (p. ex., quando se encolhe o queixo).
Mas esse jeito de alinhar o pescoço é feito às custas de um encolhimento de queixo que diminui muito o espaço suprahióideo e o espaço em torno da laringe: não é a forma mais desejável para uma boa agilidade vocal. É melhor procurar alinhar o pescoço graças ao músculo longo do pescoço (ver p. 210).

O complexo menor

Esse músculo (não ilustrado aqui) se liga, na parte superior, à apófise mastoide (ver p. 68). Ele desce pelo longo do pescoço e termina nas apófises transversas de C3 a C4.

Ação
Se ele se contrai dos dois lados ao mesmo tempo, faz a extensão da cabeça sobre o pescoço e da metade superior do pescoço. Se ele se contrai apenas de um lado, contribui para a inclinação lateral da cabeça e da parte superior do pescoço e para a rotação do mesmo lado.

O angular (ou elevador da omoplata)

Esse músculo se liga, na parte superior, às quatro primeiras vértebras cervicais (sobre os processos transversos) e desce até terminar no ângulo superior e médio da omoplata.

Ação sobre o pescoço
Ele o alinha a partir das omoplatas.

Observações

É frequente ver esse músculo ser demandado em excesso quando há uma tendência à cifose alta e uma anteprojeção da base do pescoço. Vê-se então a pessoa se endireitar aproximando e elevando as omoplatas. Isso é eficaz para trazer o centro de gravidade para a parte posterior, mas não exatamente para erguer o pescoço.

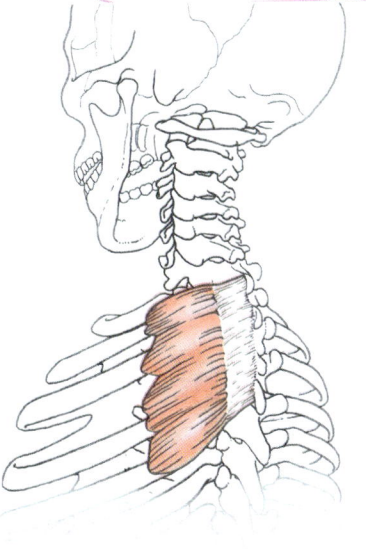

O serrátil posterior e superior

Esse músculo se liga, na parte superior, às vértebras C6 (ou C7) até a T2 e termina nas quatro primeiras costelas.

Ação sobre o pescoço
Alinha a base do pescoço a partir das primeiras costelas. Trata-se de uma ação importante para corrigir a tendência à anteprojeção dessa base do pescoço.

Para sentir a ação do músculo serrátil, é interessante colocar as costas em posição horizontal. A partir disso, deixar *a base do pescoço "deslizar" para baixo*. Depois, trazê-la alinhada ao tronco, procurando a ação nesse músculo.

Os principais músculos da região cervical
Os esplênios

Esses músculos, como os complexos, são maiores que os suboccipitais e se situam de maneira oblíqua no pescoço.
Eles unem a região da mastoide à região cervicodorsal

O esplênio da cabeça (*splenius capitis*)

Esse músculo se liga, na parte superior, à apófise mastoide e à parte próxima do occipital.
Ele desce no longo do pescoço e termina nas apófises espinhosas de C6 a T7.

Ação
Se ele se contrai dos dois lados ao mesmo tempo, faz a extensão da cabeça sobre o pescoço e da metade superior do pescoço. Se ele se contrai apenas de um lado, faz a rotação e a inclinação lateral da cabeça e do pescoço do mesmo lado.

O esplênio do pescoço (*splenius cervicis*)

Esse músculo (não ilustrado aqui) se liga, na parte superior, às apófises espinhosas de C1 a C3.
Ele desce ao longo das vértebras cervicais e termina nas apófises transversas de T1 a T3.

Ação
Se ele se contrai dos dois lados ao mesmo tempo, faz a extensão do pescoço e da parte superior da região torácica.
Se ele se contrai apenas de um lado, contribui para a inclinação lateral da coluna cervical inferior.

O trapézio (*trapezius*)

Trata-se de um dos maiores músculos do corpo.
Ele se liga, na parte superior, ao occipital (ver p. 66), depois às apófises espinhosas cervicais e torácicas. A partir daí suas fibras se estendem em forma de leque em direção à parte externa, para terminar no terço externo da clavícula e na espinha da omoplata.

Ação
Ele estabiliza as omoplatas. Sua parte superior eleva a omoplata (assim, os trapézios colocam os ombros "para cima e próximos", o que se vê às vezes quando uma pessoa canta, principalmente subindo nos agudos – ver p. 191).

Por sua parte superior, o trapézio tem uma ação importante sobre o *pescoço*: se ele se contrai dos dois lados ao mesmo tempo, faz a extensão da cabeça e do pescoço.
Se ele se contrai apenas de um lado, contribui para a inclinação lateral da coluna cervical e para a rotação do pescoço e da cabeça em direção ao lado oposto ao da contração.

A parte superior do trapézio por vezes está muito contraída
Ela está ainda mais se os músculos profundos do pescoço não estão bem coordenados para erguê-lo: nesse caso, o trapézio superior assegura a estabilidade cabeça/pescoço/tronco.
Mas como não há nenhuma ação de vértebra a vértebra, ele tende a retrair o pescoço, tal como o SCOM (ver p. 212) e, por vezes, aproximar os ombros mais do que o necessário.
Para descontrair o trapézio, pode-se naturalmente massageá-lo, mas convém reorganizar a postura vertical do pescoço e da cabeça, delegando aos músculos mais profundos a ação de erguer o pescoço.

Mais detalhes sobre os músculos do pescoço em *Anatomie pour le mouvement*, de Blandine Calais-Germain, p. 76 a 87.

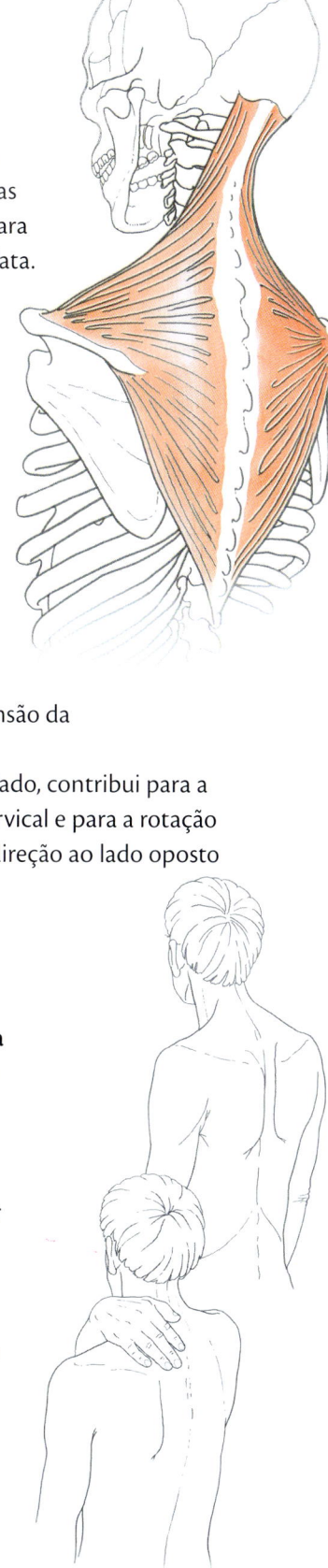

Os principais músculos da região cervical
Os músculos pré-cervicais

Esses músculos são denominados "pré-cervicais" porque se encontram *na parte anterior* da região cervical.
Ora, como a coluna cervical é lordótica (curvada convexamente para frente e concavamente para trás), esses músculos têm principalmente como função alinhar essa coluna, *achatando-a* pela contração que se situa na parte anterior das vértebras.

O longo do pescoço

Esse músculo é formado por três feixes.
Um feixe oblíquo superior
se estende do arco anterior do atlas
aos processos transversos de C3 a C6.

Um feixe longitudinal, bastante mediano,
estende-se dos corpos de C2 a T2
aos processos transversos de C4 a C7.

Um feixe oblíquo inferior
se estende dos corpos de T1 a T3
até os processos transversos de C5 a C7.

Sentir o longo do pescoço

O longo do pescoço está junto à parte posterior dos corpos vertebrais cervicais, portanto, junto à parte posterior dos músculos constritores da faringe. Pode-se sentir os constritores ao engolir a saliva e imaginar que os longos do pescoço estão logo atrás do lugar em que essa sensação foi identificada.

Ação
Esse músculo alinha a lordose cervical sobre si mesma.
Detalhe importante: ele realiza essa ação *sem agir sobre a cabeça*. É interessante que haja controle para verticalizar o pescoço sem necessariamente encolher o queixo, como faz a ação do grande complexo visto na página 206.
O exercício típico para desenvolvê-lo consiste em empurrar a cabeça para cima, eventualmente contra a resistência de um peso ou de uma mão.

O reto anterior menor

Esse músculo se estende da porção basilar do occipital à parte anterior do atlas.

Ação: ele flexiona o occipital sobre o atlas.

O reto anterior maior

Esse músculo se estende da porção basilar do occipital até os processos transversos de C3 a C6.

Ação: ele flexiona o occipital sobre o atlas e prolonga essa ação até C6.

Esses dois músculos são os antagonistas dos músculos suboccipitais vistos nas páginas 204 e 205, isto é, eles fazem as (mini)ações opostas e podem, portanto, equilibrá-los.

Conclusões

Todos esses músculos, pré-cervicais e suboccipitais, contribuem em conjunto para o equilíbrio preciso da cabeça sobre o pescoço. Portanto, eles são importantes nas técnicas vocais em que se busca estabilidade ou *ajuste muito fino* em toda a região cabeça/pescoço para ações sutis da faringe, do palato mole, da parte posterior da língua, em particular, na velocidade do canto clássico.

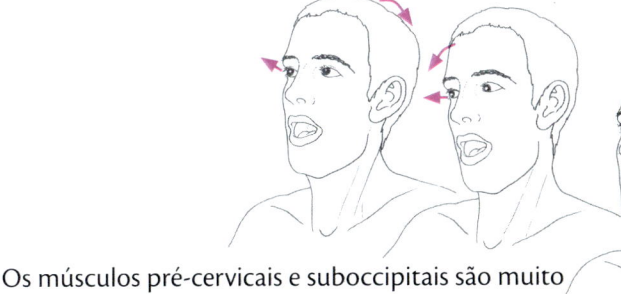

Os músculos pré-cervicais e suboccipitais são muito influenciados pelos *movimentos dos olhos*: é interessante coordená-los mobilizando os olhos em várias direções. Convém cuidar, nas situações vocais de grupos (corais, coros coletivos), para que as pessoas não tenham os olhos constantemente virados para o mesmo lado (para seguir o regente ou o pianista, por exemplo), porque isso pode causar limitações de coordenação para esses músculos, assim como para todo o trato vocal.

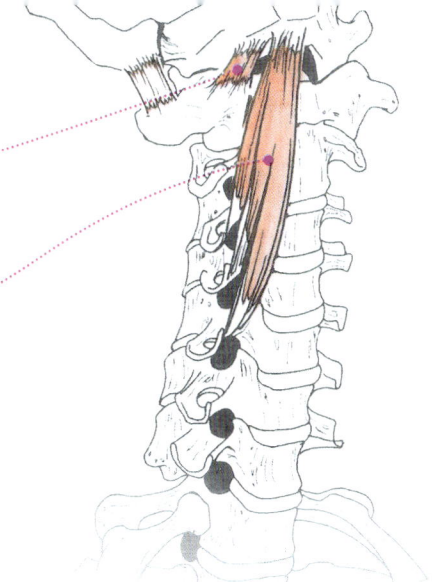

Os principais músculos da região cervical
O esternocleidomastóideo ou SCOM

O *esternocleidomastóideo* foi abordado no capítulo "Sistema respiratório" (p. 127) pelo seu papel na *inspiração*.

Aqui, ele é observado por seu papel na postura vertical do pescoço. Suas inserções superiores estão situadas na cabeça: na mastoide (ver p. 70) e no occipital. Depois ele desce em direção à parte anterior e para o meio do pescoço para terminar no esterno e na parte interna da clavícula.

Não há qualquer ligação no esqueleto entre essas inserções superiores e inferiores.

Ação

Isso faz com que a ação do SCOM sobre o pescoço, mesmo que seja forte, desorganize frequentemente a postura, causando a "retração" do alinhamento vertebral. O SCOM tende assim a tracionar o occipital:

- *em translação para a frente*; o "bloco" cabeça se encontra não mais sobre a caixa torácica, mas na frente;
- *em extensão para trás* (o que pode provocar uma ação dos músculos suboccipitais posteriores).

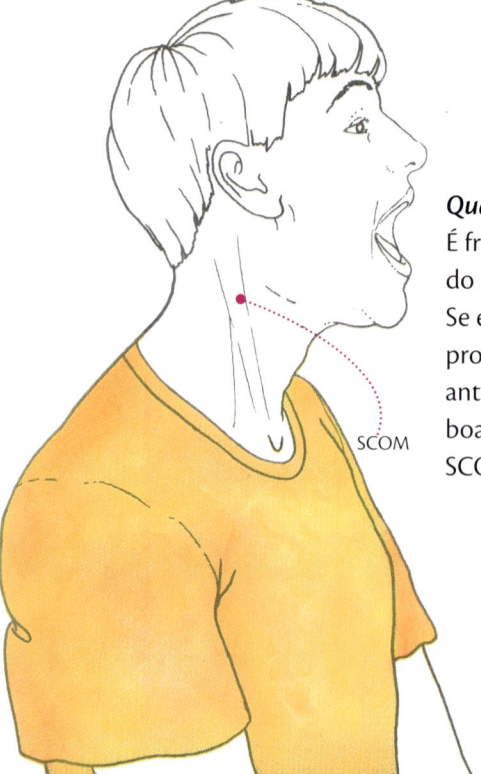

Quando o SCOM se torna vertical...

É frequente ver a ação dos SCOM predominar na região do pescoço durante o ato vocal.

Se essa ação não é equilibrada por aquela dos músculos profundos anteriores do pescoço, ela provoca uma forte anteprojeção do atlas e da cabeça, o que não permite uma boa suspensão da laringe (ver p. 182): visto de perfil, o SCOM forma então uma linha *vertical* e *não oblíqua*.

Os principais músculos da região cervical
Os escalenos

Esses três músculos foram abordados também no capítulo do "Sistema respiratório" pelo papel que exercem na *inspiração*.
Eles estão localizados logo atrás dos SCOM.
Aqui são observados pelo papel na postura vertical do pescoço.

As inserções superiores são mais baixas do que aquelas do SCOM: têm origem nas apófises transversas cervicais do áxis a C7. Portanto, não se ligam à cabeça.
Em seguida, eles descem de forma oblíqua para frente e terminam na primeira e na segunda costela.

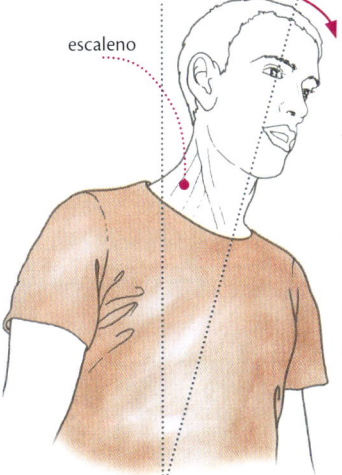

escaleno

Ação
Os escalenos, localizados nas laterais do pescoço, estabilizam-no lateralmente, o que se pode ver e sentir quando se inclina para o lado.

Como visto na página 129, a ação dos escalenos pode levar as vértebras cervicais para a frente.

Pequeno teste de alinhamento da coluna cervical e da cabeça

Se os SCOM e os escalenos são muito fortes e curtos, é difícil alinhar o pescoço e a cabeça na vertical (é muito difícil – ou impossível – apoiar a cabeça em um apoio de cabeça quando se está sentado em um banco com esse recurso).
*** ECM não são curtos

Isso pode ser testado se *deitando de costas, sem almofada*: com as costelas deitadas no chão, certas pessoas têm dificuldade de pousar a cabeça ou até podem fazê-lo, mas produzindo uma forte lordose da parte superior do pescoço, os olhos parecendo olhar para trás.

Se este teste for positivo, antes de buscar realinhar o pescoço e a cabeça "à força", convém oferecer a essa região *sessões de realinhamento passivo*. É possível fazê-lo por meio do mesmo exercício do teste, mas colocando, no início, sob a cabeça, um colar cervical cuja espessura será diminuída progressivamente.

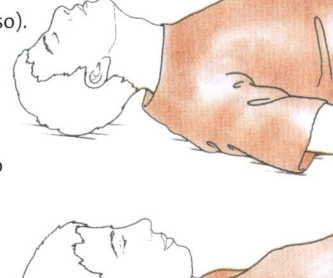

A faringe

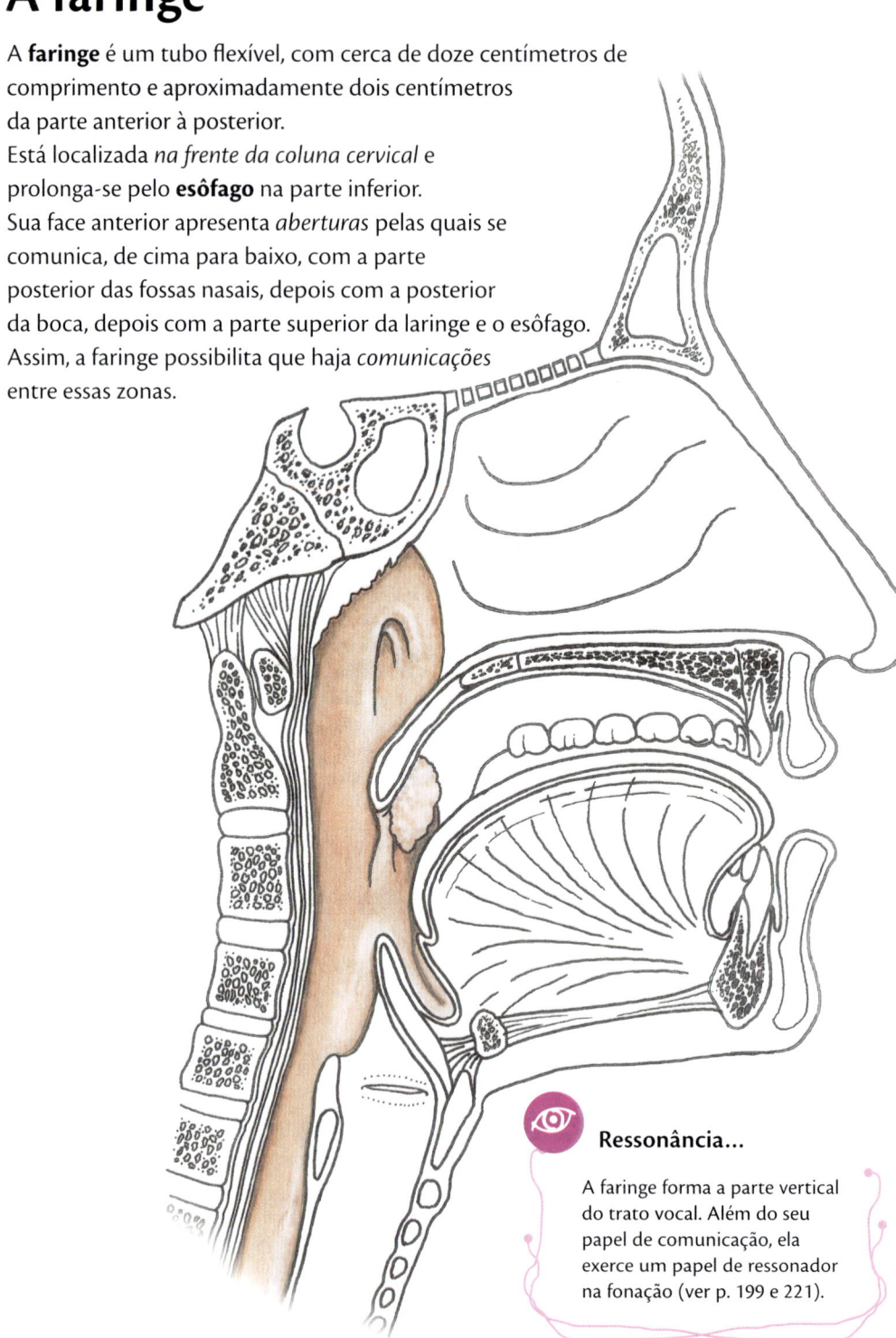

A **faringe** é um tubo flexível, com cerca de doze centímetros de comprimento e aproximadamente dois centímetros da parte anterior à posterior.
Está localizada *na frente da coluna cervical* e prolonga-se pelo **esôfago** na parte inferior.
Sua face anterior apresenta *aberturas* pelas quais se comunica, de cima para baixo, com a parte posterior das fossas nasais, depois com a posterior da boca, depois com a parte superior da laringe e o esôfago.
Assim, a faringe possibilita que haja *comunicações* entre essas zonas.

Ressonância...

A faringe forma a parte vertical do trato vocal. Além do seu papel de comunicação, ela exerce um papel de ressonador na fonação (ver p. 199 e 221).

De cima para baixo (no sentido do ar inspiratório), encontra-se

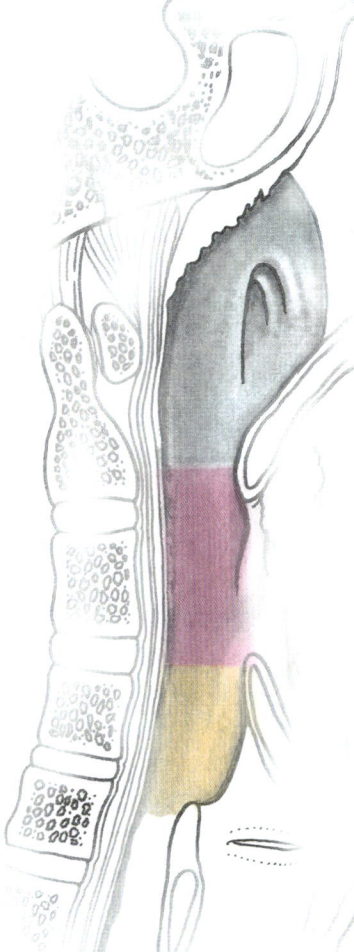

a nasofaringe,
que corresponde à região do *nariz*

a orofaringe,
que corresponde ao andar da *boca*

a hipofaringe,
que corresponde a duas regiões: a da *laringe*, na parte anterior, e a que fica acima do *esôfago*, na parte posterior.

A espessura da faringe é formada por três túnicas:
- uma **túnica mucosa** na parte interna. Essa mucosa continua por aquelas de todas as regiões em comunicação com a faringe, portanto, por aquelas do nariz, da boca, da laringe e do esôfago;
- uma **túnica muscular**, feita por três músculos sucessivos denominados *constritores da faringe* (ver p. 218-219);
- uma **túnica fibrosa.**

Na parte superior, a túnica muscular está ausente. O arcabouço é uma camada fibrosa: a **fáscia faringobasilar** pela qual a faringe é suspensa na porção basilar do occipital, em uma saliência denominada o **tubérculo faríngeo** (ver p. 64).

A nasofaringe

Denominada também **rinofaringe** ou *cavum*, trata-se da parte da faringe que corresponde à parte posterior das **fossas nasais**.
Ela tem cerca de 5 cm de largura.
Ela tem uma forma geral cúbica, com seis "faces", todas revestidas pela mucosa da faringe.

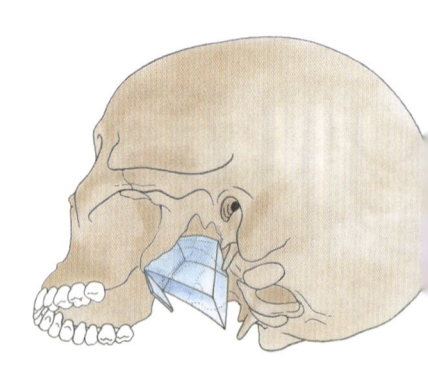

A *face superior* ou teto da nasofaringe é formada pela parte inferior da porção basilar do **occipital** e do **corpo** do **esfenoide**
(ver "sínfise esfenobasilar", p. 67).

Nela se encontra a **amígdala faríngea**, órgão linfoide. Esta é pequena no adulto. Na criança, às vezes, é hipertrofiada, o que pode dificultar a respiração. Fala-se então de **vegetações adenoides**.

A *face posterior* é composta, na parte superior, pela **fáscia faringobasilar** e pelo *músculo constritor superior* da faringe, que continua nas faces laterais.

As *faces laterais* (vê-se aqui a face lateral direita) são ocupadas, dentro do músculo constritor, pelos músculos elevador e tensor do véu palatino*, entre os quais desemboca a extremidade inferior da **tuba auditiva** (ver p. 279).

A *face inferior*, de forma variável, é constituída pelo **véu palatino (palato mole)** (ver p. 232).

O longo do pescoço atrás dos constritores (ver p. 210).

*Não são visíveis aqui, porque estão cobertas pela mucosa.

A orofaringe

Trata-se da "garganta": a parte da faringe que se encontra na parte posterior da cavidade oral. Ela tem cerca de 4 cm de largura.
Está separada daquela por um estreitamento na parte posterior da boca:
o **istmo da garganta**, formado pelos **pilares** do véu palatino (ver p. 233), entre os quais se encontra a **amígdala palatina**.

Trata-se da parte da faringe que se pode observar em outra pessoa ou em si mesmo com um espelho.

A hipofaringe

Trata-se da parte mais baixa da faringe.
Ela comporta duas regiões:
anterior e posterior.

Na parte anterior, ela se comunica com a parte superior da laringe que forma o **espaço ariepiglótico** (ver p. 180). Essa zona também é denominada **laringofaringe**.

Na parte posterior, sua parte superior (2 cm de largura) está em continuidade com a orofaringe. Sua parte baixa é mais estreita e se comunica com a parte superior do **esôfago**.

Os músculos da faringe

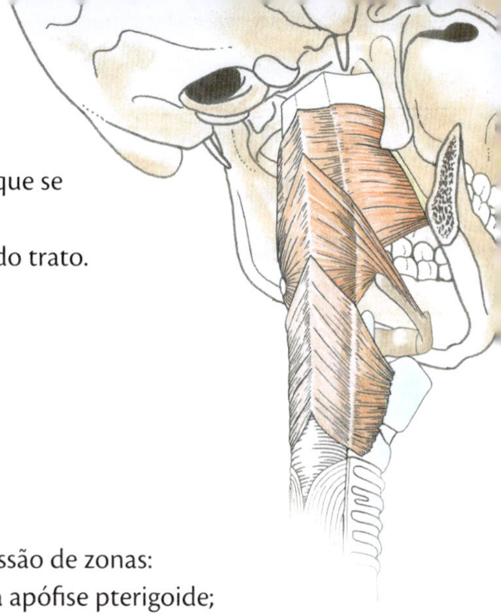

São os **constritores da faringe**, três músculos que se sucedem de cima para baixo.
Eles formam as faces laterais e a face posterior do trato.
Suas fibras são oblíquas e se juntam posteriormente na linha média.

O constritor superior

Esse músculo se liga anteriormente a uma sucessão de zonas:

- na asa externa da apófise pterigoide;
- no ligamento pterigomaxilar (ligamento que vai do gancho da asa externa do processo pterigoide até a extremidade posterior da linha milo-hióidea — ver p. 76): neste nível, está ligado ao músculo bucinador (ver p. 265);
- liga-se também à parte lateral e posterior do músculo genioglosso, que forma o músculo faringoglosso (ver p. 252).

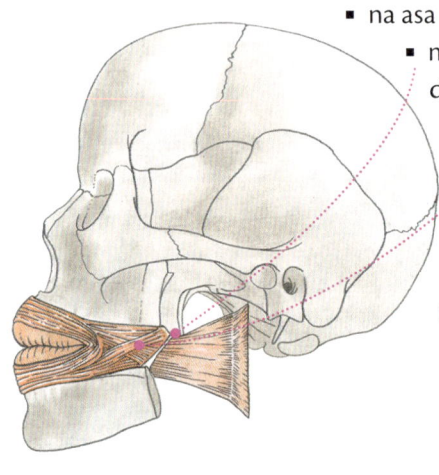

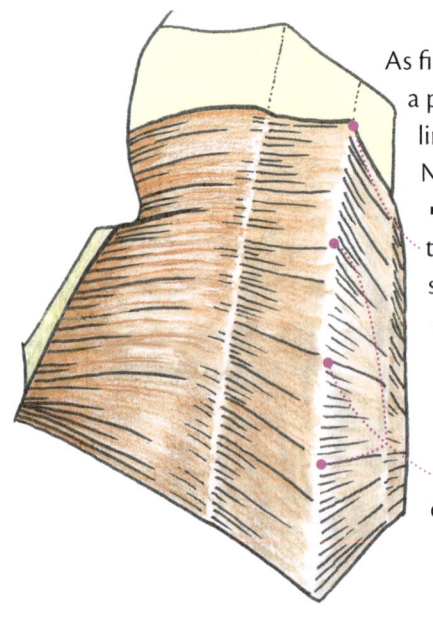

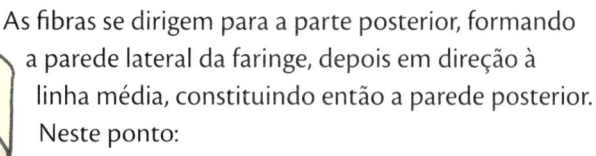

As fibras se dirigem para a parte posterior, formando a parede lateral da faringe, depois em direção à linha média, constituindo então a parede posterior. Neste ponto:

- as fibras superiores se dirigem para cima, terminando sob o tubérculo faríngeo (saliência situada na face inferior da porção basilar do occipital, ver p. 66),
- as fibras médias se dirigem horizontalmente e cada vez mais para baixo.

Todas as fibras posteriores terminam formando uma **rafe** (cruzamento de fibras direitas e esquerdas).

O constritor médio

Esse músculo se encontra na *parte posterior da boca*, abaixo do constritor superior. Liga-se, na parte anterior, ao corno grande do osso hioide.
A partir daí as fibras se dirigem para a parte posterior e se alargam em forma de leque, após se dirigem para a linha média, continuando a se alargar.

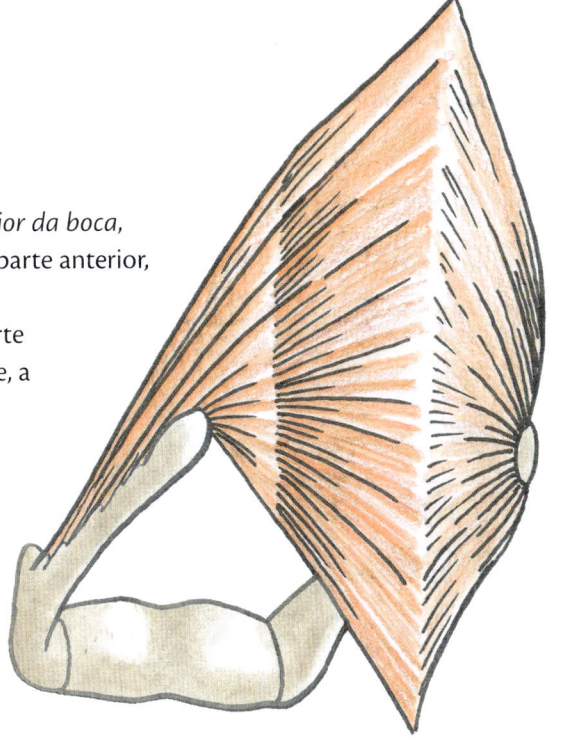

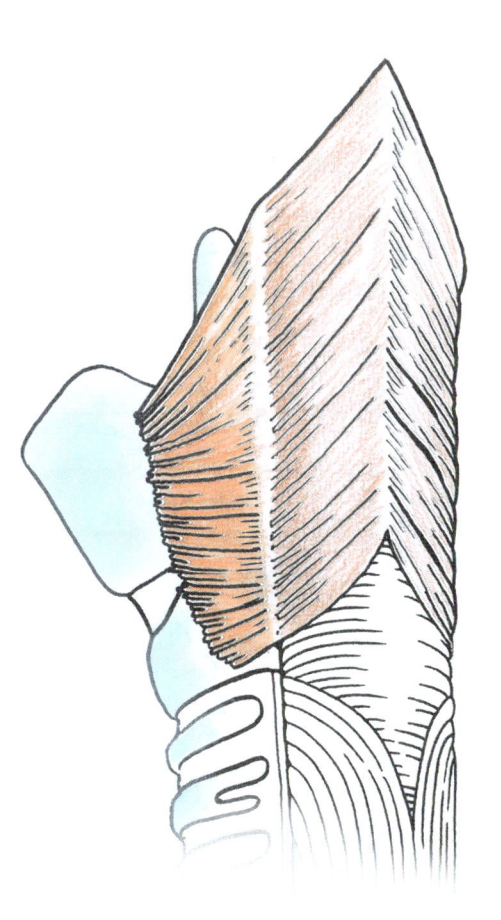

O constritor inferior

Esse músculo se encontra *na parte posterior da laringe*.
Liga-se, na parte anterior, à lateral da cartilagem cricóidea, à parte posterior da face lateral da cartilagem tireóidea e ao ligamento que os une.
A partir daí as fibras se dirigem primeiramente para a parte posterior, alargando-se em forma de leque, depois remontam para a linha média posterior, onde se entrecruzam.
As fibras mais baixas formam o limite do esôfago, com o qual se prolongam.

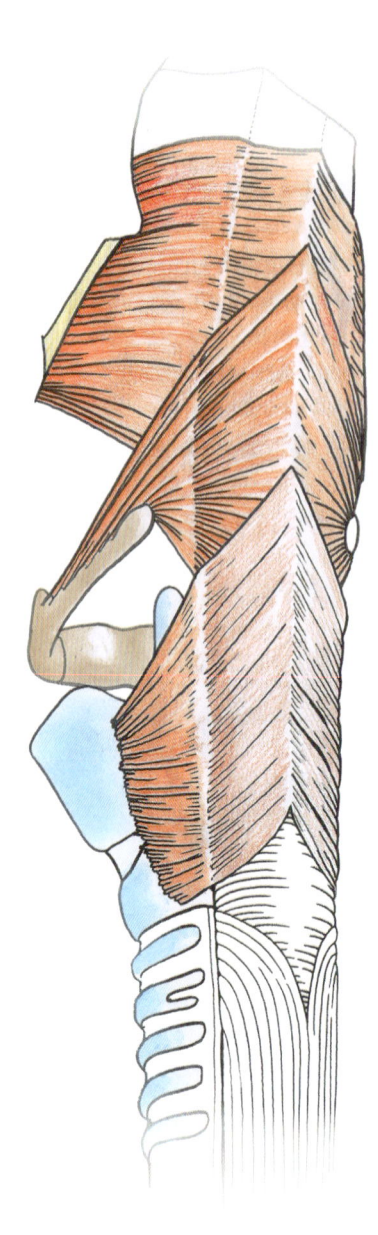

Os constritores se sobrepõem

O constritor médio recobre, na parte posterior, a parte inferior do constritor superior.

O constritor inferior recobre, na parte posterior, a parte inferior do constritor médio.

A contração de cada constritor provoca, a seu nível, o *estreitamento do tubo faríngeo*.
Os constritores superior e médio tracionam a laringe para cima: ao engolir, é possível sentir a laringe subir.

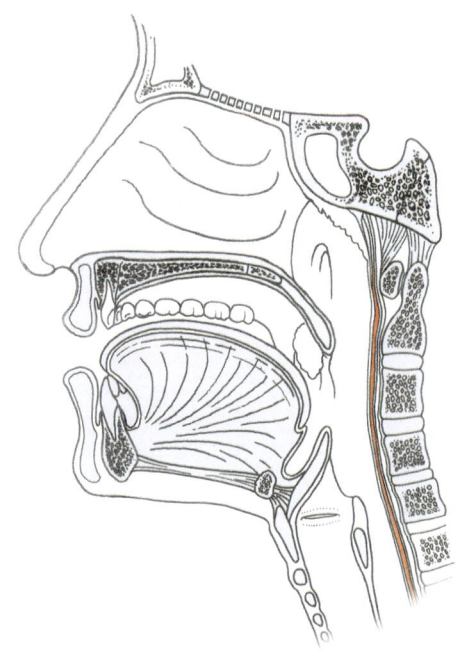

Vistos em corte sagital do trato vocal, os músculos constritores formam uma espessura na frente da coluna cervical, da qual são separados pelos músculos longos do pescoço (ver p. 210).

Os constritores se contraem sucessivamente, de cima para baixo, durante a fase *faríngea* da *deglutição*. Isso permite que o bolo alimentar ou os líquidos sejam conduzidos da parte posterior da boca para o esôfago.
Essa sequência de contrações é feita sob comando reflexo (ou seja, é inconsciente e involuntário), enquanto o tempo anterior, denominado *tempo oral*, feito pela língua, é feito sob comando voluntário (mesmo que, na maioria das vezes, não se preste atenção — mas é possível controlá-lo caso se preste atenção).

Essa ação é produzida ao comer e *beber*, mas, com maior frequência, ao engolir a *saliva* (entre 1500 e 2000 vezes por dia).

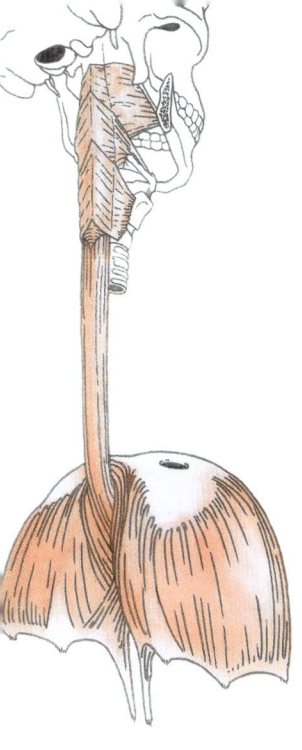

Faringe, articulação e ressonância

Articulação
É possível emitir sons aproximando a faringe e a parte posterior da língua ("R" uvular).
Do mesmo modo, é possível *roncar* criando uma vibração nesse lugar ou entre o véu palatino e a faringe.

Ressonância
O abaixamento da laringe pelo diafragma (ver p. 117), por exemplo, alonga o tubo faríngeo e modifica a ressonância, aumentando os harmônicos graves.

O estado tônico dos músculos da faringe, ao produzir a variação do diâmetro do tubo faríngeo, modifica a ressonância.

Os músculos da faringe podem ter a tendência a se contrair ao mesmo tempo em que aqueles da região da laringe, por efeito de proximidade, em particular:
- na emissão de voz de alta intensidade;
- ou nos agudos.

Isso estreita o tubo faríngeo, o que nem sempre é desejável para a emissão vocal.
É importante saber relaxar os músculos da faringe e, sobretudo, reconhecer esse relaxamento (ainda que seja contraí-los a partir desse relaxamento, mas por opção).

Descontrair os músculos da faringe

Muitos exercícios permitem descontrair a faringe.

- **Ao nível da nasofaringe,** inspire como se estivesse cheirando um perfume, com uma inspiração rápida e profunda ao mesmo tempo, buscando dilatar o fundo do nariz. Em seguida, tente conservar essa abertura do fundo do nariz durante a expiração e durante a fonação.

- **Para a orofaringe,** mastigue cerca de dez vezes, mantendo os lábios em contato e tentando abrir o máximo possível a parte posterior da boca (portanto, não contraindo de maneira excessiva os masseteres/temporais). Esse exercício ajuda, por proximidade, a descontrair os constritores na parte posterior da garganta. É uma boa preparação vocal, além de uma salivação que hidrata a faringe/laringe.

- **Para a totalidade da faringe,** boceje.

A boca

A boca é a principal cavidade por onde passa o ar fonatório após ter percorrido a faringe. Ela desempenha muitas funções diferentes: é uma das vias aéreas da respiração, é a entrada do tubo digestivo e é o órgão gustativo.

Em relação à voz, é um lugar primordial para *a articulação dos sons e a ressonância*.

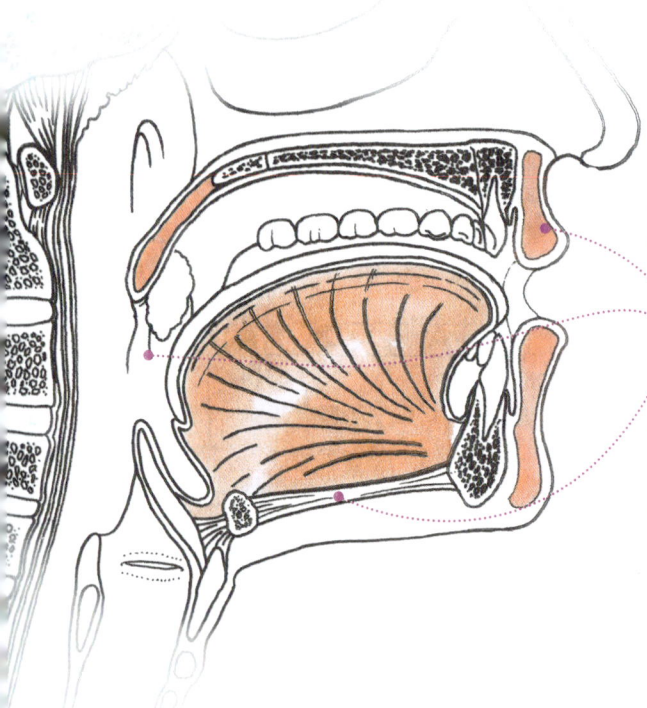

Os limites da boca, descritos aqui no sentido do ar expiratório, são:
- anteriormente, os *lábios*,
- posteriormente, o **istmo da garganta**,
- lateralmente, as *bochechas* (não visíveis),
- inferiormente, os músculos *genio-hióideos* e *milo-hióideo*.

No interior da cavidade oral, as **arcadas dentárias**, proeminentes, delimitam duas grandes zonas:
- na frente das arcadas dentárias e atrás dos lábios, o **vestíbulo oral**;
- atrás e dentro das arcadas dentárias, a **cavidade bucal** ou **oral**.

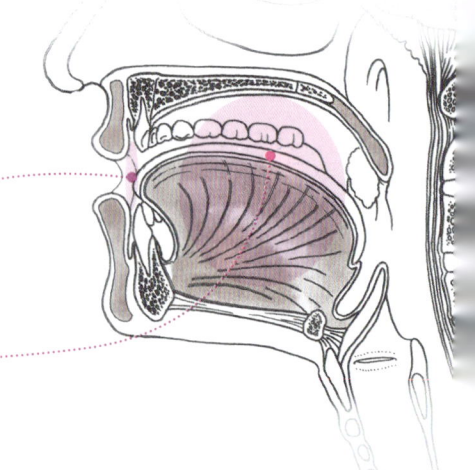

Este capítulo descreverá muitas partes da boca que têm papéis bem identificáveis:

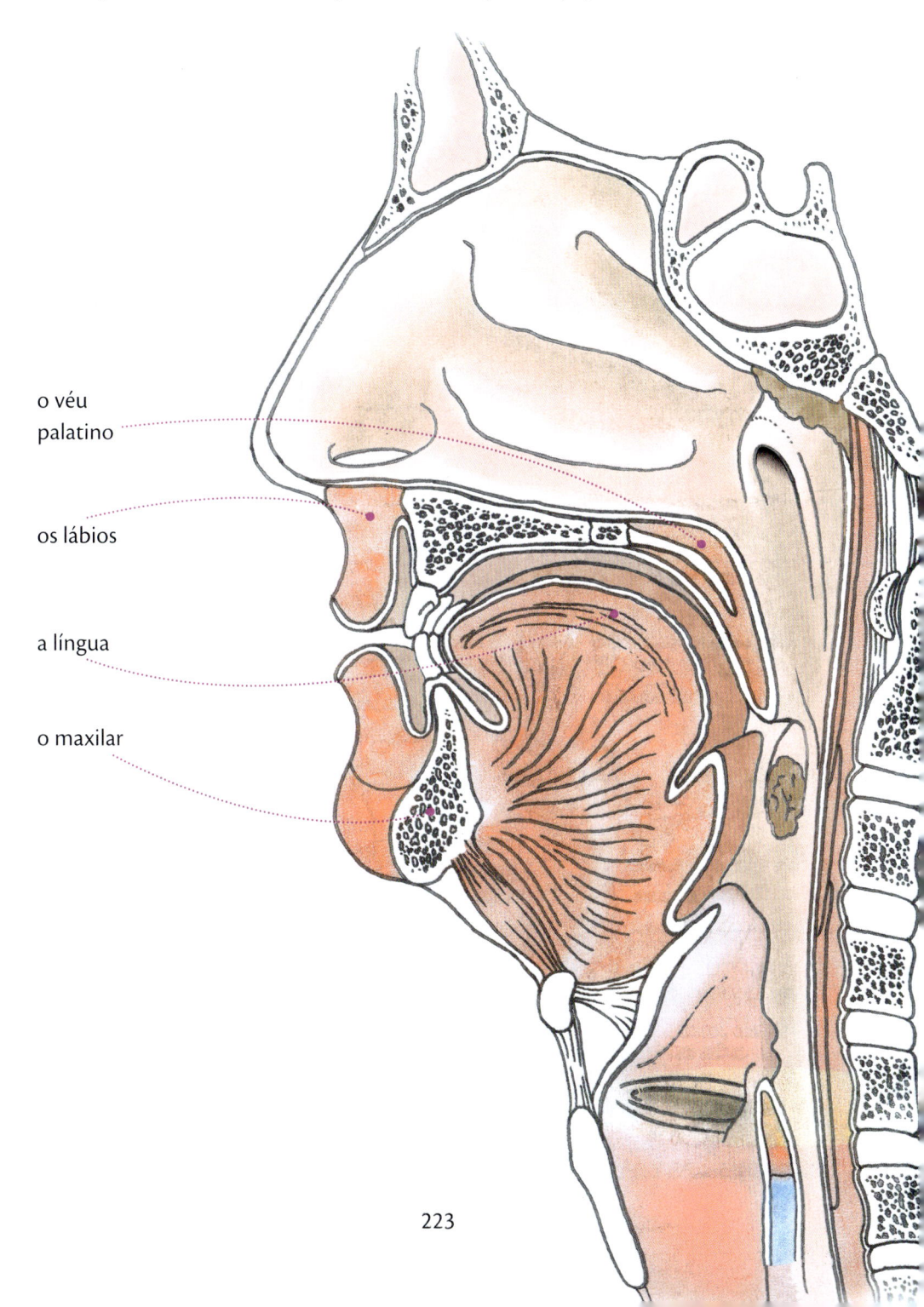

o véu palatino

os lábios

a língua

o maxilar

Abrir e fechar a boca: os músculos da mandíbula

O masseter

Trata-se de um músculo do maxilar localizado na frente da orelha. Ele é muito espesso, formado por duas camadas: uma profunda e uma superficial.

Na parte superior, a camada profunda se liga ao arco zigomático e a camada superficial se liga à apófise zigomática do osso malar. As fibras descem para a parte posterior e terminam no ângulo da mandíbula (o gônio) e no ramo ascendente e na parte posterior do corpo até a crista oblíqua situada na face externa.

Ação
Ele eleva a mandíbula e contribui para o fechamento da boca e um pouco para o avanço do maxilar.

Zoom no zigoma

O masseter se liga ao **zigoma** ou **arco zigomático**. Pode-se facilmente palpar essa barra de osso que se estende da maçã do rosto até o tubo da orelha, colocando três dedos na parte superior da bochecha.
O zigoma é formado por três partes que pertencem a *três ossos diferentes*:

- o *maxilar superior*, anteriormente (sua "raiz" anterior), ver p. 74;
- o *malar*, o osso da maçã do rosto, ver p. 69;
- o *arco zigomático do temporal*, posteriormente (sua "raiz" posterior, ver p. 71).

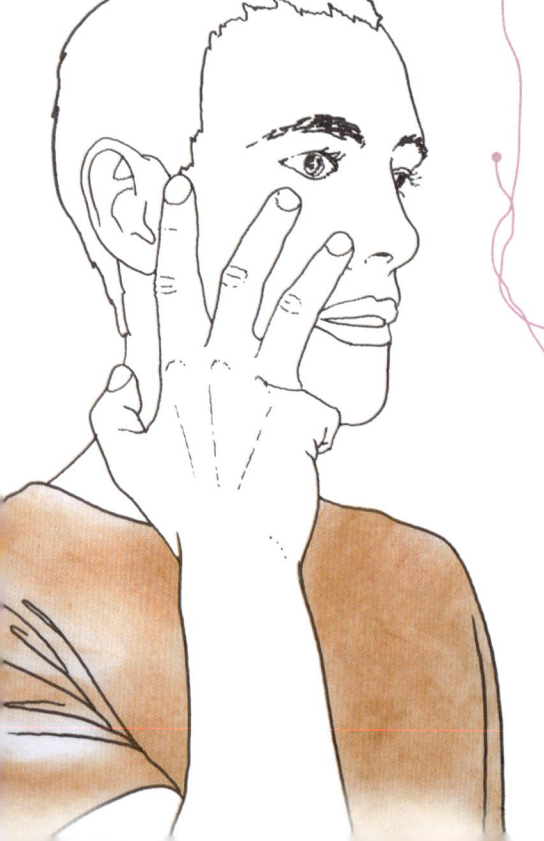

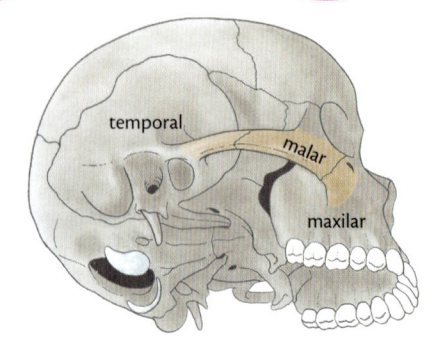

O músculo temporal

Esse músculo se liga, na parte superior, à região das têmporas, estendendo-se por quatro ossos: o parietal, o frontal, o esfenoide e o temporal.

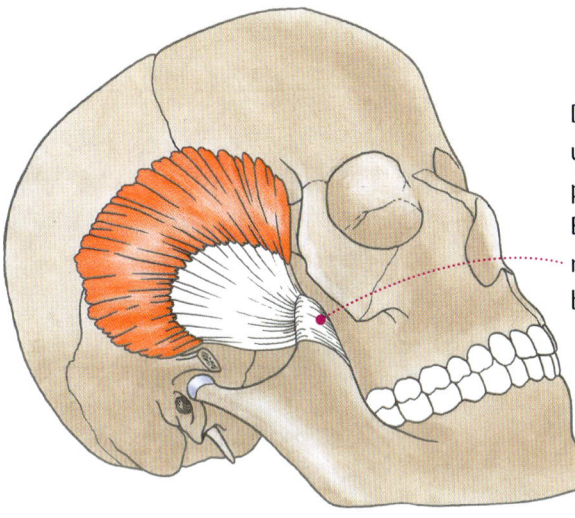

Distribuídos na parte superior como um leque, suas fibras se juntam e passam dentro do arco zigomático. Elas terminam em um forte tendão na apófise coronoide (na ponta, borda anterior e face externa)

Aqui o arco zigomático foi retirado para que o músculo seja visualizado.

Ação
Ele eleva a mandíbula, contribuindo para o fechamento da boca e a traciona para trás.

Zoom na têmpora

A têmpora é uma zona oca localizada na parte posterior do pilar do frontal. Ela é composta por quatro ossos:
a *grande* asa do *esfenoide*,
- a parte inferior e lateral do osso *frontal*,
- a parte inferior e lateral do osso *parietal*,
- a parte anterior da escama do *temporal*.

Quando o masseter está contraído, em vez de uma cavidade, vê-se essa zona convexa.

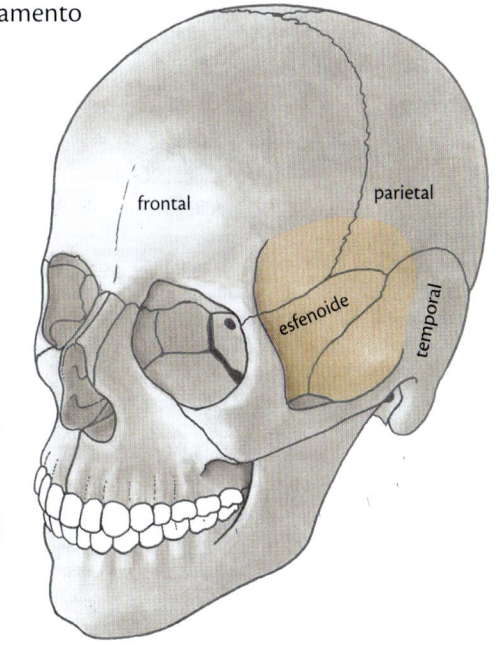

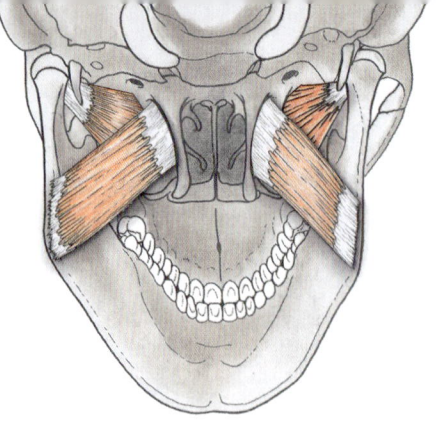

Os músculos pterigóideos

Esses músculos são denominados assim porque se ligam parcialmente à *apófise pterigoide*.
Estão localizados no fundo da boca, logo dentro do ramo ascendente da mandíbula, em uma zona denominada **fossa pterigomaxilar** (ver p. 68).

O pterigóideo interno ou medial

Esse músculo é como um equivalente do músculo masseter (visto na página 224) na parte profunda da mandíbula.
Ele se liga a um ângulo formado pelas asas interna e externa da apófise pterigoide.
Suas fibras descem para a parte externa e posterior e terminam na face profunda do gônio.

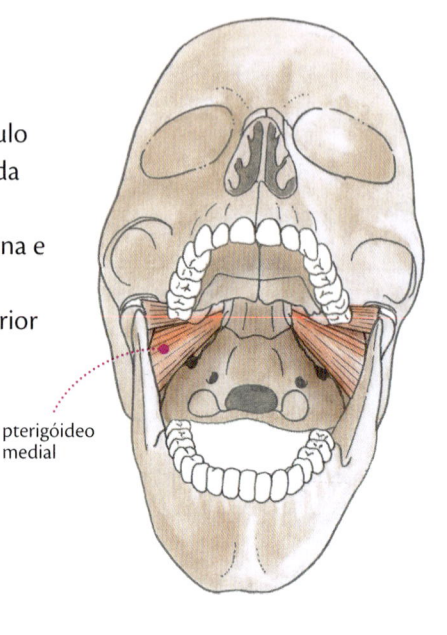

pterigóideo medial

Ação

Ele é elevador da mandíbula e a traciona para dentro e também para frente (ver "A ação comum dos pterigóideos", na página a seguir).

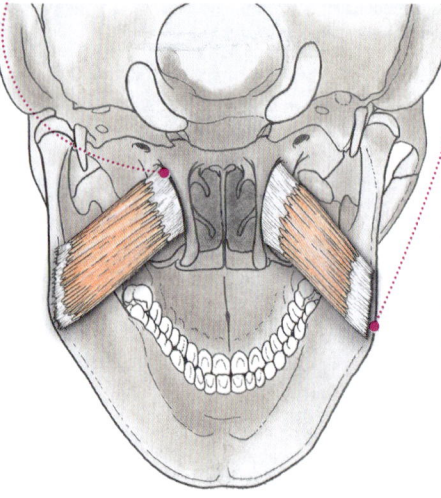

Um músculo frequentemente dolorido

O pterigóideo interno forma uma massa vertical entre os últimos molares no fundo da boca, logo fora do pilar anterior do véu palatino.
A palpação nesse lugar revela frequentemente um músculo contraído e dolorido (ver p. 236).

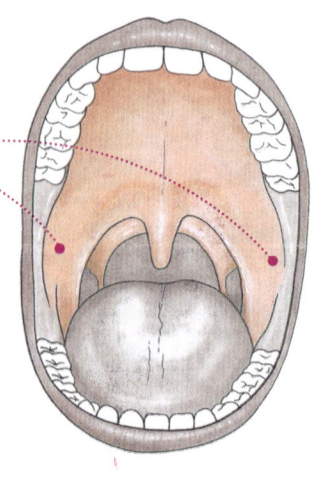

O pterigóideo externo ou lateral

Esse músculo se divide em dois feixes: superior e inferior.
Ele se liga à asa externa da apófise pterigoide (na face externa).
As fibras superiores, originadas mais acima, dirigem-se horizontalmente para a parte posterior.
As fibras inferiores, originadas abaixo, sobem para a parte posterior.
Todas as fibras se unem em um tendão que se liga à face profunda do *colo do côndilo da mandíbula*.

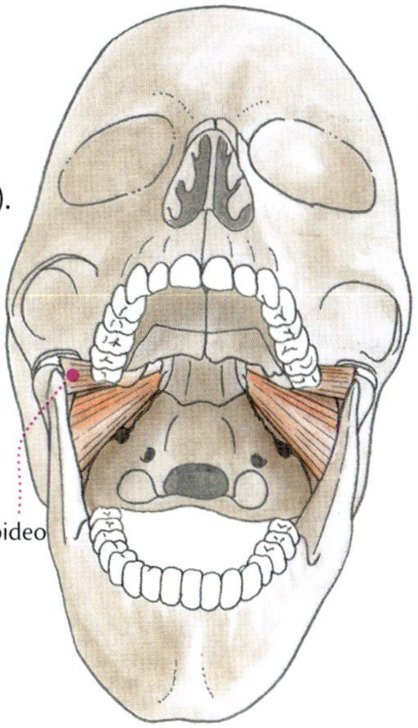

pterigóideo lateral

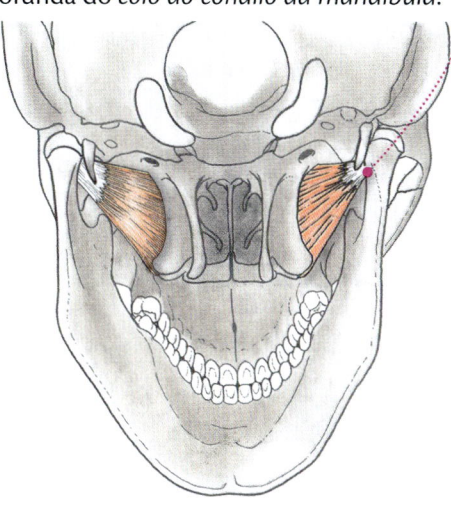

Ação
Ele leva a mandíbula para frente (propulsão).

Ação comum dos pterigóideos
Esses músculos fazem a mandíbula se mover lateralmente quando eles se contraem em apenas um lado.
A *mandíbula se dirige para o lado oposto ao da contração* (p. ex., se os pterigóideos se contraem do lado direito, a mandíbula se dirige para o lado esquerdo).
Os pterigóideos intervêm com muita frequência na mastigação, que é um movimento não só de cima para baixo (abaixar e elevar a mandíbula), mas também lateral.

Descontrair a mandíbula

Esta é uma instrução frequente nas aulas de técnica vocal para tentar descontrair os músculos que elevam a mandíbula (masseteres, temporais, pterigóideos). De fato, eles contribuem de modo permanente para manter a boca fechada e por isso é difícil relaxá-los (para certas pessoas, eles permanecem contraídos mesmo durante o sono). Sua contração excessiva se propaga com frequência para músculos próximos, tais como o do palato mole, da faringe ou da língua, dificultando a espontaneidade dos seus minimovimentos. No entanto, quando se está de pé, se esses músculos se relaxam completamente, a boca fica bem aberta (ver na página seguinte). Portanto, é preciso compreender que essa instrução não pode ser entendida no sentido estrito, mas no sentido de "não contrair excessivamente", "encontrar unicamente a contração necessária". É preciso compreender também que, para realmente relaxar esses músculos (o que é às vezes um exercício pré-vocal essencial), não convém estar de pé: é preciso se deitar, de preferência de lado e até apoiar a mandíbula, por exemplo, com uma mão.

A gravidade provoca parcialmente os movimentos da boca

De pé, a mandíbula desce sob o efeito da gravidade.

O peso da língua se soma ao peso dos ossos da mandíbula, mas também se soma a isso o peso de tudo que está suspenso na mandíbula: osso hioide, laringe e traqueia.

Em posição vertical, a boca deve, portanto, permanecer fechada.
Esse fechamento é assegurado pelo conjunto dos músculos elevadores.

No trabalho vocal, frequentemente se pede para "relaxar a mandíbula", para tornar a boca disponível para a articulação. Ora, o relaxamento completo dos músculos da mandíbula deixaria a boca muito aberta.
Na verdade, busca-se um ajuste do tônus dos músculos elevadores, que estão frequentemente muito (em excesso) contraídos.

É interessante alternar o recrutamento desses:

manter a boca fechada
pelos pterigóideos
(a sensação é interna na boca),

manter a boca fechada
pelos temporais
(a sensação é nas têmporas),

manter a boca fechada
pelos masseteres
(a sensação é no entorno dos maxilares).

A posição da cabeça e do pescoço provoca abertura e fechamento da mandíbula

Durante a extensão da cabeça, essa abertura também é feita pela inclinação da cabeça para trás.

Durante uma flexão da cabeça, a partir de uma certa amplitude do movimento, ocorre uma elevação da mandíbula por causa da gravidade.

Assim, na colocação vocal, a posição da cabeça sobre o atlas, mais ou menos em extensão, mais ou menos simétrico, influencia a colocação prévia do maxilar.

A posição da cabeça e do pescoço provoca translações da mandíbula

Se a boca é mantida fechada, os dentes separados e o pescoço é mobilizado, observa-se que a mandíbula se move como uma *gaveta* sob o maxilar superior:

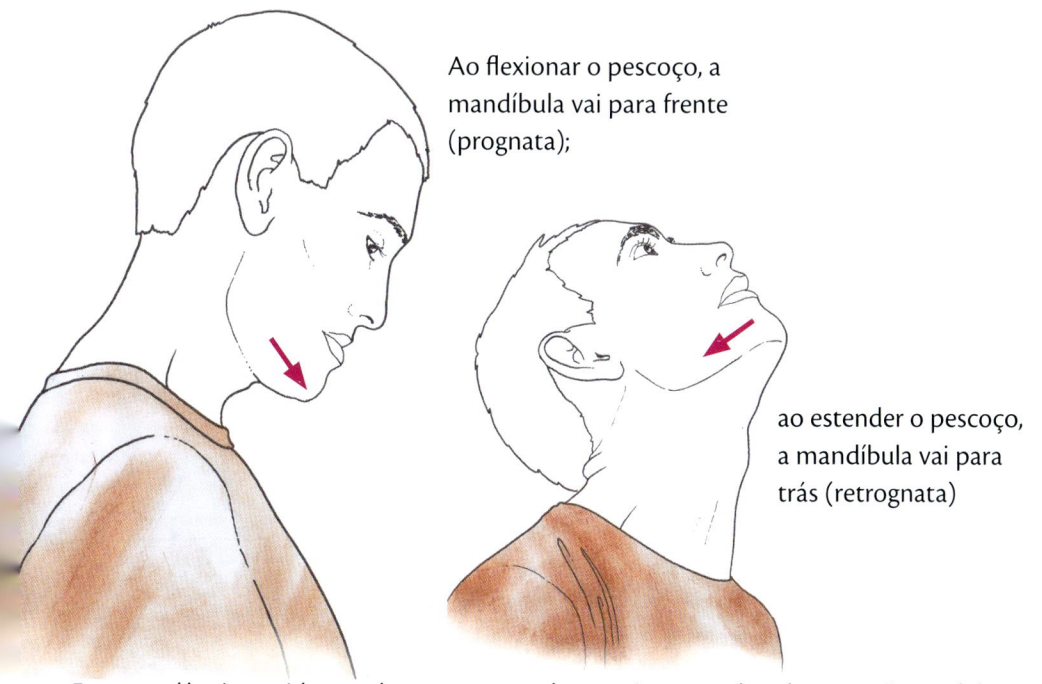

Ao flexionar o pescoço, a mandíbula vai para frente (prognata);

ao estender o pescoço, a mandíbula vai para trás (retrognata)

Essas tendências, evidentes durante os grandes movimentos da cabeça, estão também presentes durante os movimentos menores.

Mandíbula, articulação e ressonância

A mandíbula e a articulação das vogais

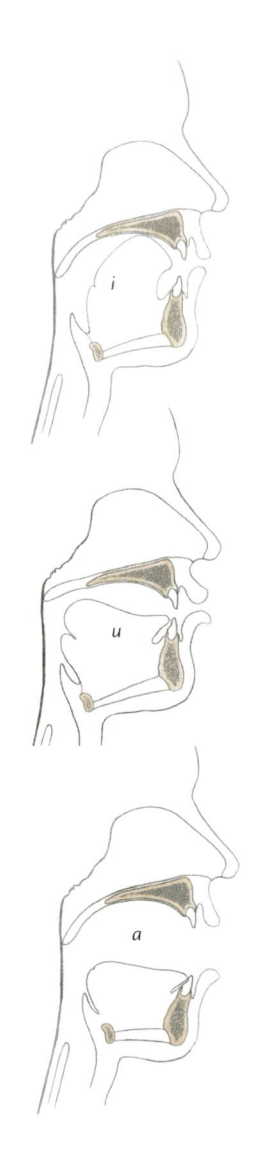

A abertura da boca (abaixamento da mandíbula), também denominada **abertura**, varia de acordo com as vocais.
Aqui serão observadas as vogais /i/, /u/, /a/.

Para a vogal /i/, a boca está pouco aberta.
Os maxilares estão aproximados.
A mandíbula é mantida elevada pela ação dos masseteres, temporais e pterigóideos.

Para a vogal /u/, a boca está quase fechada completamente.
Os maxilares estão muito próximos.
A mandíbula é mantida elevada pela ação dos músculos masseteres, temporais e pterigóideos.

Para a vogal /a/, a boca está aberta
Os maxilares estão afastados.
Os músculos elevadores estão menos contraídos, deixando a gravidade agir no abaixamento da mandíbula.
Soma-se a isso uma ação dos músculos hióideos para abaixar ativamente a mandíbula.

Para sentir a mandíbula se abaixar progressivamente, pode-se pronunciar sucessivamente as vogais /i/, /e/, /é/, /a/.

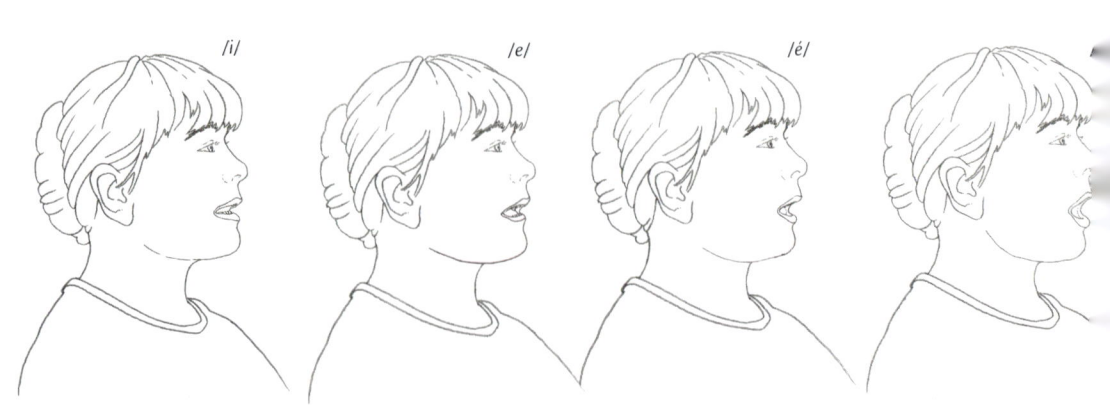

A mandíbula e a articulação das consoantes

Os movimentos da mandíbula intervêm em certas consoantes.

As *consoantes oclusivas* (*p, b, t, d, k, g*) são produzidas por dois movimentos sucessivos da mandíbula:

- começa pela elevação para criar uma oclusão (dos lábios, de língua/dentes, de língua/palato mole), ação que é realizada pelos músculos elevadores: masseteres, temporais e pterigóideos;

- depois a mandíbula é abaixada de maneira súbita para a fase em que se libera a pressão e a explosão. Essa segunda ação é realizada pela gravidade, assim como por um relaxamento dos músculos elevadores. Pode-se ter também uma contração dos músculos abaixadores: os músculos hióideos.

As *consoantes fricativas* (p. ex., *f, s*) são produzidas por uma elevação sustentada da mandíbula. A ação é realizada pelos músculos elevadores: masseteres, temporais e pterigóideos.

A mandíbula participa da ressonância da voz

No domínio vocal, um som é dito "aberto" quando ele é emitido com a boca mais aberta na parte anterior (nos lábios ou na mandíbula) do que na posterior (na orofaringe).
Levada ao extremo, uma voz muito aberta pode se tornar o que é conhecido como uma "voz branca", isto é, uma voz sem sonoridade.

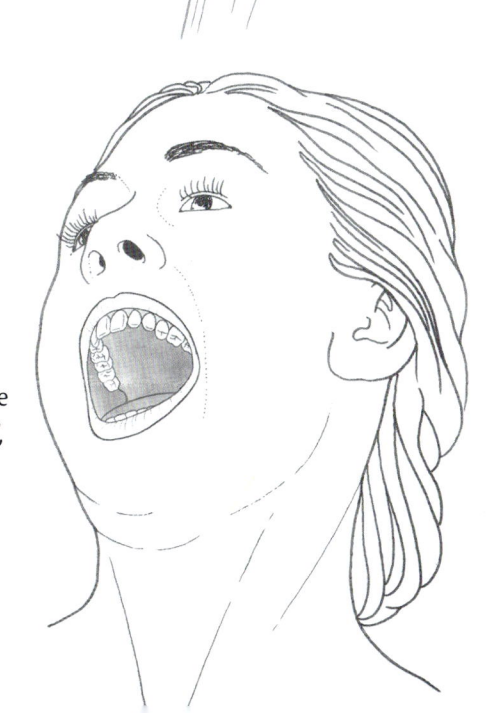

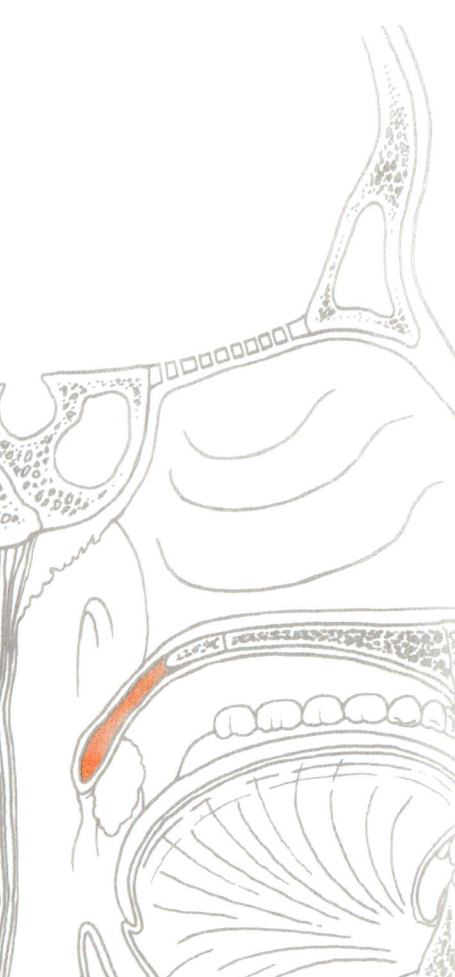

O palato mole (véu palatino)

Não se consegue vê-lo e nem sempre pode ser sentido, porque se localiza no fundo da boca, mas se trata de uma peça central do instrumento vocal. Prolongando o palato duro, o **véu palatino**, também denominado palato mole, é uma *divisão muscular e fibrosa* localizada na parte posterior das cavidades do nariz (acima dele) e da boca (abaixo dele).

Na vida cotidiana, ele serve sobretudo, quando se engole, para impedir que os alimentos e sobretudo os líquidos acabem indo para o nariz pela parte posterior.
Quando está hipotônico, é também a matriz do *ronco*.
Trata-se de um lugar pelo qual se pode influenciar a abertura da tuba auditiva, colocando em comunicação a faringe e o ouvido médio.

Na voz, o palato mole é indispensável para a *articulação* de certas consoantes e vogais (ver p. 241). Mas seus movimentos são alguns dos mais importantes *"formadores"* de timbre na parte superior da laringe, podendo enriquecer consideravelmente a *ressonância* do som vocal.

A úvula… a úvula…

Muitas palavras em língua portuguesa se referem ao palato mole e serão encontradas nas páginas a seguir:
- a palavra *velar* ou o prefixo *velo-* remetem ao *véu*;
- a palavra *palatino* ou o prefixo *palato-* remetem ao *palato*;
- a palavra *estafilo* ou o prefixo *estafilo* remetem à *úvula* (a etimologia da palavra estafilo é grega e significa "cacho de uvas", o que corresponde à descrição da própria úvula, dada pelos gregos antigos …).

Descrição do palato mole

Ele forma uma folha aproximadamente quadrilateral, de cerca de 4 a 5 cm², com cerca de meio centímetro de espessura, que prolonga o palato ósseo.
A face superior prolonga o soalho das fossas nasais.
A face inferior está virada mais ou menos para frente e para baixo de acordo com as posições.

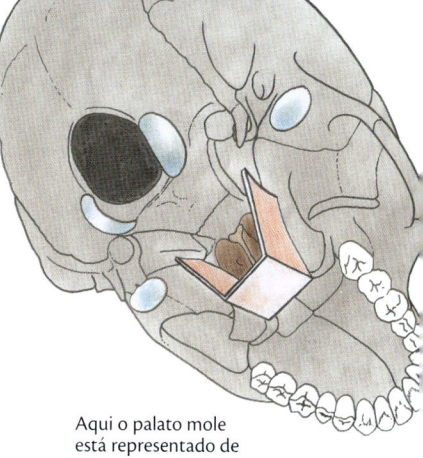

Aqui o palato mole está representado de maneira esquemática.

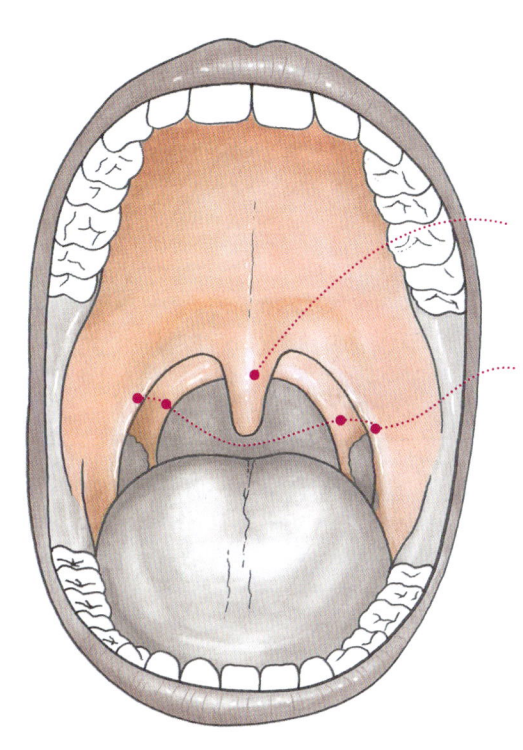

Sua extremidade posterior, ou borda posterior, prolonga-se por uma zona média pendente: a **úvula**.
Vista a partir da boca, de cada lado da úvula, essa borda se prolonga para baixo por duas pregas verticais:
os **pilares do véu**.
Há um **pilar anterior**
e um **pilar posterior** à direita e à esquerda.

Os pilares anterior e posterior formam, com a base da língua e o véu palatino, um limite denominado **istmo da garganta (ou das fauces)**. Esse istmo é a fronteira entre a boca (anteriormente) e a faringe (posteriormente).

Um pilar que traciona

A palavra *pilar* é uma imagem falsa, que sugere que o véu seria *sustentado* por esse elemento, enquanto, pelo contrário, esse elemento *traciona* o véu para baixo.

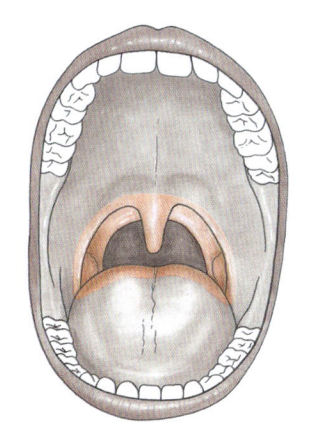

A aponeurose do véu palatino

O véu palatino é estruturado em torno de uma ossatura fibrosa: a **aponeurose palatina**.

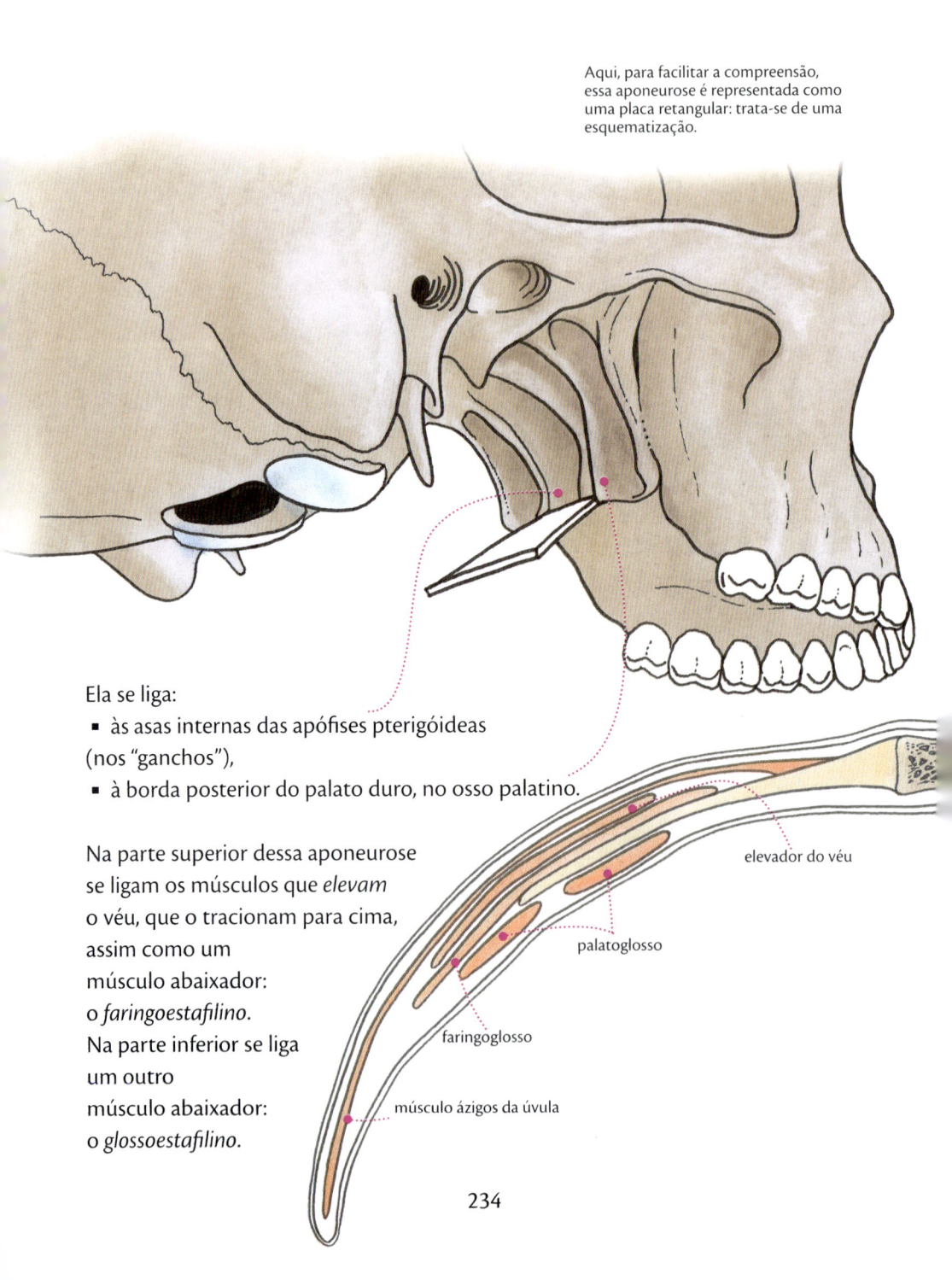

Aqui, para facilitar a compreensão, essa aponeurose é representada como uma placa retangular: trata-se de uma esquematização.

Ela se liga:
- às asas internas das apófises pterigóideas (nos "ganchos"),
- à borda posterior do palato duro, no osso palatino.

Na parte superior dessa aponeurose se ligam os músculos que *elevam* o véu, que o tracionam para cima, assim como um músculo abaixador: o *faringoestafilino*.
Na parte inferior se liga um outro músculo abaixador: o *glossoestafilino*.

elevador do véu

palatoglosso

faringoglosso

músculo ázigos da úvula

As três partes do véu

Embora seja pequeno, o palato mole comporta três zonas anatomicamente diferentes:
- a parte mais anterior é *fibrosa*,
- a parte média é *fibrosa* e *muscular*,
- a parte posterior é somente *muscular*.

Isso é importante para representar esse véu com precisão e realizar sutilmente as ações musculares.

Um véu cada vez mais diferenciado

Em um trabalho vocal aprofundado, essas três partes vão se diferenciar cada vez mais
- sensorial e espacialmente (sabe-se cada vez melhor *onde se encontra* cada parte),
- do ponto de vista funcional motor (sabe-se cada vez mais *o que* cada parte *faz*), ver p. 243.

O todo é revestido de *mucosa*, que continua, na parte superior, por aquelas das fossas nasais, na parte inferior, por aquelas do palato duro e da língua e, posteriormente, por aquela da faringe.

A úvula

Trata-se da parte média e posterior do véu. Ela é a sede de um pequeno músculo: o ázigos da úvula (ver página anterior).

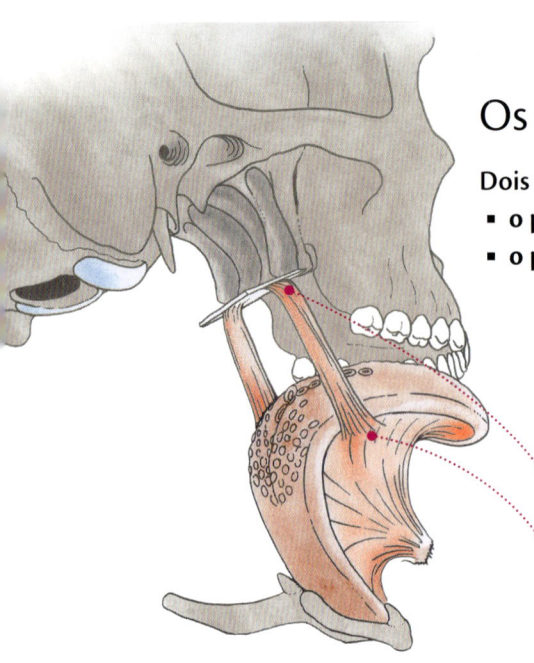

Os músculos do véu palatino

Dois músculos levam o palato para BAIXO:
- o palatoglosso,
- o palatofaríngeo.

O palatoglosso

Esse músculo se fixa na superfície inferior da aponeurose palatina e se estende até a borda lateral da língua.

O palatoglosso forma o pilar anterior das fauces, em posição anterior à **tonsila palatina**.

Ação
Baixa o palato mole ao mesmo tempo que eleva a parte posterior da língua (ver p. 250).
Contribui para o fechamento do istmo das fauces.
Tem ação importante na pronúncia das vogais e das consoantes nasais.

No canto, esse músculo é útil para esticar os músculos que elevam o palato mole (ver página anterior) no momento em que eles entram em ação, tornando essa ação mais precisa e mais vigorosa. Tal ação pode ser praticada com as "nasais bocejadas".

Sinta o palatoglosso

1. Na articulação, esse músculo trabalha quando se passa de um /é/não anasalado para um /é/ anasalado.
2. Quando dizemos um /m/ que vai do piano a um crescendo, é possível sentir bem esse músculo nas margens da língua.

É importante conhecer a ação do palatoglosso e não o utilizar de forma constante, pois se ele é demasiadamente exercitado (em particular por um excesso de consoantes nasais), contribui para a criação de um istmo estreito, o que vai de encontro à ideia de "garganta aberta".

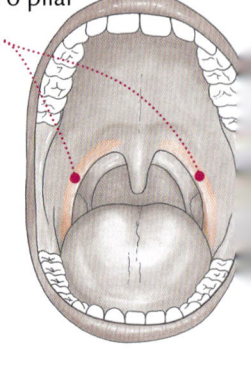

O palatofaríngeo

Esse músculo se fixa na parte superior da aponeurose palatina e desce para trás.
Uma parte do palatofaríngeo termina na borda posterior e superior da cartilagem tireóidea, enquanto a outra se une às fibras do músculo constritor inferior da faringe com as quais se entrecruza como uma echarpe na parte posterior da faringe.

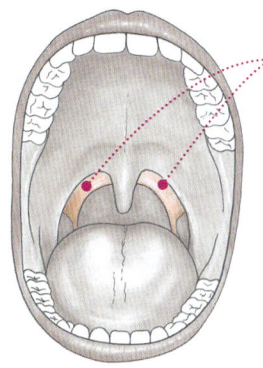

O palatofaríngeo forma o pilar palatofaríngeo, em posição posterior à **tonsila palatina**.

Sinta o palatofaríngeo

1. Na articulação, pode-se ativar esse músculo ao se passar do /u/ ao /õ/, /on/ ou /om/.
2. Quando pronunciamos um/r/ um pouco mais posterior, é possível sentir a contribuição desse músculo para abaixar o véu palatino.

Ação

Abaixa o palato mole, contribuindo para o fechamento da parte posterior do istmo das fauces.
Eleva a faringe e a laringe.
Tem ação importante na formação das vogais e consoantes nasais.

O palatofaríngeo e o levantador do véu palatino sobrepõem facilmente suas ações, o que, caso ocorra durante a emissão do som, pode ocasionar uma certa rigidez faríngea no som.

Esse músculo tem relação com a tuba auditiva (ver p. 279), fixando-se de maneira acessória à sua parte inferior.

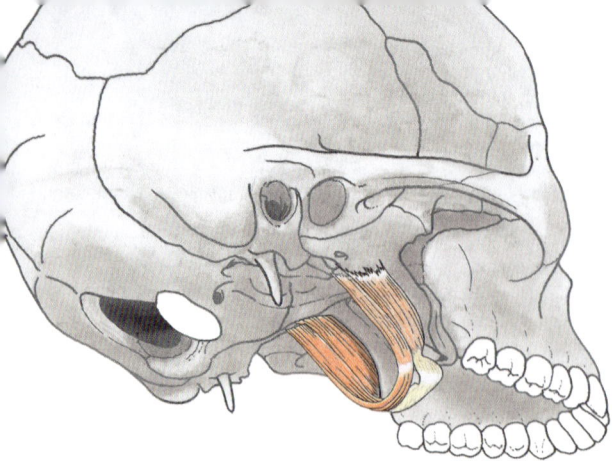

Dois músculos levam o palato mole para CIMA:
- o músculo tensor do véu palatino,
- o músculo elevador do véu palatino.

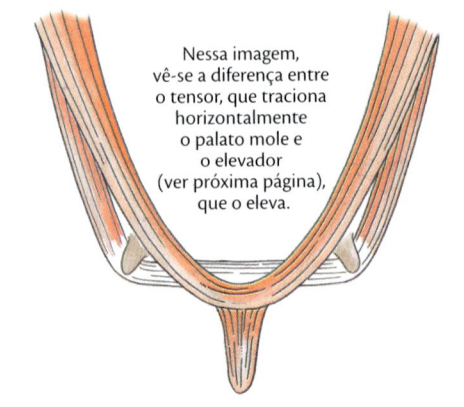

Nessa imagem, vê-se a diferença entre o tensor, que traciona horizontalmente o palato mole e o elevador (ver próxima página), que o eleva.

O tensor do véu palatino

A parte superior desse músculo se fixa sobre o corpo do osso esfenoide e sobre a parte externa da tuba auditiva. Ele se estende paralelamente à lâmina medial da apófise pterigoide (ver p. 69), contornando, em seguida, o **hâmulo pterigóideo** (gancho da apófise, ver p. 69). Suas fibras se juntam, então, às do músculo simétrico.

Um músculo reativo

Esse músculo é muito rico em fusos neuromusculares proprioceptivos, que identificam o alongamento do músculo e permitem adaptar seu comprimento por meio de uma resposta contrátil.

Passando de /é/ nasalado para /é/ não nasalado.

É possível sentir esse músculo agindo na voz quando passamos de /é/ nasalado (som inexistente no português brasileiro) para /é/ não nasalado.

Ação

Tensiona a aponeurose palatina, tracionando-a lateralmente. Ela *se estica e se horizontaliza*. Se atuar junto com o elevador do véu palatino, abre a tuba auditiva (ver p. 279).

O levantador do véu palatino

Esse músculo se fixa sob o corpo do osso esfenoide (circunscrito pelo tensor do véu palatino) e sobre a parte interna da tuba auditiva.
Estende-se sob a extremidade da tuba auditiva em direção ao meio e termina na aponeurose palatina, posteriormente ao tensor do véu palatino, unindo suas fibras com as do músculo simétrico, formando um entrecruzamento denominado **rafe palatina mediana**.

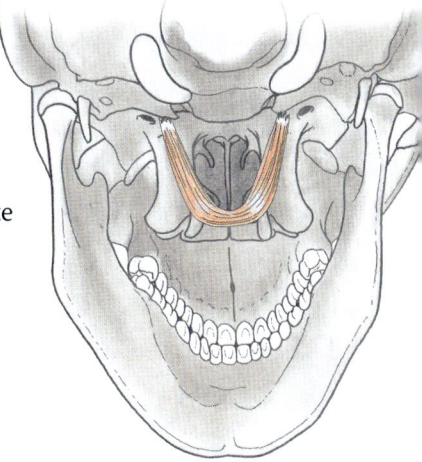

Ação
Eleva a parte posterior da aponeurose palatina, que se comporta como uma rede de balançar.

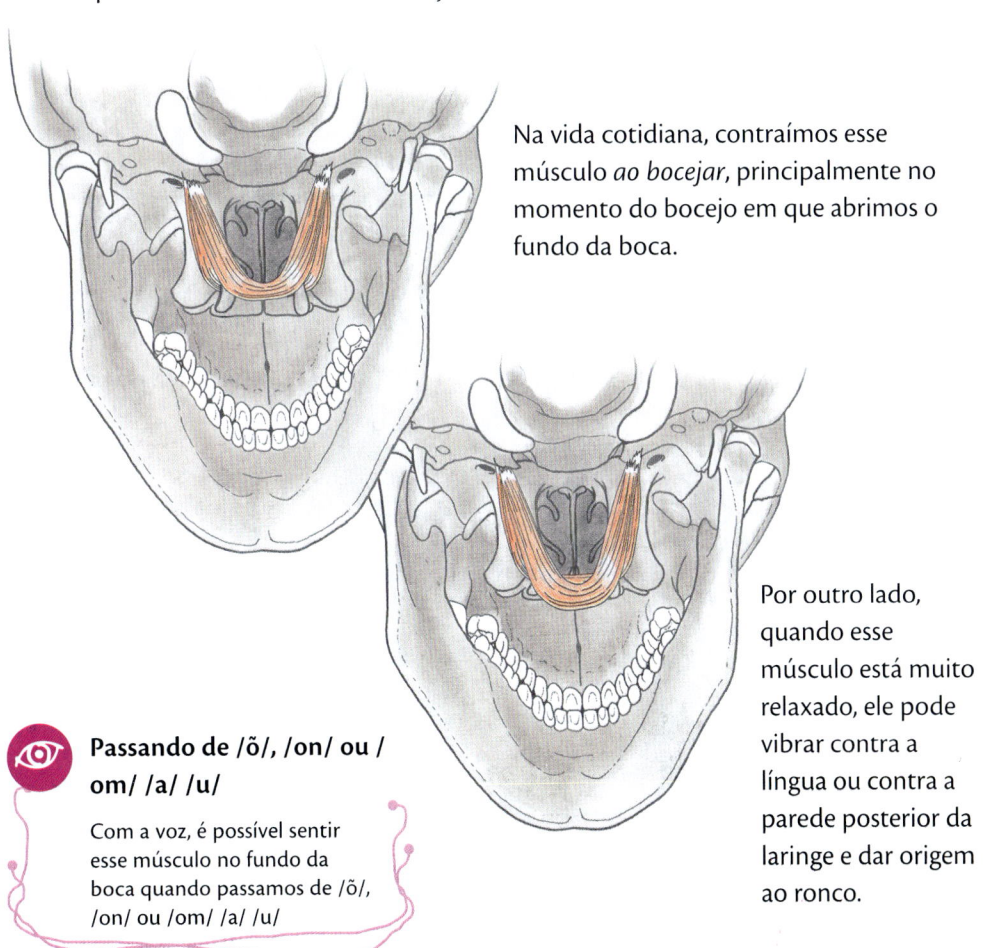

Na vida cotidiana, contraímos esse músculo *ao bocejar*, principalmente no momento do bocejo em que abrimos o fundo da boca.

Por outro lado, quando esse músculo está muito relaxado, ele pode vibrar contra a língua ou contra a parede posterior da laringe e dar origem ao ronco.

Passando de /õ/, /on/ ou /om/ /a/ /u/

Com a voz, é possível sentir esse músculo no fundo da boca quando passamos de /õ/, /on/ ou /om/ /a/ /u/

O palato mole e a respiração

Quando respiramos pelo *nariz*, o palato está *baixado* e o ar passa pela nasofaringe, orofaringe, laringofaringe e finalmente chega na laringe, *não passando em nenhum momento pela boca*.

Para isso, não é necessário fechar a boca: é possível respirar pelo nariz, tanto inspirar quanto expirar, mantendo a boca bem aberta. Assim, é possível observar o abaixamento do véu palatino no fundo da garganta, com o uso de um espelho.

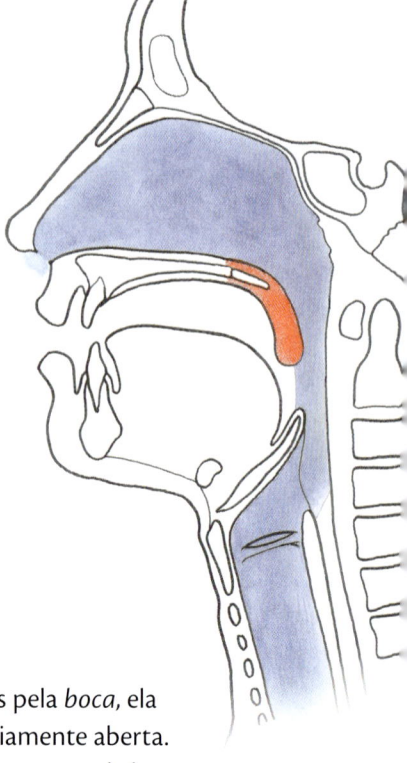

Quando respiramos pela *boca*, ela deve estar necessariamente aberta. O palato sobe e o ar passa pela boca, depois pela orofaringe e laringofaringe até chegar na laringe, *não passando pelo nariz*.

É possível observar a elevação do palato mole no fundo da garganta com o uso de um espelho.

Respirações

Essas informações são interessantes para exercitar combinações variadas de "inspiração/expiração" e "bucal/nasal": pode-se, por exemplo, inspirar pela boca e expirar pelo nariz diversas vezes e em seguida fazer o exercício contrário. Dessa forma, desenvolve-se um reconhecimento e uma maior consciência sensorial da região do véu palatino, que pode auxiliar na voz.

É possível misturar esses dois "caminhos do ar", baixando o palato mole apenas parcialmente e mantendo a boca aberta, de forma a permitir a respiração ao mesmo tempo parcialmente pela boca e parcialmente pelo nariz.

Palato, articulação, ressonância

O palato e a articulação das vogais

O palato pode estar mais ou menos *baixado* ou *elevado*. É dessa forma que ele vai intervir em diversas circunstâncias vocais.

De pé, o abaixamento é feito pela *gravidade*: o palato mole cai em direção à parte posterior da língua com maior ou menor força. Pode-se baixá-lo de maneira mais ativa e mais forte pela ação dos músculos que o abaixam: o palatoglosso e o glossofaríngeo. Para fazê-lo subir, deve-se ativar os músculos elevadores: o tensor e o levantador do véu palatino.

Independentemente disso, os músculos que levam o palato mole para cima e para baixo, frequentemente agem moderando-se mutuamente, proporcionando, em virtude de sua ação, uma mobilidade ao palato mole que se adapta a cada momento às necessidades vocais.

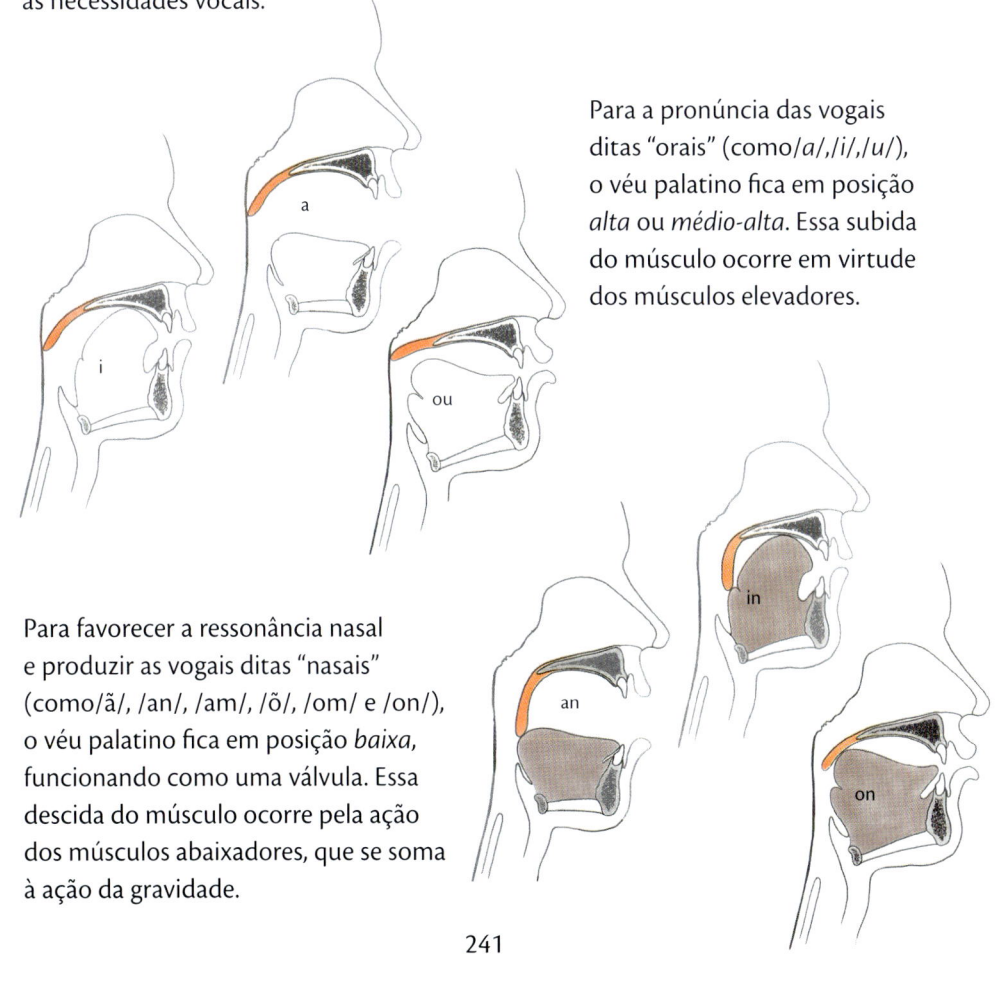

Para a pronúncia das vogais ditas "orais" (como /a/, /i/, /u/), o véu palatino fica em posição *alta* ou *médio-alta*. Essa subida do músculo ocorre em virtude dos músculos elevadores.

Para favorecer a ressonância nasal e produzir as vogais ditas "nasais" (como /ã/, /an/, /am/, /õ/, /om/ e /on/), o véu palatino fica em posição *baixa*, funcionando como uma válvula. Essa descida do músculo ocorre pela ação dos músculos abaixadores, que se soma à ação da gravidade.

O palato mole e a articulação das consoantes

1. Como uma válvula, o abaixamento do palato mole permite a saída do ar pelo nariz e a ressonância nasal, permitindo a produção das consoantes nasais.

Uma consoante **nasal** é aquela para a qual o palato mole é abaixado (/m/, /n/, /nh/, por exemplo). O ar sai pela boca e talvez um pouco pelo nariz.

Esse abaixamento é feito pela ação simétrica dos músculos palatoglosso e glossofaríngeo.

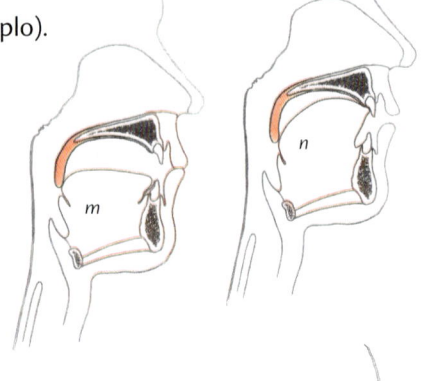

Uma consoante ou vogal *oral* é uma vogal ou uma consoante para as quais o palatoglosso é levantado. O ar sai apenas pela boca.

2. O palato mole toca a parte posterior da língua para realizar a consoante vibrante /r/, quando ela é pronunciada no fundo da garganta.

O /r/ uvular encosta o dorso da língua contra o palato duro ou a parte anterior do palato mole.

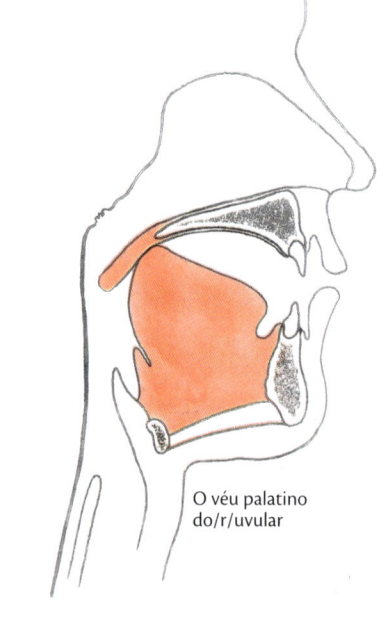

O véu palatino do /r/ uvular

Cuide dos /r/

É interessante exercitar a articulação dos /r/ com cuidado para ativar essa parte do palato mole. Ao fazer isso, é igualmente interessante juntar um bocejo ao abaixamento ativo do palato mole para exercitar ao mesmo tempo os músculos elevadores. Assim, os elevadores e os abaixadores trabalham reforçando-se mutuamente.

O palato mole participa da ressonância da voz

Os movimentos do palato mole estão entre os mais importantes "modeladores" do *timbre* na região acima da laringe. Cobertura mole e móvel localizada no limite entre orofaringe e nasofaringe, o palato mole possibilita a passagem de ar pelo nariz, pela boca ou pelos dois ao mesmo tempo em proporções ajustáveis.

Sobretudo, o palato mole pode ajustar os componentes entre as principais áreas dessa ressonância, visto que se situa em um local único do trato vocal: no limite entre orofaringe e nasofaringe e na junção entre a parte vertical, faringe e horizontal, boca e nariz. Tal localização permite modificar ao mesmo tempo o tamanho dessas duas partes, e as ressonâncias resultantes.

Podem-se distinguir duas ações diferentes:

"Elevar o véu palatino"
É a ação de subir o palato mole que produz uma sensação na parte posterior do palato. Tal ação torna a voz imediatamente mais "brilhante". É por isso que se pede frequentemente no trabalho de canto a manutenção de uma posição de bocejo na parte posterior da boca "como se estivéssemos com uma batata quente no fundo da boca" ou "como um bocejo de boca fechada", visto que o efeito ressonante é muito fácil de criar. Porém, se essa se tornar a única demanda, ela pode acabar atrapalhando a flexibilidade de adaptação do palato mole e das regiões vizinhas. Portanto, essa não deve ser uma ação permanente.

O cantor eleva o palato...

O canto posiciona o palato mole em posição alta, fechando assim o acesso às fossas nasais (que consomem uma parte do fluxo de ar pulmonar sem produzir a ressonância adequada — uma absorção de energia prejudicial para o alcance da voz). Além disso, o palato mole levantado possibilita um volume de ressonância maior à cavidade bucal e liberar o orifício de saída da orofaringe.

"Dar um sorriso interior" no fundo da boca:
Tal ação é diferente e corresponde mais a tracionar o palato mole horizontalmente, em sua largura, por meio do músculo tensor do véu palatino. A sensação é mais anterior no palato mole. É possível distinguir as duas zonas passando de um exercício ("sorriso interior") a outro ("bocejar"). Essa ação possibilita a busca por uma posição média entre elevação e abaixamento totais. Orienta-se também "inspirar como se estivesse cheirando um perfume", levando-se em consideração que a posição adotada durante a inspiração vai ser mantida durante o tempo vocal expiratório.

A língua

A língua é uma peça fundamental do instrumento vocal. Na maior parte das vezes, não nos damos conta disso, pois ela também é um órgão essencial da mastigação, da deglutição e do paladar. Seus movimentos, numerosos e minúsculos, são um dos mais importantes "modeladores de sons" acima da laringe.

Todo mundo conhece a *ponta* da língua e considera apenas o que se passa entre essa parte e o resto da boca durante a articulação dos sons.

Entretanto, a maior parte da língua se encontra atrás e abaixo dela e essas regiões também contribuem para a transformação da voz de maneira bastante variada.
"Manobrar" a língua é uma das chaves da criação de *ressonâncias*.

Atenção

Na aprendizagem da fala, frequentemente imitam-se os lábios. Às vezes, fala-se em "ler os lábios". Tudo isso poderia levar a pensar que são eles que produzem a articulação das vogais (p. ex., um /i/ esticando os lábios como em um sorriso). Contudo, tal fato não deve levar à desconsideração do papel central da língua em articular e fazer "soar" esses mesmos sons.

Descrição da língua

Cercada pela arcada dentária da mandíbula (ver p. 82), a língua ocupa a parte baixa da boca, constituindo ao mesmo tempo seu *soalho* e sua *principal massa*.
Esse complexo é bem maior do que geralmente se imagina, sendo grande como o punho.

Em suas partes superior e anterior, a língua tem bastante liberdade de movimento. Ela é composta por

uma parte dorsal chamada de **dorso** da língua,

um **ápice (ponta)**,

uma parte inferior ou ventral,

duas bordas laterais.

As partes posterior e inferior, chamadas de **base** da língua, são áreas bem menos livres: ali, a língua está ligada por diversos músculos...

- aos maxilares superior e inferior,
- ao osso hioide,
- ao palato moe,
- à faringe,
- à base do crânio.

O esqueleto da língua

Ainda que a língua seja uma massa mole, ela é estruturada em sua base por elementos rígidos denominados "**esqueleto da língua**", ainda que nem todos eles sejam ossos.

A mandíbula

Esse osso foi visto em detalhe na página 76. Ele serve de plataforma de inserção para diversos músculos da língua.

O osso hioide

Esse pequeno osso foi visto em detalhe na página 84.
Ele também serve de plataforma de inserção para diversos músculos da língua.

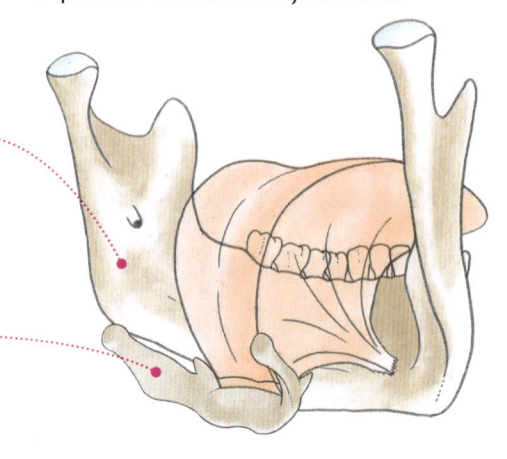

A membrana hioglosso

É uma lâmina fibrosa, de em torno de 1 cm de altura, que se fixa sobre a borda superior do osso hioide e sobre os cornos menores. Sua borda superior se confunde com o corpo da língua.

O septo lingual (ou da língua)

É uma lâmina fibrosa um pouco rígida que se insere perpendicularmente à parte anterior da membrana hioglosso. Tem a forma de uma foice, convexa na parte superior e côncava na parte inferior.
O septo se estende para frente e para cima.
Ele constitui um esqueleto fibroso ao lado do qual estão localizados os músculos da língua.

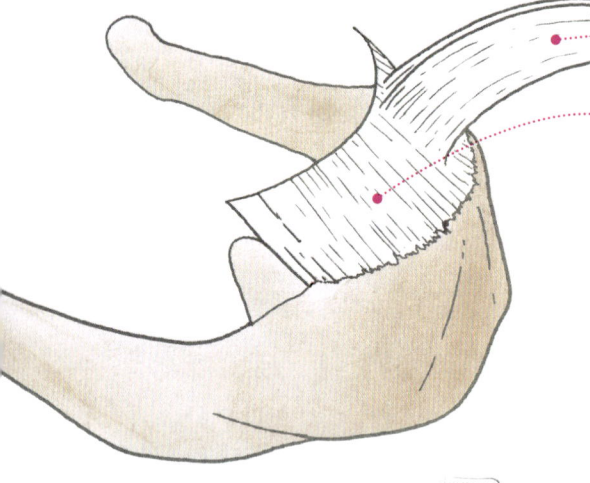

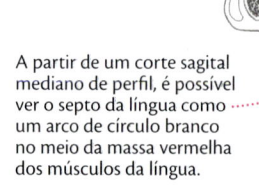

A partir de um corte sagital mediano de perfil, é possível ver o septo da língua como um arco de círculo branco no meio da massa vermelha dos músculos da língua.

Os músculos da língua

Ao redor do esqueleto fibroso, o corpo da língua é formado principalmente por músculos:
- 8 *músculos* pares (um à direita e outro à esquerda), sendo 7 visíveis na figura abaixo;
- 1 músculo ímpar.

Todos os músculos aqui apresentados são pares e simétricos (exceto o transverso da língua): todos se localizam à direita e à esquerda.

Alguns desses músculos são apresentados em outras partes da boca, mas são aqui descritos para demonstrar sua ação especificamente *sobre a língua*.

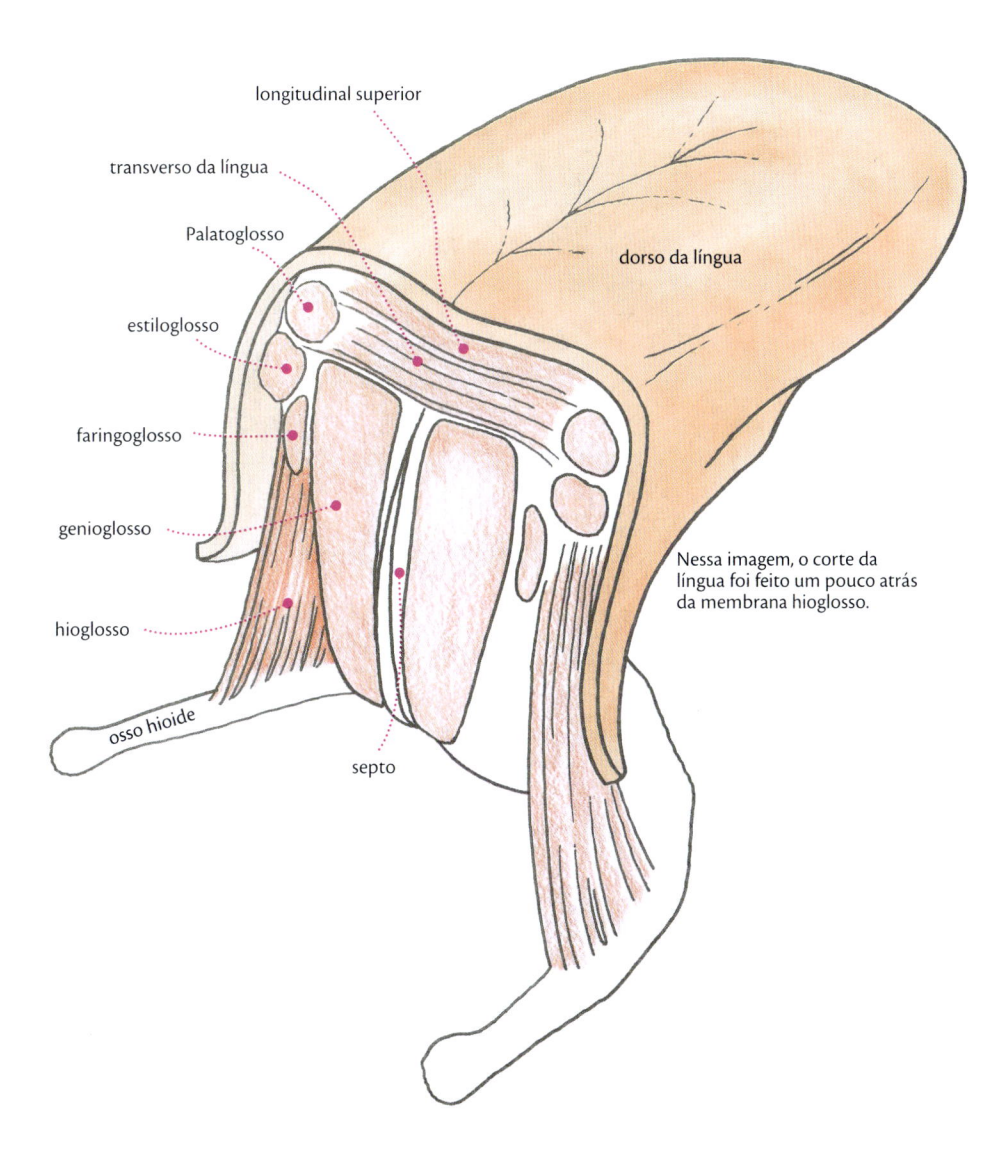

longitudinal superior
transverso da língua
Palatoglosso
estiloglosso
faringoglosso
genioglosso
hioglosso
osso hioide
septo
dorso da língua

Nessa imagem, o corte da língua foi feito um pouco atrás da membrana hioglosso.

O maior músculo: o genioglosso

Esse músculo constitui sozinho 80% do volume da língua. Ele é um músculo par (existem dois genioglossos, um direito e um esquerdo, ainda que se cruzem).

Ele se fixa na porção profunda da mandíbula, em sua parte baixa e nas apófises genianas superiores (ver mais abaixo nesta página).
De lá, as fibras partem em forma de leque, dividindo-se em três direções.
Cada uma dessas divisões tem ações e disposições muito diferentes:

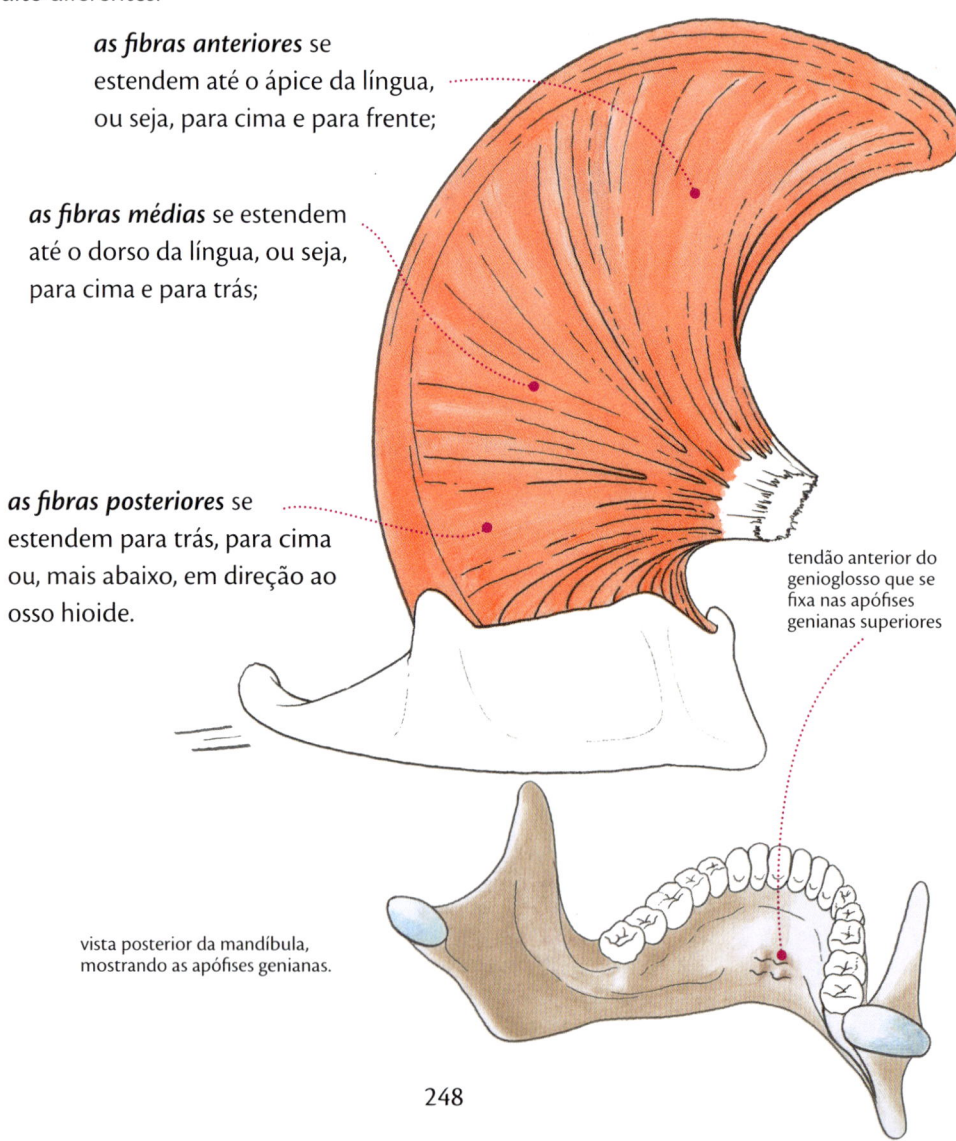

as fibras anteriores se estendem até o ápice da língua, ou seja, para cima e para frente;

as fibras médias se estendem até o dorso da língua, ou seja, para cima e para trás;

as fibras posteriores se estendem para trás, para cima ou, mais abaixo, em direção ao osso hioide.

tendão anterior do genioglosso que se fixa nas apófises genianas superiores

vista posterior da mandíbula, mostrando as apófises genianas.

Ação
O genioglosso intervém *constantemente na voz*.
Ele se contrai por áreas, *coordenando localmente sua atuação* com outros músculos, para levar determinada parte do dorso da língua para determinada parte do palato.

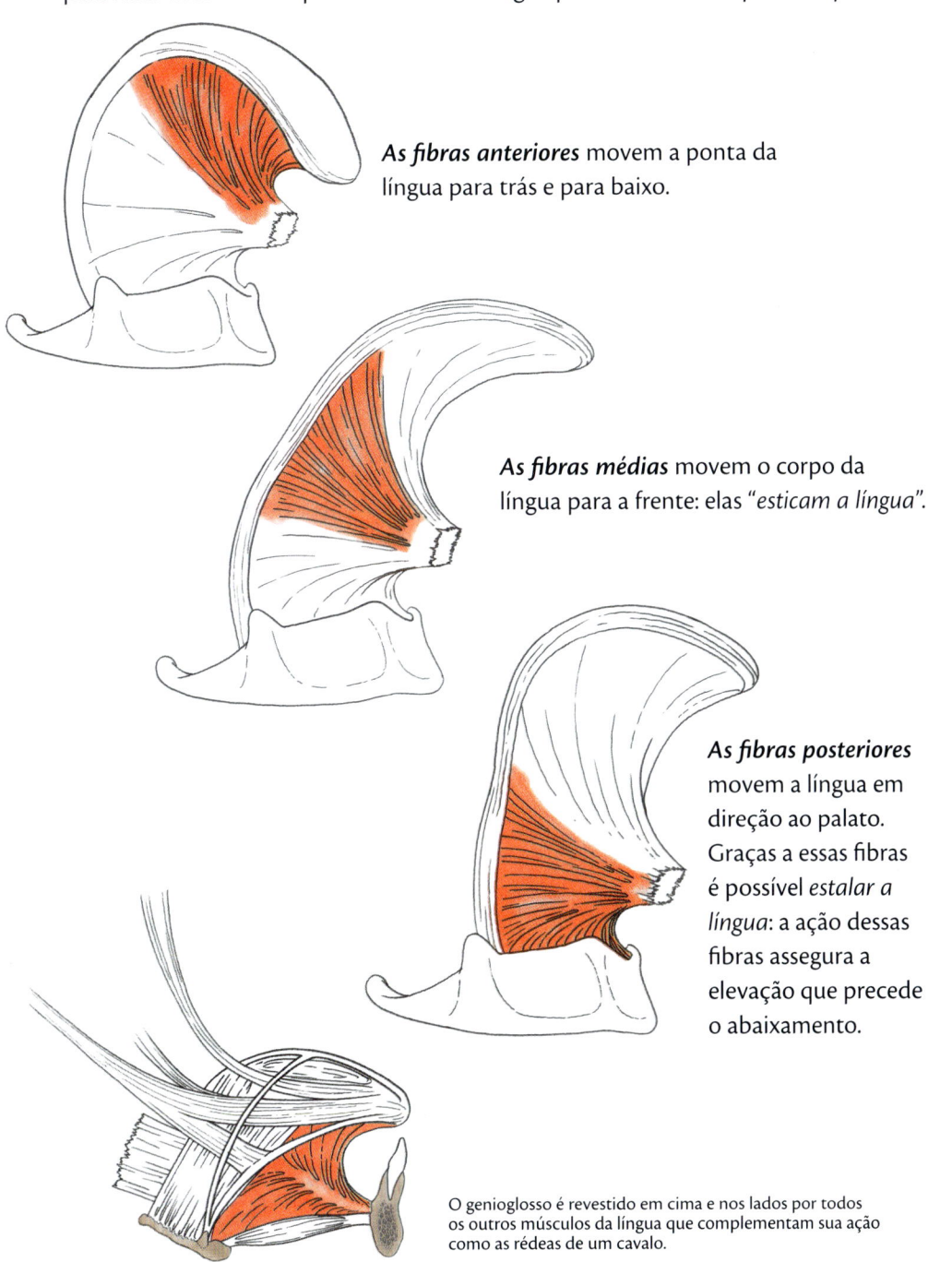

As *fibras anteriores* movem a ponta da língua para trás e para baixo.

As *fibras médias* movem o corpo da língua para a frente: elas *"esticam a língua"*.

As *fibras posteriores* movem a língua em direção ao palato. Graças a essas fibras é possível *estalar a língua*: a ação dessas fibras assegura a elevação que precede o abaixamento.

O genioglosso é revestido em cima e nos lados por todos os outros músculos da língua que complementam sua ação como as rédeas de um cavalo.

Os músculos apresentados a seguir se localizam *sobre a superfície lateral do genioglosso* e dirigem-se para cima: eles são as "rédeas da língua".

O palatoglosso (Ver também sobre esse músculo na p. 236)

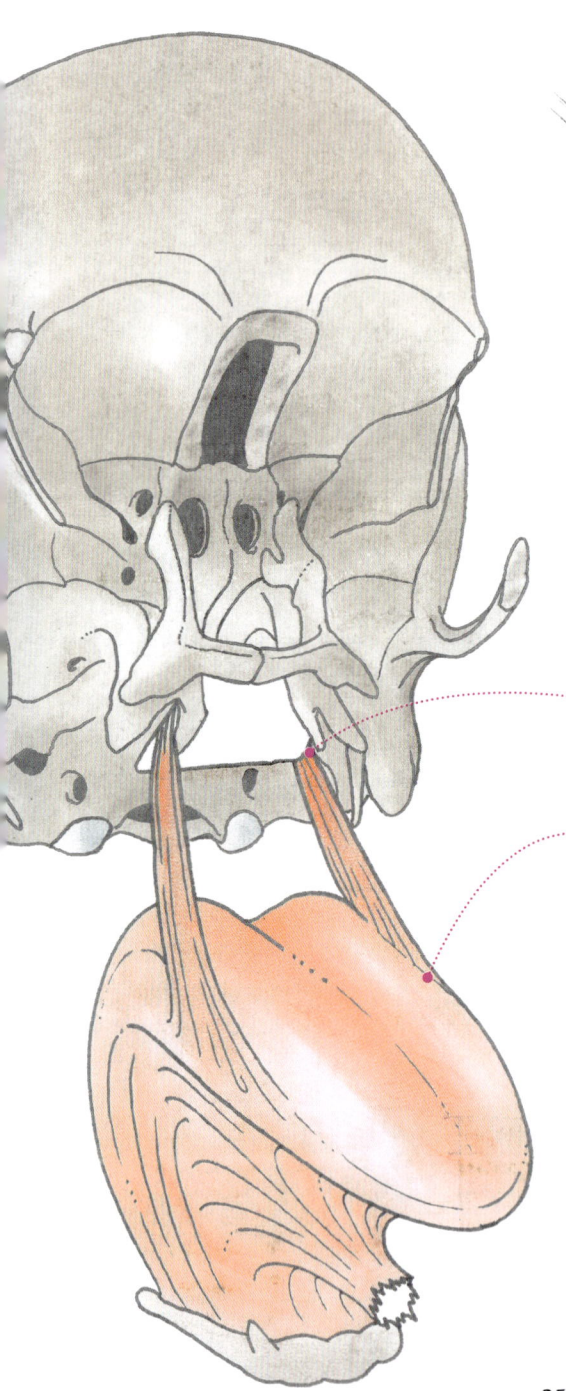

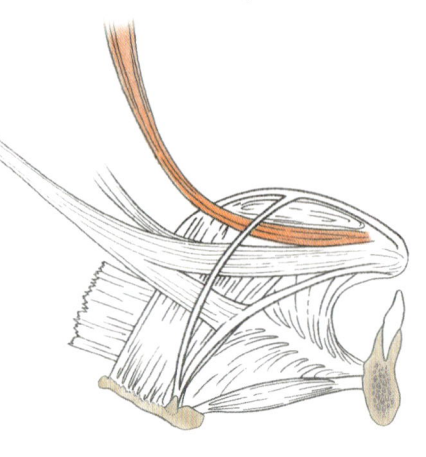

Esse músculo se fixa embaixo na lateral da língua e se estende para cima e para trás, até a parte inferior da aponeurose palatina. Ele forma o pilar anterior das fauces, anteriormente à tonsila palatina.

Ação
A partir do lado em que está fixado, o palatoglosso traciona a língua para cima e para trás. Sendo o pilar anterior das fauces, ele retrai o istmo das fauces (ver p. 233), de duas maneiras:
- levando o pilar para a linha média e tornando o istmo mais estreito;
- labaixando o palato mole e achatando o istmo.

Esse músculo pode participar da formação da *vogal* /u/ do francês.

O estiloglosso

Esse músculo se fixa, na frente e embaixo, por meio de uma inserção em forma de leque nas laterais do dorso da língua.

Suas fibras mais posteriores se unem, em direção ao meio, na parte inferior do septo lingual. As mais anteriores se estendem até a parte anterior da língua.

Suas fibras se estendem para trás até a ponta do processo estiloide do osso temporal (ver p. 69).

Ação
A partir do lado em que está fixado, ele traciona a base da língua para cima e para trás, alargando-a um pouco.

Pode participar da formação da vogal /u/.

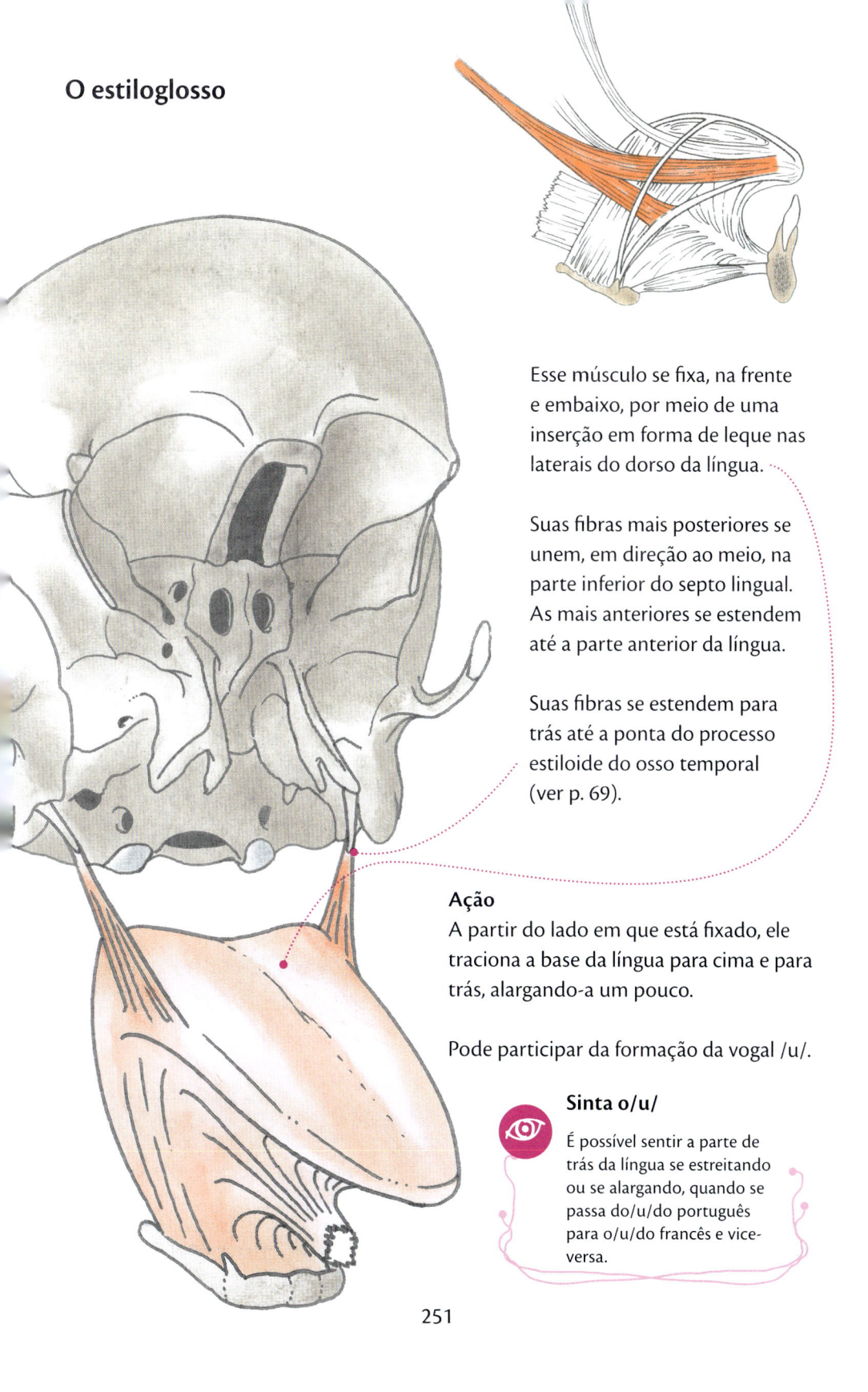

Sinta o/u/
É possível sentir a parte de trás da língua se estreitando ou se alargando, quando se passa do /u/ do português para o /u/ do francês e vice-versa.

Os músculos apresentados a seguir são aqueles situados nas laterais do genioglosso.

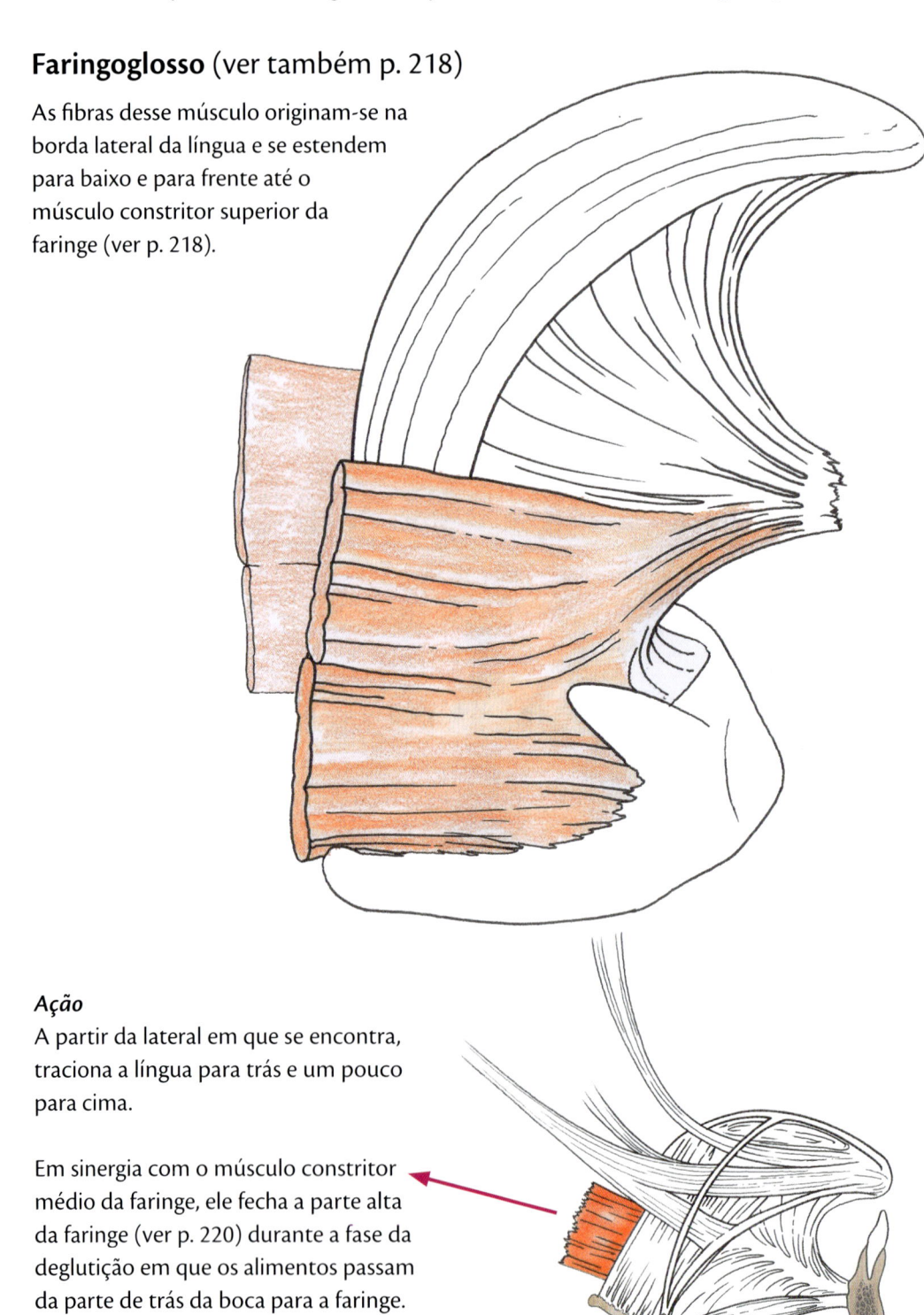

Faringoglosso (ver também p. 218)

As fibras desse músculo originam-se na borda lateral da língua e se estendem para baixo e para frente até o músculo constritor superior da faringe (ver p. 218).

Ação
A partir da lateral em que se encontra, traciona a língua para trás e um pouco para cima.

Em sinergia com o músculo constritor médio da faringe, ele fecha a parte alta da faringe (ver p. 220) durante a fase da deglutição em que os alimentos passam da parte de trás da boca para a faringe.

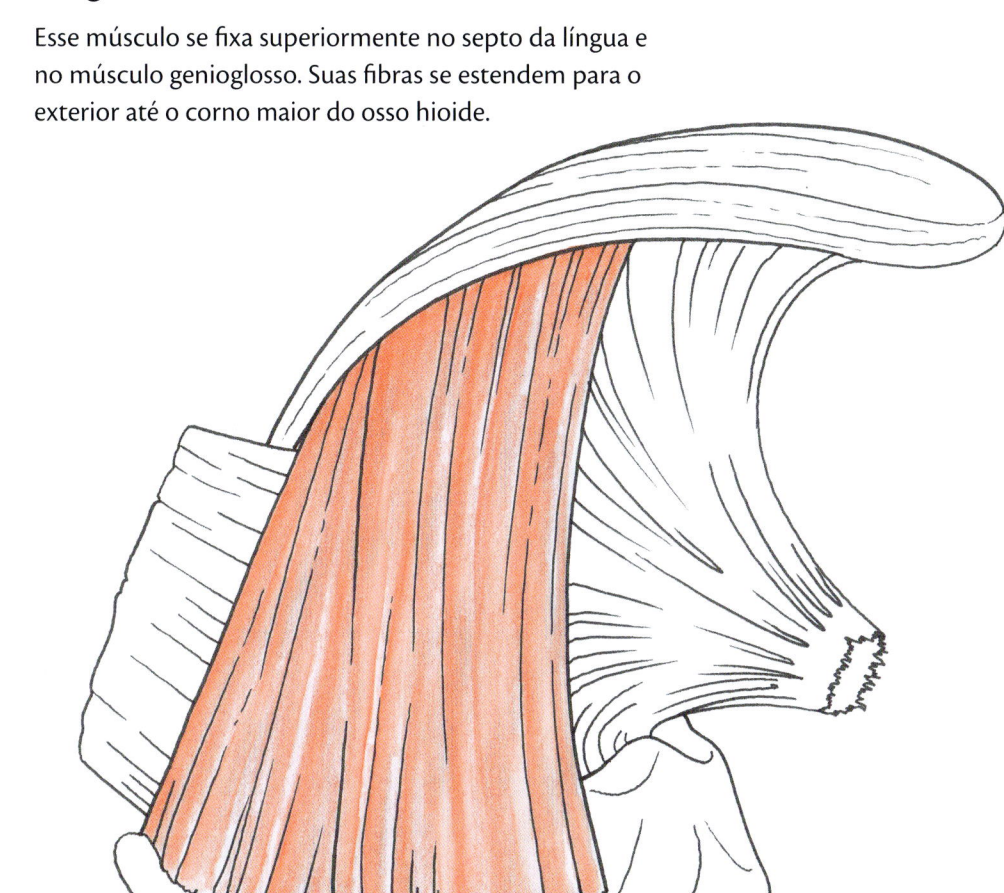

Hioglosso

Esse músculo se fixa superiormente no septo da língua e no músculo genioglosso. Suas fibras se estendem para o exterior até o corno maior do osso hioide.

Ação

A partir da lateral em que se encontra, ele atua para abaixar e retrair a língua.

É esse músculo que baixa a língua, quando esta é *estalada*. Contribui para "*esparramar a língua*" para baixo nas vogais /a/, /i/, /e/.

Transverso da língua

Esse músculo é formado por fibras transversais que vão das laterais do septo da língua até a mucosa das bordas laterais da língua.

Ação
A partir do lado em que se encontra, pode ele pode "afundar" o dorso da língua ou pelo menos impedir que ele se achate.

o transverso da língua

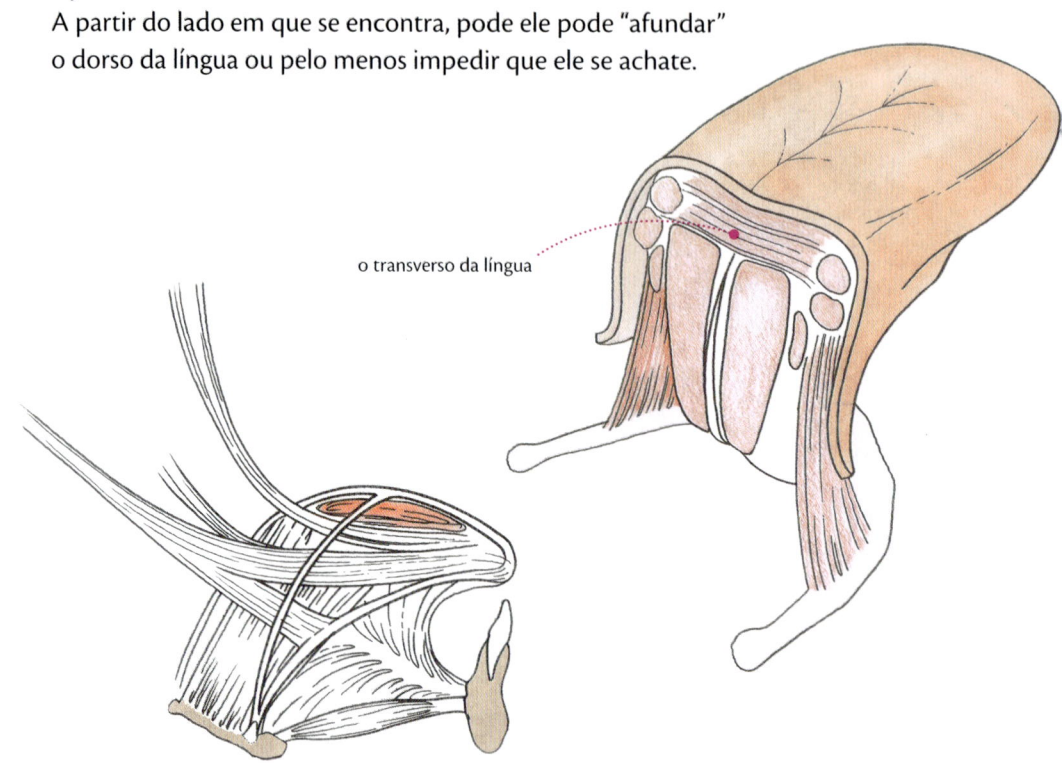

Amigdaloglosso

Esse músculo se origina de dentro do faringoglosso, sobre a túnica fibrosa da faringe. Termina sobre a face externa da cápsula da tonsila palatina.

Ação
A partir do lado em que se encontra, eleva a base da língua.
Participa da formação da vogal /u/.

Longitudinal inferior

Esse músculo se fixa, em sua parte inferior, no corno menor do osso hioide. Ele sobe de trás para frente, margeando a lateral da língua.

Ação
A partir do lado em que se encontra, retrai a língua, baixando-a.

Ele contribui para *"esparramar a língua"* para baixo nas vogais /a/, /i/, /e/.
Eleva o osso hioide.

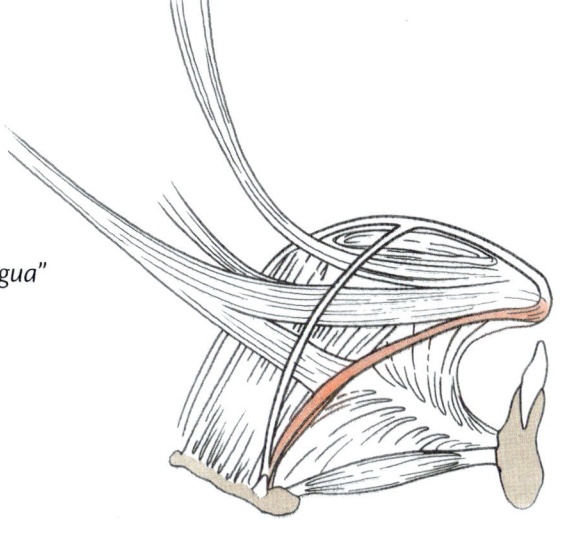

Longitudinal superior

É o único *músculo ímpar* da língua. Fixa-se na base da epiglote e, por dois feixes laterais, nos cornos menores do osso hioide. Forma uma longa camada mediana que se estende ao longo da mucosa mais profunda do dorso da língua.

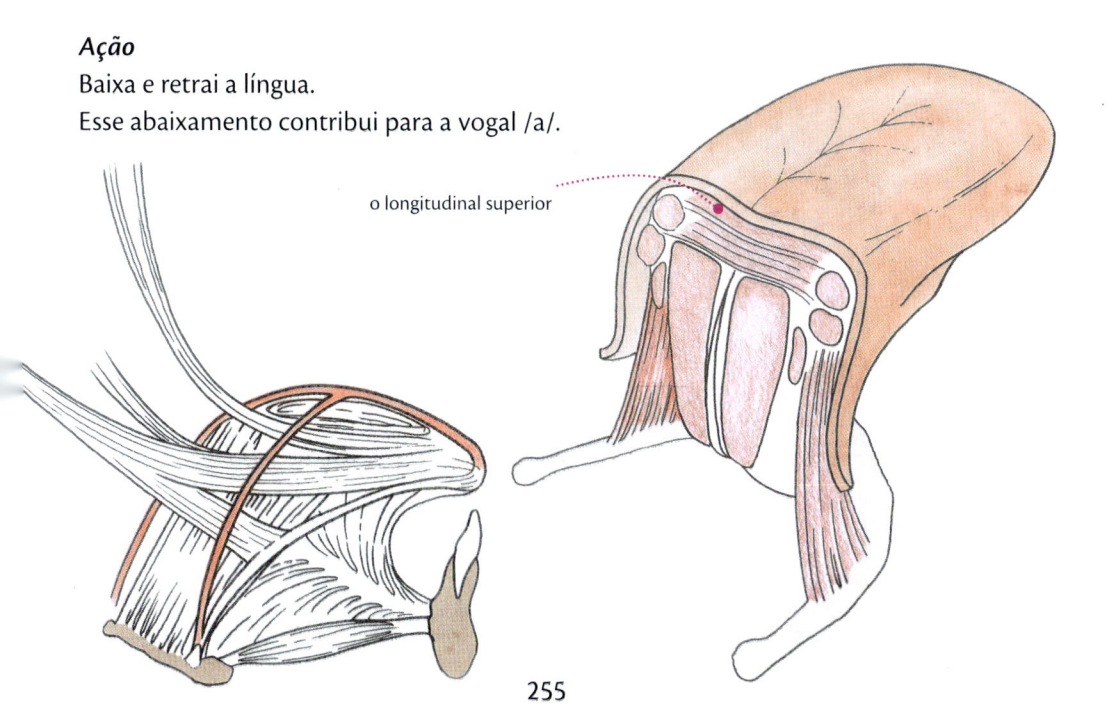

Ação
Baixa e retrai a língua.
Esse abaixamento contribui para a vogal /a/.

o longitudinal superior

A dinâmica da língua

Os movimentos da língua são influenciados pela gravidade

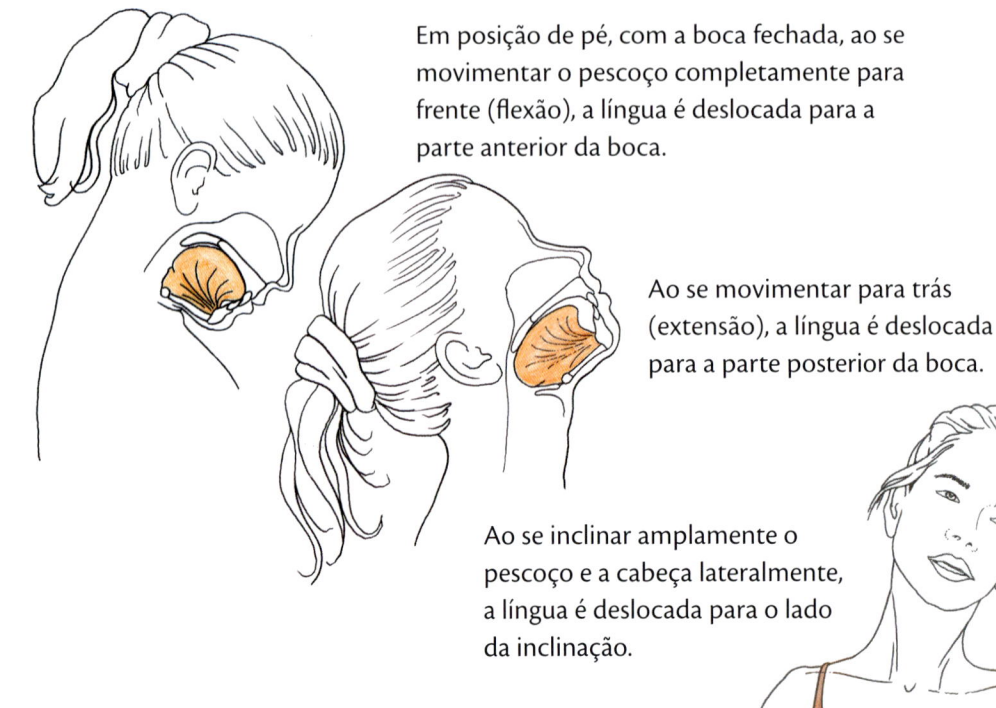

Em posição de pé, com a boca fechada, ao se movimentar o pescoço completamente para frente (flexão), a língua é deslocada para a parte anterior da boca.

Ao se movimentar para trás (extensão), a língua é deslocada para a parte posterior da boca.

Ao se inclinar amplamente o pescoço e a cabeça lateralmente, a língua é deslocada para o lado da inclinação.

Essas tendências, que são muito nítidas em movimentos amplos de cabeça e de pescoço, existem também em movimentos menores e mesmo em mini-posicionamentos: nota-se, assim, que a maneira de posicionar a cabeça antes da emissão vocal condiciona a posição inicial da língua.

Os movimentos ativos da língua influenciam a posição da mandíbula

Ao se encolher a língua, sente-se que a mandíbula tende a se retrair também (p. ex., durante o canto de /u/, o maxilar tende a se retrair).

Em uma menor escala, ao estender-se a língua para a frente, a mandíbula tende a avançar (o que pode ser constatado nas vogais e consoantes anteriores, por exemplo,/baba/).

A posição de descanso da língua

Com a boca fechada, em repouso, a língua mantém *contato com toda a superfície do palato duro*.

- sua *ponta* encosta nas *cristas palatinas*, atrás dos incisivos;
- suas *bordas laterais* são levantadas e entram em contato com os processos alveolares;
- o *dorso* da língua forma uma *calha* de frente para trás, ligeiramente côncava.

Nessa situação, o corpo da língua se posiciona bem para frente da boca e a porção posterior da língua (a base) não se encontra no fundo da boca:
essa posição de descanso permite que a língua se mova verticalmente, a partir do *apoio palatino*, em especial para a deglutição.

A posição articulatória da língua

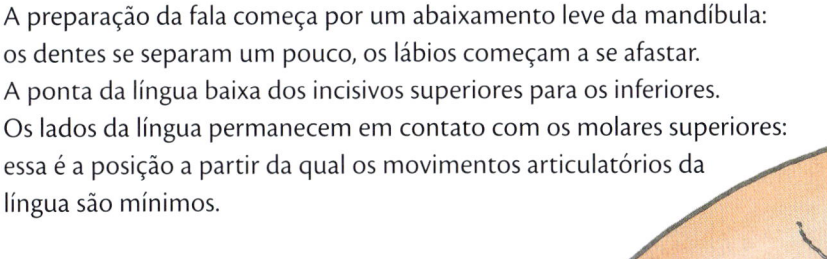

A preparação da fala começa por um abaixamento leve da mandíbula:
os dentes se separam um pouco, os lábios começam a se afastar.
A ponta da língua baixa dos incisivos superiores para os inferiores.
Os lados da língua permanecem em contato com os molares superiores:
essa é a posição a partir da qual os movimentos articulatórios da língua são mínimos.

Nessa situação, o corpo da língua fica bem para frente da boca e a porção posterior (a base) não é empurrada na direção da faringe: a laringe fica mais livre.

Língua, articulação, ressonância

A língua e a articulação das vogais

Graças à ação dos músculos, a língua pode mudar de forma e participar da articulação das vogais.
As vogais são classificadas em *posteriores* e *anteriores*, de acordo com o local do palato em que a língua é posicionada.
Serão apresentadas aqui apenas as vogais /i/, /a/, /u/.

No /i/, o dorso da língua é levantado ao mesmo tempo que seu corpo vai para frente.

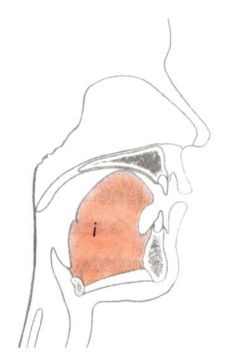

No /a/, o dorso da língua é muito abaixado.

No /u/, o dorso da língua é levantado e seu corpo vai para trás.

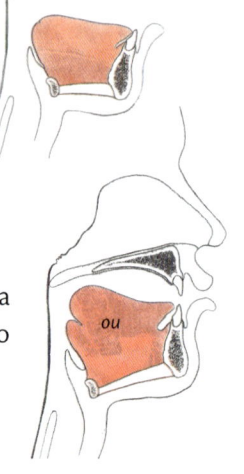

A língua e a articulação das consoantes

Muitas consoantes, denominadas "alveolares", ocasionam um contato entre a língua e os dentes. A ponta da língua pode entrar em contato com a parte de trás dos incisivos e impedir totalmente a passagem do ar expiratório. Se, ao mesmo tempo, o véu palatino estiver levantado, o ar tampouco pode sair pelo nariz. Uma certa pressão se forma, então, na cavidade oral. Se, nesse momento, a língua for subitamente separada dos dentes, cria-se a *consoante oclusiva dental-alveolar*, que pode ser surda (/t/, sem vibração da laringe) ou sonora (/d/, com vibração da laringe).

O mesmo tipo de contato (ponta da língua/dentes) pode existir com o véu palatino baixado. O ar passa, então, pelo nariz, o que cria a *consoante nasal alveolar* /n/.

A ponta da língua pode ser aplicada contra os dentes com sua parte média deixando passar um filete de ar, criando, assim, a *consoante fricativa alveolar* que pode ser surda (/s/, ver p. 177) ou sonora (/z/, p. 161).

A ponta da língua pode ser aplicada contra os dentes com a parte lateral da ponta deixando passar um filete de ar, ao mesmo tempo que uma vibração é produzida no nível da laringe: cria-se, assim, a *consoante lateral alveolar sonora* /l/.

Muitas consoantes, denominadas "palatais",
ocasionam um contato entre a *língua* e o *palato duro*.

As bordas laterais do dorso da língua podem entrar em contato com as bordas laterais do palato duro, o que cria uma *consoante fricativa alveopalatal*, que pode ser surda (/x/, sem vibração da laringe, ver p. 177), ou sonora (/j/, com vibração da laringe, ver p. 161).

O dorso da língua pode encostar no palato duro, deixando passar o ar pelos seus lados. A partir dessa posição, ao se separar a língua do palato duro, cria-se uma *consoante palatal*/nh/.

Muitas consoantes, denominadas "velares", ocasionam um contato entre a *língua* e o véu palatino (*palato mole*).

O dorso da língua pode encostar no véu palatino e impedir completamente a passagem do ar expiratório. Se, ao mesmo tempo, o véu palatino estiver levantado, o ar tampouco pode passar pelo nariz. Uma certa pressão se forma, então, na cavidade oral. A partir desse momento, se a língua é subitamente separada do véu palatino, produz-se uma *consoante oclusiva velar* que pode ser surda (/k/, sem vibração da laringe) ou sonora (/gu/, com vibração da laringe).

O dorso da língua pode encostar no véu palatino e deixar o ar passar de maneira intermitente, criando uma vibração. Produz-se, assim, a *consoante vibrante velar*, que pode ser surda (/r/ sem vibração da laringe) ou sonora (/r/ com vibração da laringe).

A língua participa da ressonância da voz

A língua achatada atrás dos incisivos inferiores
Tal configuração é utilizada para não preencher a cavidade da boca com o corpo da língua.

Como padrão, a parte posterior da língua levantada
Deve-se privilegiar essa posição para reforçar os sons mais graves.

Os lábios

Os lábios são uma parte importante do instrumento vocal.
São duas *pregas musculofibrosas* que limitam o orifício da boca.
Eles são o último ponto do trato vocal onde a voz pode ser influenciada antes de ela "escapar do corpo".
No dia a dia, são usados para a mastigação e para a sucção.
Os lábios podem ser usados para a mímica facial, portanto, para a comunicação.
Com relação à voz, os lábios estão entre os atores mais importantes na *articulação* e na modificação da *ressonância*.

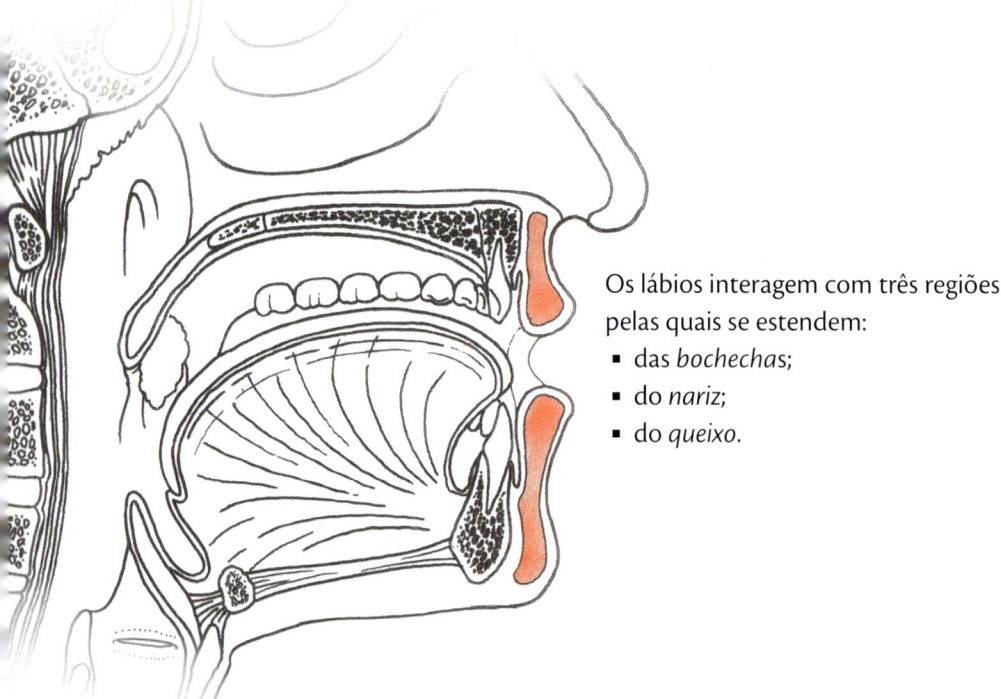

Os lábios interagem com três regiões pelas quais se estendem:
- das *bochechas*;
- do *nariz*;
- do *queixo*.

É possível gerar ações a partir dessas três regiões em direção aos lábios ou a partir dos lábios em direção a essas três regiões. No ato vocal, isso é importante.
Por exemplo: uma modificação das bochechas em função de mímica facial pode causar uma mudança na forma dos lábios que transformaria a ressonância da voz. Isso pode ser feito de forma voluntária ou involuntária.

Os movimentos dos lábios muitas vezes são completados pelos da mandíbula ou da maxila e todos se misturam. Na análise desse ato vocal, é importante distinguir o que se passa em cada um deles e como eles podem se influenciar mutuamente. Por exemplo, quando a boca é fechada, há um movimento da mandíbula, que é completado por um movimento dos lábios.

Descrição dos lábios

Há dois lábios, o **superior** e o **inferior**. Cada um compreende duas regiões:

- uma **região cutânea**, nos homens às vezes recoberta por um bigode sobre o lábio superior e uma barba sob o inferior;

- uma **região mucosa**, mais ou menos espessa e larga, de acordo com a pessoa, que apresenta muitos sulcos anteroposteriores.

O lábio superior apresenta uma linha dupla, no meio da sua parte cutânea, enquadrando um **sulco subnasal**, o **filtro labial**.
Sua junção com a parte mucosa do lábio forma um desenho com um formato de arco, **o arco de Cupido**, particularmente visível em crianças.

Os lábios se unem nos dois lados, formando as **comissuras**:
- com a boca aberta, elas emolduram o orifício da boca nas laterais;
- com a boca fechada, elas formam uma **fenda** de 45 a 55 mm, aproximadamente.

O lábio inferior muitas vezes é um pouco mais volumoso. Sua parte cutânea é separada do queixo por um sulco horizontal: o **sulco mentoniano**.

Os músculos dos lábios

Os lábios não são estruturados por nenhuma estrutura esquelética. São regiões *moles*. Entretanto, eles podem mudar muito de forma e de tônus, graças aos numerosos *músculos* que se encontram sob a pele e as mucosas.

Um músculo grande fecha a cavidade oral: o orbicular da boca

Esse músculo é composto por duas partes.

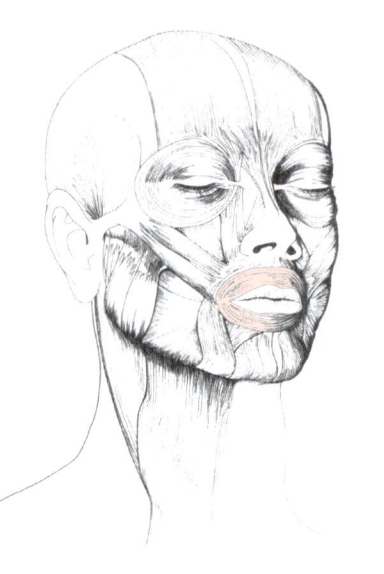

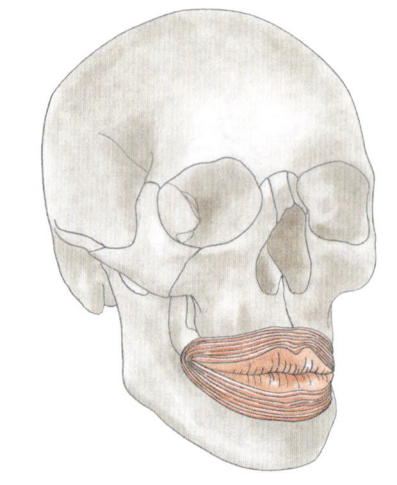

Uma parte central principal, denominada **segmento marginal**, situada ao longo da margem livre dos lábios. Os feixes dos lábios superior e inferior se cruzam nas comissuras e se estendem até a camada profunda da pele e da mucosa.

Uma parte periférica, denominada **segmento periférico**, formada por dois tipos de fibras:
- algumas são fibras terminais de músculos que terminam nas comissuras;
- outras são chamadas **músculos incisivos**: dois superiores e dois inferiores, que vão da margem alveolar dos maxilares até os lábios, misturando-se com as fibras precedentes.

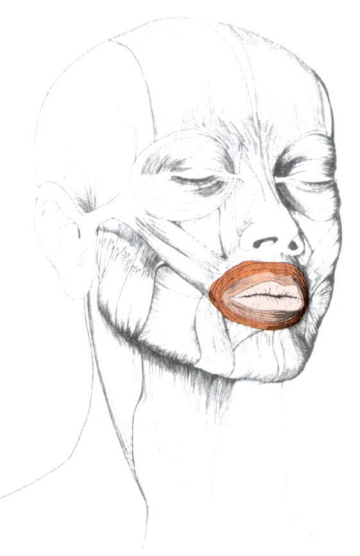

Ação
O orbicular da boca é o principal *constritor da cavidade oral*: é um *esfíncter* que faz o *fechamento* dos lábios.
Cada parte do orbicular acrescenta uma ação específica a esse fechamento:

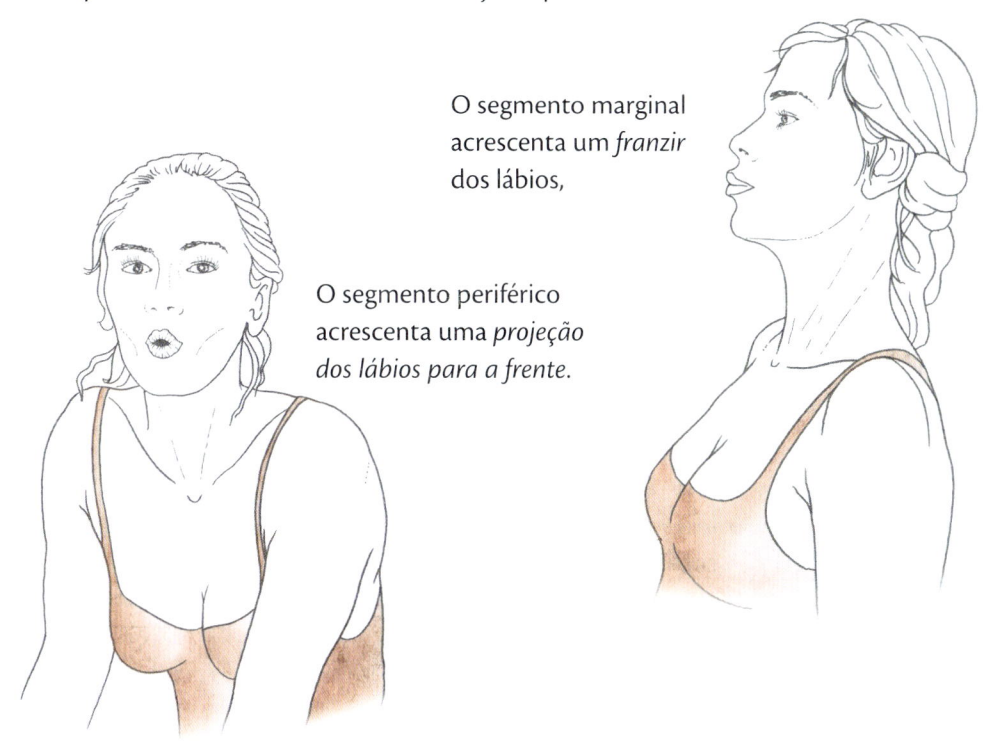

O segmento marginal acrescenta um *franzir* dos lábios,

O segmento periférico acrescenta uma *projeção dos lábios para a frente.*

Na voz, a ação do orbicular muitas vezes se combina com a dos *músculos antagonistas* (ver nas próximas páginas).

Um pequeno músculo completa a ação do orbicular acima e abaixo: é o compressor dos lábios

O compressor de lábios (não ilustrado) é formado de pequenas fibras que se estendem da pele de cada lábio à camada profunda da mucosa.

Ação
Comprime os lábios de trás para frente.

Em torno do orbicular, três grupos de músculos abrem a cavidade oral

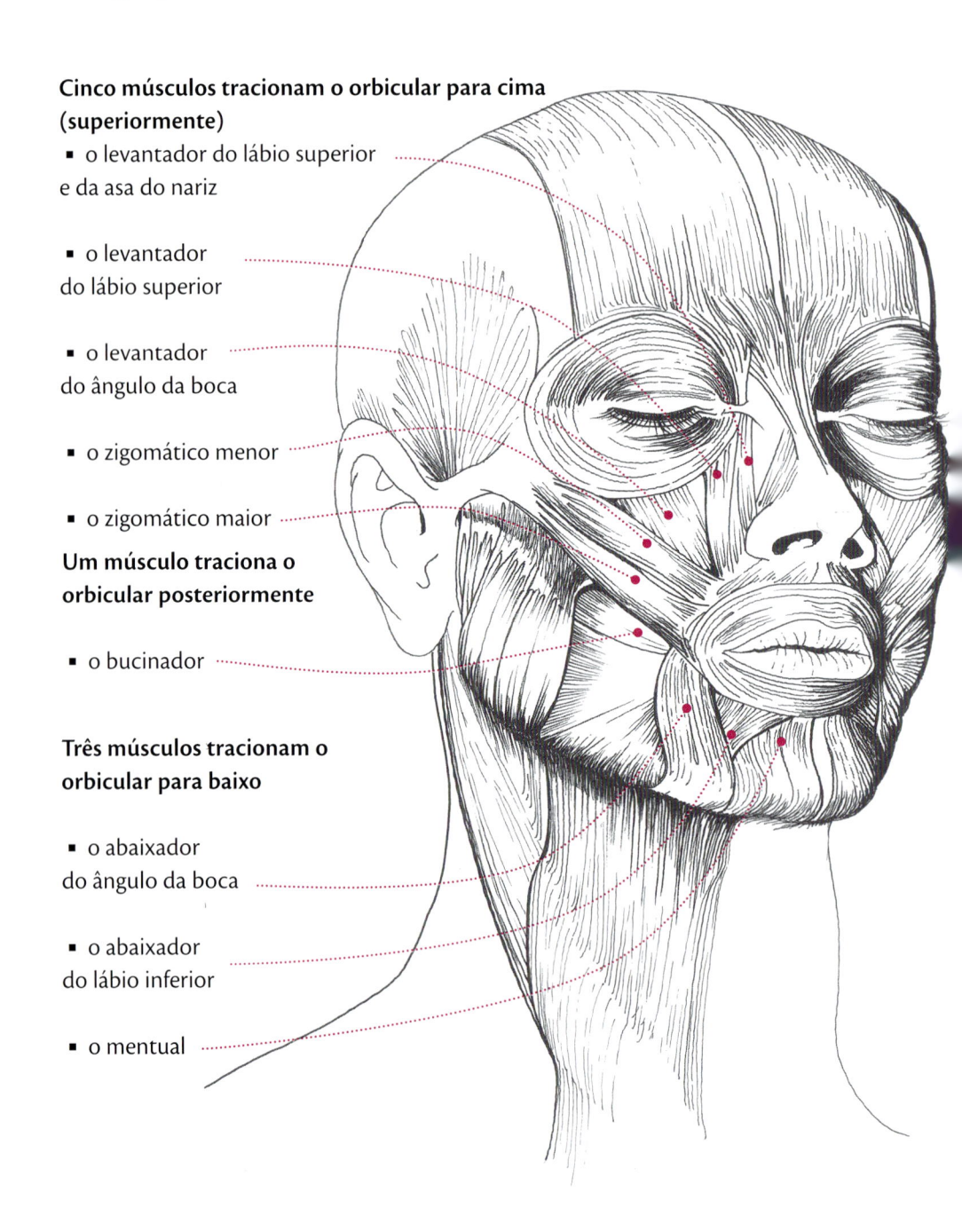

Cinco músculos tracionam o orbicular para cima (superiormente)

- o levantador do lábio superior e da asa do nariz

- o levantador do lábio superior

- o levantador do ângulo da boca

- o zigomático menor

- o zigomático maior

Um músculo traciona o orbicular posteriormente

- o bucinador

Três músculos tracionam o orbicular para baixo

- o abaixador do ângulo da boca

- o abaixador do lábio inferior

- o mentual

O músculo que traciona o lábio para o lado: o bucinador

Esse músculo profundo preenche o espaço entre os dois maxilares, superior e inferior.

Ele se fixa anteriormente na comissura e posteriormente na face externa da margem alveolar de cada maxilar.

Algumas fibras superiores e inferiores se cruzam posteriormente para terminar no ligamento pterigomaxilar e na crista do bucinador (ver p. 76).

Precisão
bucinador: "brincar de trompete"

Ação

O bucinador traciona a comissura posteriormente, aumentando lateralmente o lábio.
Mas é também um *músculo profundo da bochecha*, que ele permite *apertar*.
Também é encontrado na ação de assobiar ou de beber de um copo ou do gargalo de uma garrafa.

Na voz, ele normalmente participa
das vogais /o/, /u/
das consoantes /f/, /g/, /ch/.

O bucinador se une posteriormente ao músculo *constritor superior da faringe*: os dois músculos se unem ao ligamento pterigomaxilar, formando uma cadeia muscular. Essa cadeia participa do fechamento das bochechas e da nasofaringe quando, durante a deglutição, o bolo alimentar é passado para a orofaringe. Mas ela também pode contribuir para o fechamento da faringe quando as bochechas se contraem. Em um trabalho de preparação vocal, é interessante dissociar essas duas ações aprendendo, por exemplo, a relaxar a faringe na região posterior da garganta ao mesmo tempo em que as bochechas são tonificadas para articular vogais como /o/, /u/.

Os músculos que tracionam o lábio superior para CIMA
O levantador do lábio superior e da asa do nariz

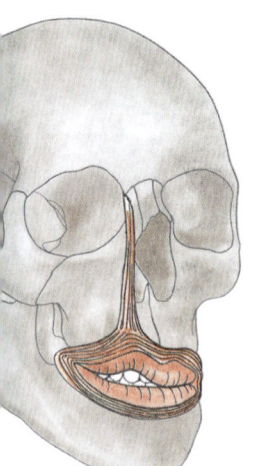

Esse músculo se liga inferiormente à camada profunda da pele da margem superior do lábio superior e da asa do nariz, na apófise orbitária do osso frontal e no ramo ascendente do maxilar superior.
Ele se dirige à apófise orbitária do osso frontal e ao ramo do maxilar superior, onde se insere.

Ação
Ele levanta o lábio superior. Na sua parte média, levanta também a asa do nariz.

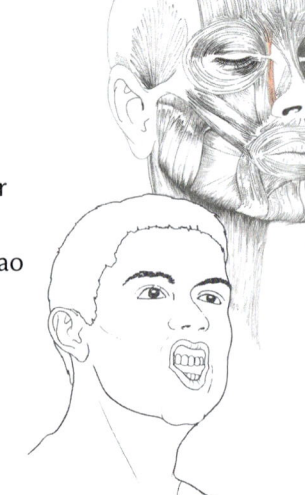

O levantador do lábio superior e o levantador do ângulo da boca

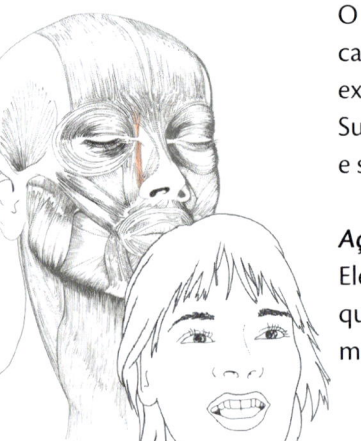

O músculo levantador do lábio superior tem origem na camada profunda da pele da margem do lábio superior, externo ao precedente.
Suas fibras se estendem até a região inferior e se inserem na margem inferior da órbita.

Ação
Ele levanta a parte do lábio superior que se localiza externamente ao músculo precedente.

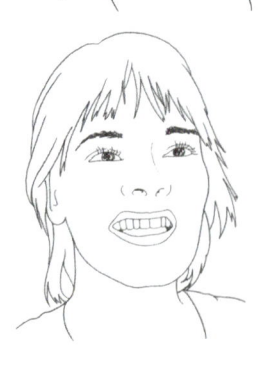

O músculo levantador do ângulo da boca se origina externamente ao músculo levantador do lábio superior. Suas fibras se dirigem para dentro e se inserem na face externa do maxilar superior.

Ação
Levanta a comissura labial.

O zigomático menor

Localizado na parte superior da bochecha, este músculo realmente pequeno se origina na camada profunda da pele do lábio superior, internamente à comissura. Ele se dirige para o fora para se inserir na face externa do malar.

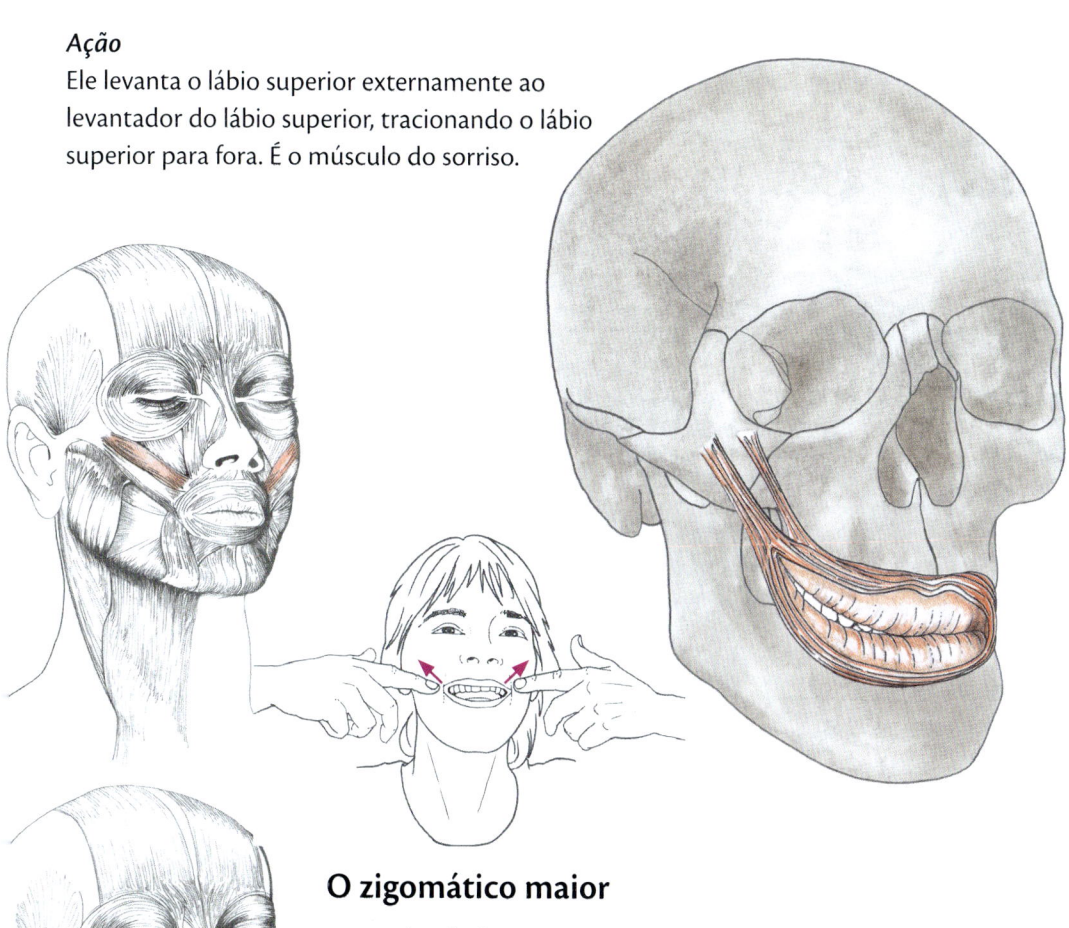

Ação
Ele levanta o lábio superior externamente ao levantador do lábio superior, tracionando o lábio superior para fora. É o músculo do sorriso.

O zigomático maior

Este músculo é mais espesso que o precedente e se localiza externamente a ele, na parte superior da bochecha.
Ele se origina na camada profunda da pele da comissura e se dirige para fora para se inserir em cima, na face externa do malar.

Ação
O músculo zigomático maior levanta a comissura puxando-a para trás e participando da abertura da boca. Leva, assim, o pequeno sulco localizado entre o lábio e a boca a se curvar. É, como o zigomático menor, o músculo do sorriso.

Os músculos que tracionam o lábio superior para BAIXO
O abaixador do ângulo da boca

Esse músculo se liga à pele da comissura e à margem inferior e externa do músculo orbicular da boca.
Ele desce em direção ao queixo e se insere na face externa da mandíbula.

Ação
Abaixa a comissura.

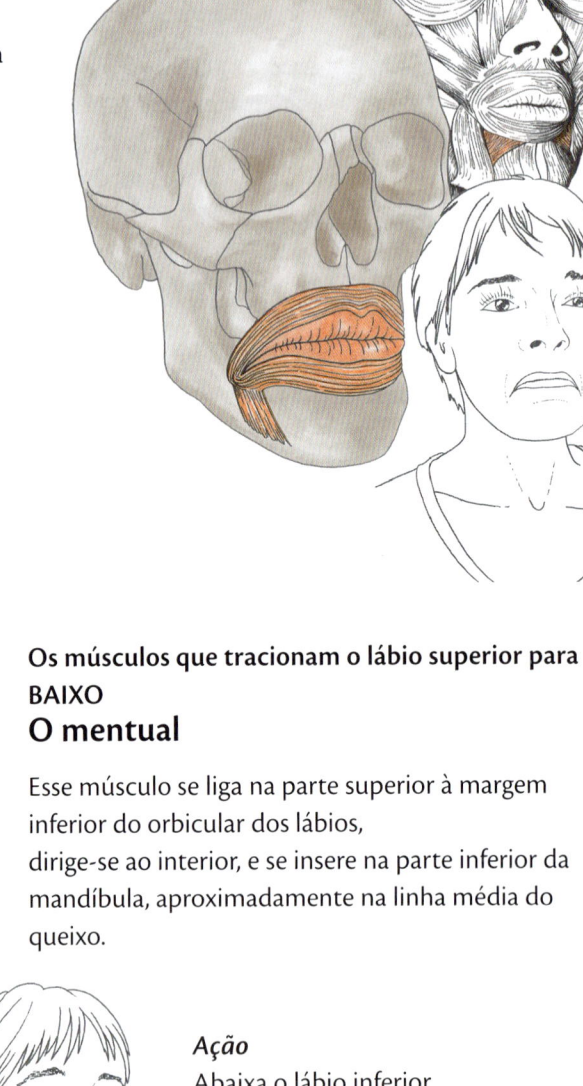

Os músculos que tracionam o lábio superior para BAIXO
O mentual

Esse músculo se liga na parte superior à margem inferior do orbicular dos lábios,
dirige-se ao interior, e se insere na parte inferior da mandíbula, aproximadamente na linha média do queixo.

Ação
Abaixa o lábio inferior.

O abaixador do lábio inferior

Esse músculo se liga à camada profunda da pele do lábio inferior e às fibras inferiores do orbicular da boca.
Dirige-se para baixo e para o exterior.
Insere-se na mandíbula.

Ação
Abaixa o lábio inferior, fazendo sua margem virar para fora.
Esse músculo pode intervir na voz quando se tenta produzir um /a/ bem aberto.

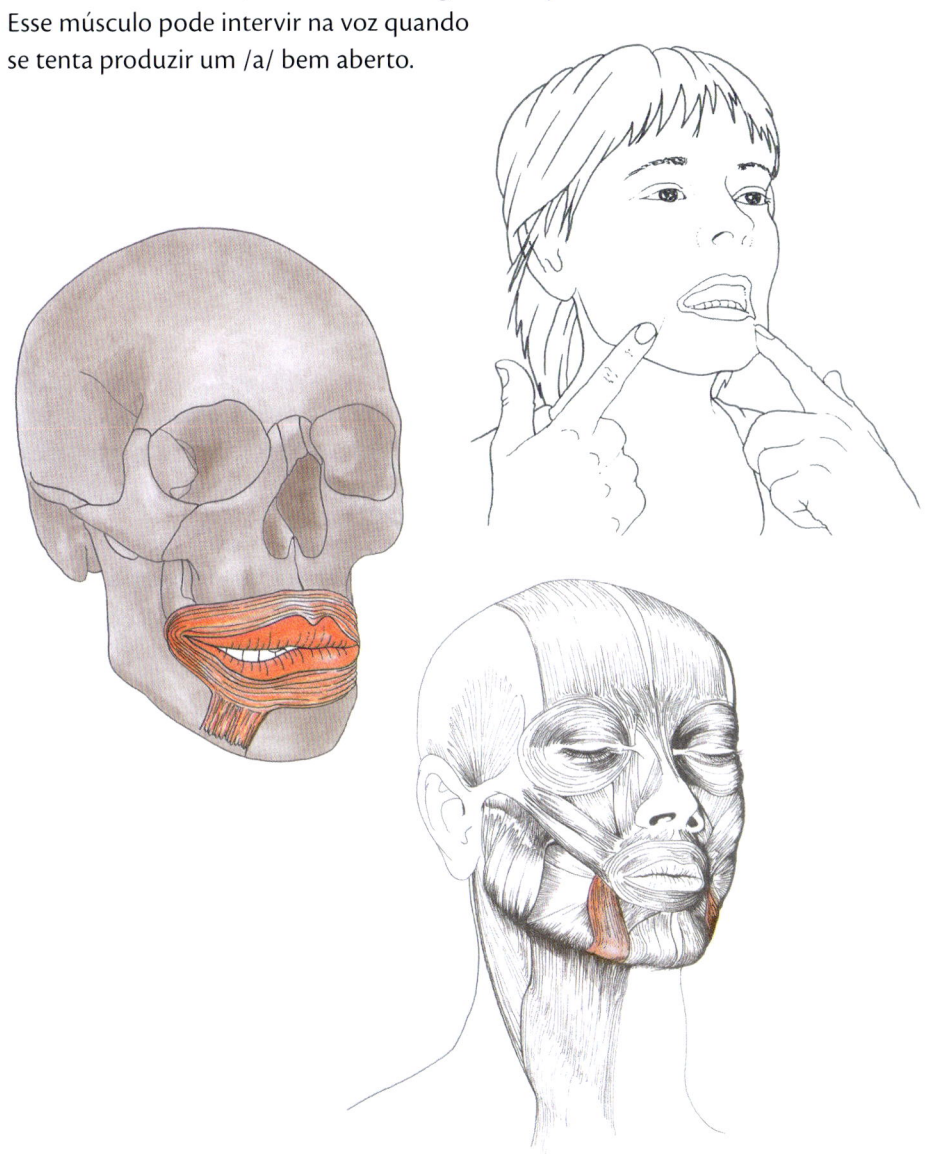

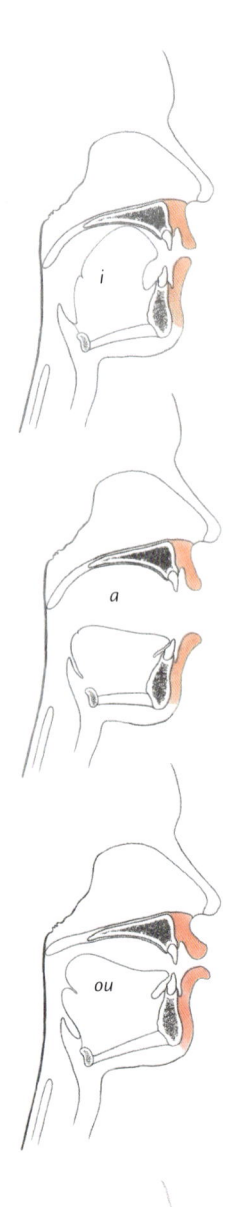

Os lábios, articulação e ressonância

Os lábios e a articulação das vogais

Os lábios podem afastar as suas comissuras (ação feita principalmente pelo músculo bucinador) para a formação de algumas vogais como /i/, /é/, /e/.

Na vogal /a/,
o afastamento é pequeno.

Se o palato mole é abaixado,
o afastamento contribui para a nasalização do /e/

Um pouco separados,
os lábios podem formar um círculo
(ação simultânea do orbicular e seus antagonistas)
para a formação das vogais "arredondadas", como /o/, /ó/, /u/. Elas também são denominadas **vogais labiais**.

Se o palato mole é abaixado, o arredondamento contribui para a formação das **vogais nasais** /ã/, /am/, /an/, /õ/, /om/, /on/.

Os lábios e a articulação das consoantes

Diversas consoantes colocam o orbicular dos lábios em ação para fechar os lábios.

Esses podem se unir completamente ao mesmo tempo que o véu palatino é abaixado.
Nesse caso, o ar sai pelo nariz.
Dessa forma cria-se a *consoante nasal bilabial sonora* /m/.

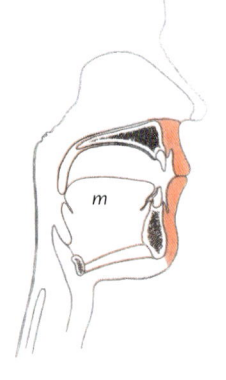

Os lábios podem se juntar e impedir totalmente a passagem do ar expiratório. Se, ao mesmo tempo, o palato mole estiver levantado, o ar tampouco pode sair pelo nariz. Uma certa pressão se forma, então, na cavidade oral. Se, nesse momento, os lábios forem subitamente separados: cria-se, assim, a *consoante oclusiva bilabial*, que pode ser surda (/p/, sem vibração da laringe) ou sonora (/b/, com vibração da laringe).

Os lábios podem estar juntos de forma incompleta, deixando passar um pouco de ar: cria-se, assim, a *consoante fricativa labiodental*, que pode ser surda surda (/f/, sem vibração da laringe) ou sonora (/v/, com vibração da laringe).

Os lábios participam na ressonância da voz

Podem-se projetar os lábios o máximo possível para a frente ao mesmo tempo que eles são arredondados (para pronunciar a vogal /u/ com precisão extra).
Este movimento às vezes é chamado de **revestimento**.
(Atenção: supõe-se que a parte da frente dos lábios vai se manter aberta, ou seja, que os lábios não estarão totalmente juntos).
Cria-se assim uma cavidade de ressonância labial na frente da cavidade oral, que favorece a criação de harmônicos graves.

Pode-se, ao contrário, tentar trazer os lábios mais para trás, virando-os para cima e para baixo, o que deixa os dentes à mostra.
Nesse caso, a cavidade oral não é mais prolongada pelo ressonador labial.
Essa posição permite a criação de harmônicos agudos.

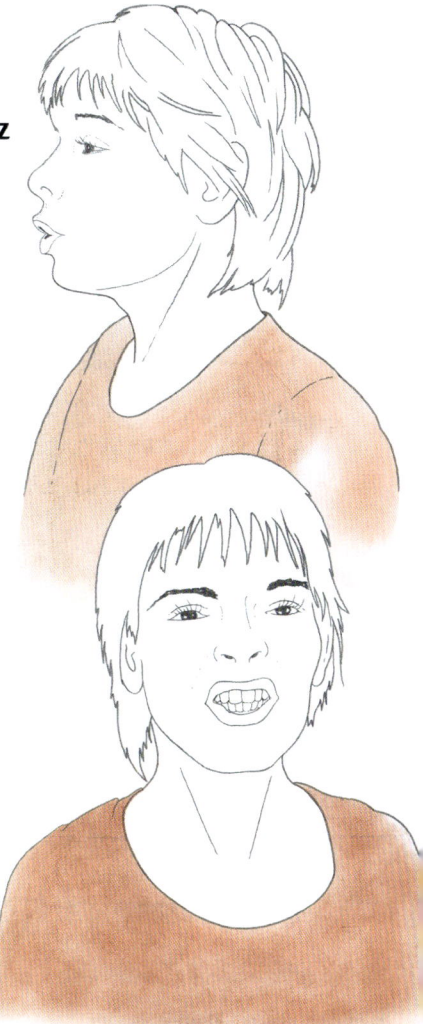

O nariz e as fossas nasais

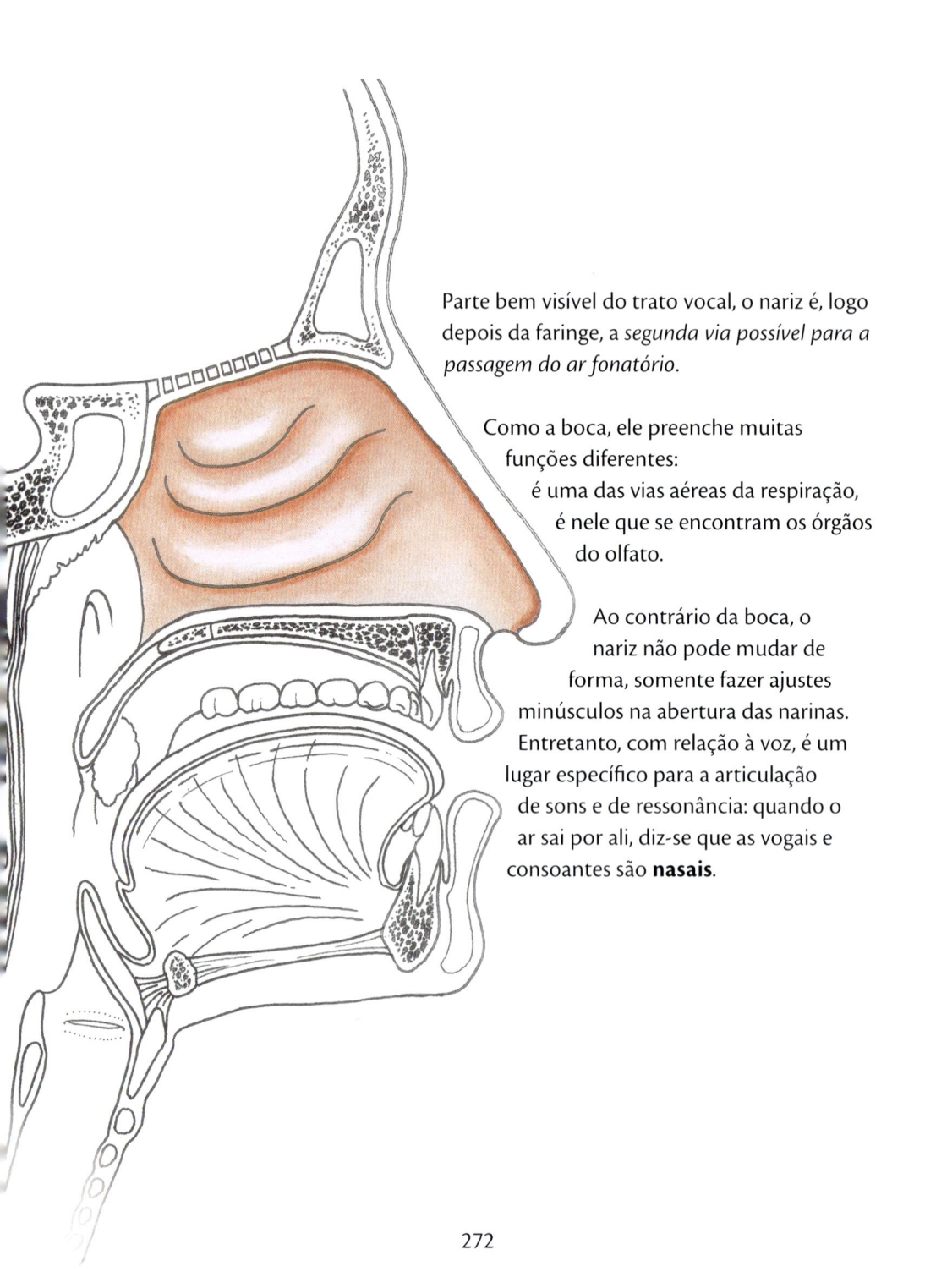

Parte bem visível do trato vocal, o nariz é, logo depois da faringe, a *segunda via possível para a passagem do ar fonatório.*

Como a boca, ele preenche muitas funções diferentes:
é uma das vias aéreas da respiração,
é nele que se encontram os órgãos do olfato.

Ao contrário da boca, o nariz não pode mudar de forma, somente fazer ajustes minúsculos na abertura das narinas. Entretanto, com relação à voz, é um lugar específico para a articulação de sons e de ressonância: quando o ar sai por ali, diz-se que as vogais e consoantes são **nasais**.

Descrição da parte externa do nariz

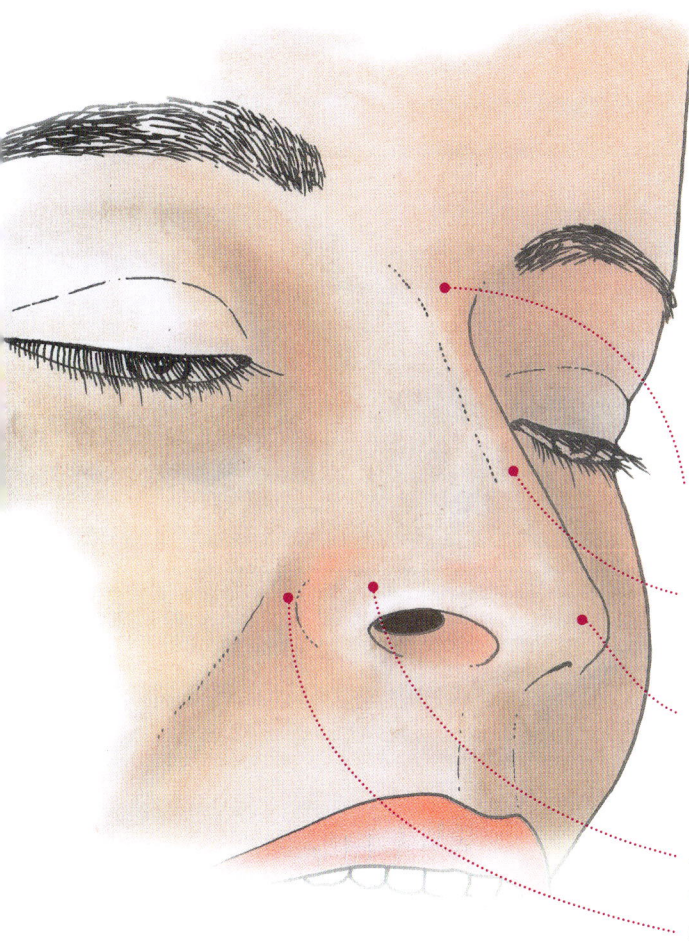

Ele tem a forma de uma pirâmide de três faces, a base inferior representada por duas narinas separadas pelo septo nasal.

A parte superior da pirâmide é denominada **raiz**.

A aresta da pirâmide é denominada **dorso**.

Sua extremidade inferior é a **ponta**.

Cada narina tem uma borda lateral denominada **asa do nariz**, que é separada da bochecha pelo **sulco da asa do nariz**.

Toda essa parte visível do nariz é a **parte externa do nariz**.
Diversos ossos compõem a sua estrutura: os dois maxilares, os ossos nasais, o osso frontal, que são prolongados embaixo por várias cartilagens dispostas sob a pele.
Mas o nariz é mais profundo do que essa forma exterior faz parecer: no interior, ele possui duas **cavidades** ou **fossas nasais**.

As fossas nasais

Essas são as duas cavidades do nariz.
Cada uma é estreita e alta, estendendo-se posteriormente.
A parte anterior, flexível, contida na parte externa e visível do nariz, é menor que a parte posterior, inserida na parte maciça do crânio facial.
A cavidade nasal se abre na parte anterior pelas **narinas**
e na parte posterior por um orifício denominado **coana**.
Para cada fossa nasal, pode-se descrever quatro paredes e duas extremidades:

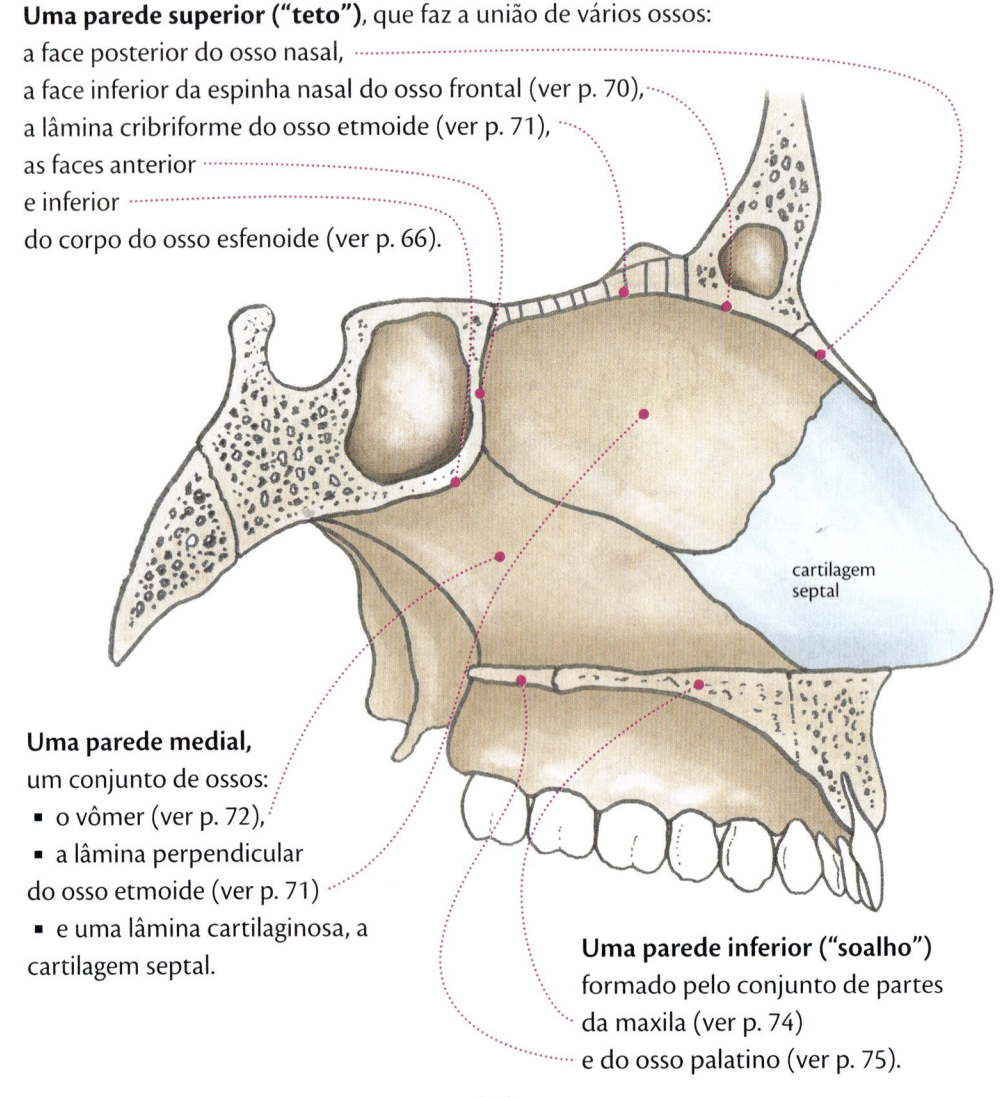

Uma parede superior ("teto"), que faz a união de vários ossos:
a face posterior do osso nasal,
a face inferior da espinha nasal do osso frontal (ver p. 70),
a lâmina cribriforme do osso etmoide (ver p. 71),
as faces anterior
e inferior
do corpo do osso esfenoide (ver p. 66).

cartilagem septal

Uma parede medial,
um conjunto de ossos:
- o vômer (ver p. 72),
- a lâmina perpendicular do osso etmoide (ver p. 71)
- e uma lâmina cartilaginosa, a cartilagem septal.

Uma parede inferior ("soalho")
formado pelo conjunto de partes
da maxila (ver p. 74)
e do osso palatino (ver p. 75).

Uma parede lateral, formada pelo conjunto de muitos ossos, em três planos:

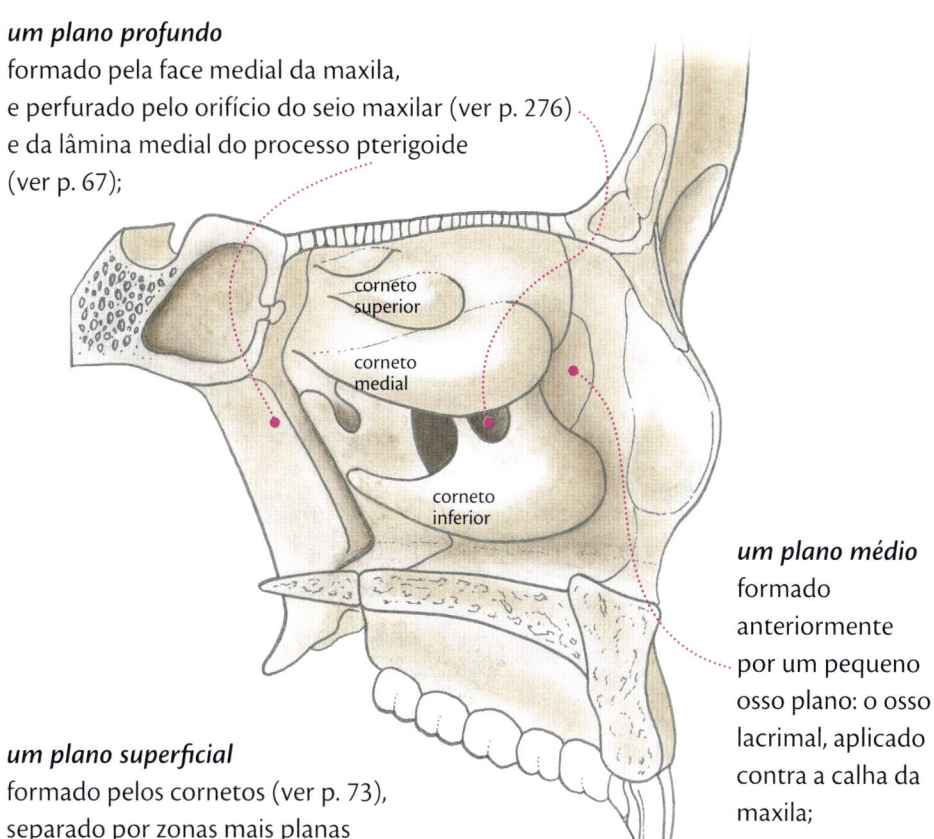

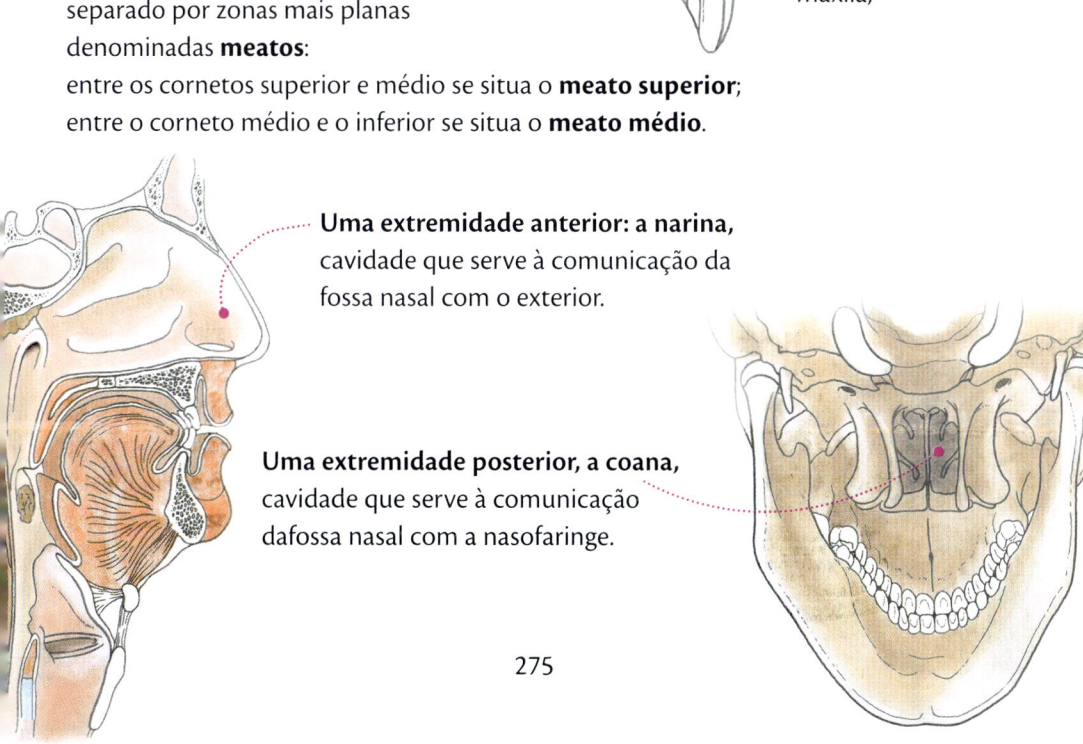

um plano profundo
formado pela face medial da maxila,
e perfurado pelo orifício do seio maxilar (ver p. 276)
e da lâmina medial do processo pterigoide
(ver p. 67);

corneto superior

corneto medial

corneto inferior

um plano médio
formado anteriormente por um pequeno osso plano: o osso lacrimal, aplicado contra a calha da maxila;

um plano superficial
formado pelos cornetos (ver p. 73),
separado por zonas mais planas
denominadas **meatos**:
entre os cornetos superior e médio se situa o **meato superior**;
entre o corneto médio e o inferior se situa o **meato médio**.

Uma extremidade anterior: a narina, cavidade que serve à comunicação da fossa nasal com o exterior.

Uma extremidade posterior, a coana, cavidade que serve à comunicação dafossa nasal com a nasofaringe.

Os seios paranasais

Os **seios** são *cavidades pneumáticas*, ligadas às fossas nasais em quase todas as direções. São cavidades de certos ossos do crânio e se comunicam com as fossas nasais graças a um pequeno orifício chamado **óstio**.

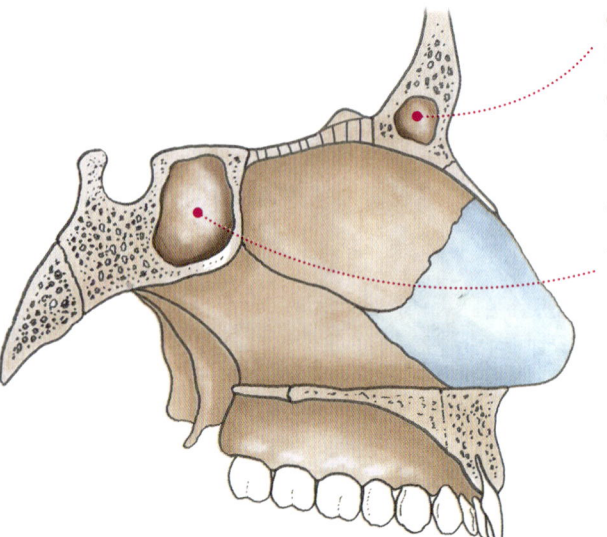

O **seio frontal** é uma cavidade localizada no osso frontal, acima da fossa nasal e da órbita. Seu óstio drena para o meato médio.

O **seio esfenoidal** é uma cavidade situada no corpo do esfenoide. Seu óstio drena para a parte posterior do teto das fossas nasais. Frequentemente há dois seios esfenoidais.

O **seio etmoidal** é uma cavidade na lateral do osso etmoide. Ele tem a forma de cavidades minúsculas adjacentes, as **"células" etmoidais**, de seis a nove em cada lado. As células mais anteriores drenam por pequenos óstios para baixo do corneto médio. As mais posteriores, para baixo do corneto superior.

O **seio maxilar** é uma cavidade no corpo do osso maxilar superior. Ele se encontra acima dos dois molares e do pré-molar. Seu óstio drena para a fossa nasal, abaixo do corneto médio. É o maior seio: tem aproximadamente 10 cm^3.

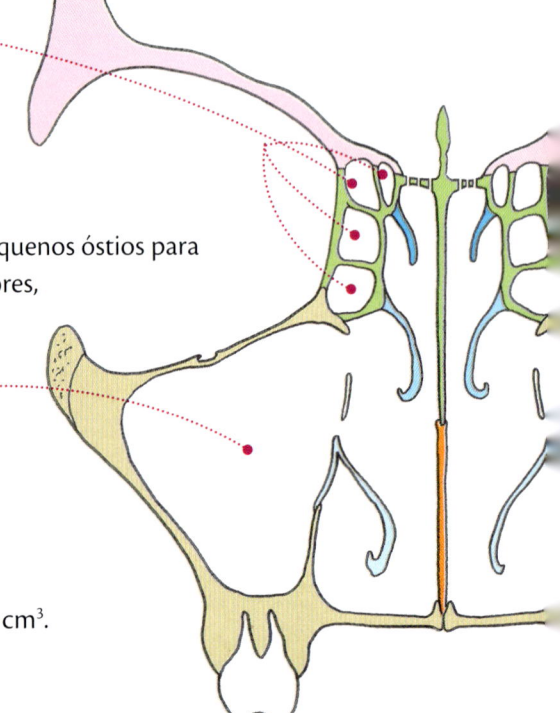

A mucosa nasal

Toda a cavidade nasal é revestida por uma **mucosa** que cobre todas as pregas e continua, inclusive, por meio dos óstios, até as paredes de cada seio.
Essa mucosa é quente e úmida e transmite essas duas características ao ar que passa nas fossas nasais.

Ela tem:
- pelos: as **vibrissas**, que bloqueiam a passagem do pó e purificam o ar;
- um **muco** viscoso, que contém enzima antibacteriana.

Por isso, *quando se inspira pelo nariz*, o ar que passa é de alta qualidade para as vias aéreas abaixo, em especial para a laringe e as pregas vocais.
Entretanto, as circunstâncias vocais não permitem que sempre se inspire pelo nariz: às vezes é necessária uma rápida inspiração antes de continuar a falar, declamar, cantar e é mais rápido fazer o ar entrar pela boca.
É importante saber que, sendo possível, a inspiração pelo nariz permite evitar o ressecamento das mucosas.

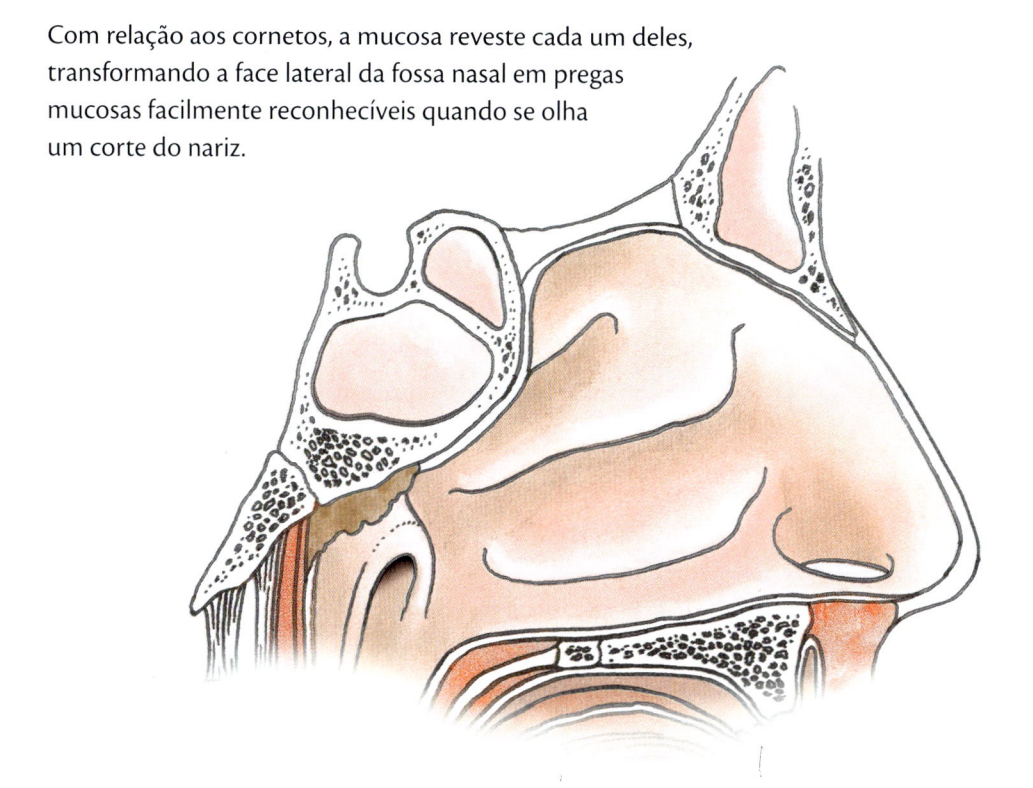

Com relação aos cornetos, a mucosa reveste cada um deles, transformando a face lateral da fossa nasal em pregas mucosas facilmente reconhecíveis quando se olha um corte do nariz.

A orelha

A orelha ocupa um lugar especial na voz: é a audição de sons que permite regular os sons emitidos, o que é denominado **sistema audiofonatório ou audiofonador**. Sua anatomia será evocada superficialmente aqui. Ela é composta por três partes: a orelha externa, média e interna.

A **orelha externa**, por sua vez, é formada por três partes: o pavilhão auricular, o meato acústico externo e o tímpano.

O **pavilhão auricular** é uma lâmina oval de cartilagem elástica coberta por pele com muitas pregas.
Apresenta muitas pregas: o **trago**, a **concha**, a **hélice**, a **anti-hélix**, o **lóbulo**, **fossa triangular**.
Ela tem a função de *receptor acústico*, que capta e reúne as ondas sonoras.

O **meato acústico externo** liga o pavilhão auricular ao tímpano. É um cilindro oco no qual dois terços externos são estruturados por cartilagem elástica e um terço interno adentra a parte timpânica do osso temporal (ver p. 68-69).
O meato acústico atua como passagem para as ondas acústicas.

O **tímpano** é uma membrana de forma arredondada que vibra com as ondas acústicas. Ele separa a *orelha externa* da *câmara da orelha média*.

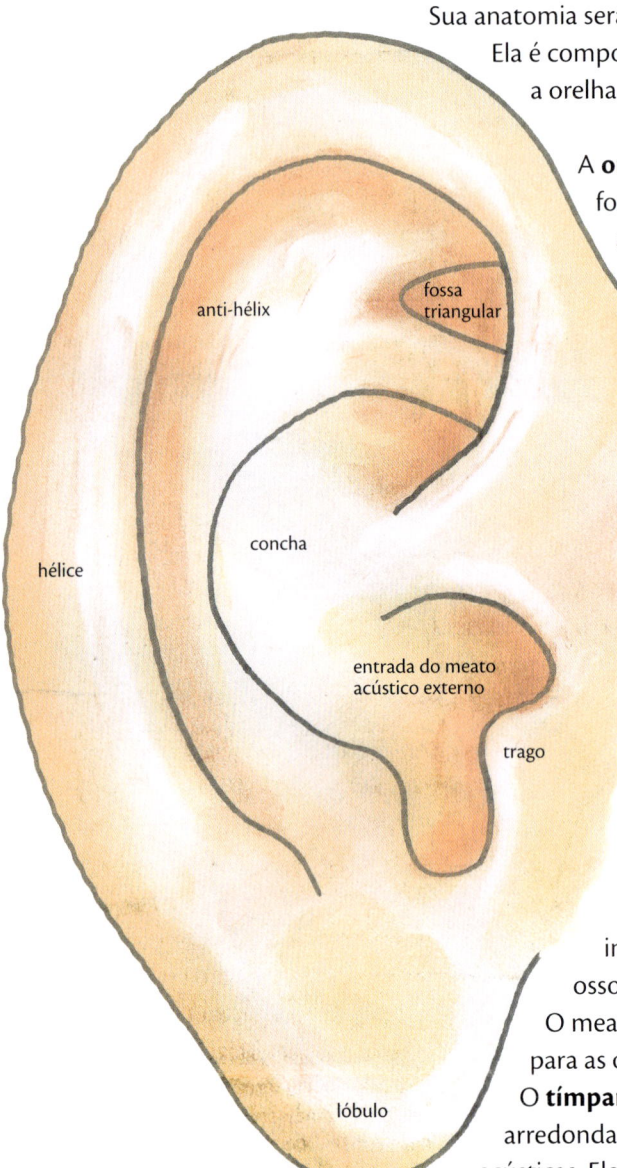

A orelha média tem a forma de uma pequena câmara: a **cavidade do tímpano**. Ela contém ar e ali se encontram os **ossículos da audição**, três ossos minúsculos ligados entre si: o **estribo**, a **bigorna** e o **martelo**. Ela tem seis faces (das quais três são citadas aqui): a face externa, ocupada principalmente pelo tímpano, a face inferior, que é aerada e desemboca na **tuba auditiva** ou **trompa de Eustáquio**, que liga a orelha média à nasofaringe. Esta permite regular a pressão de ar da cavidade do tímpano, a face média, onde o estribo está em contato com o labirinto da orelha interna.

As vibrações recebidas pelo tímpano são transmitidas pelos ossículos da audição até a cóclea.

A **orelha interna** se localiza na porção petrosa do osso temporal (ver p. 70). Compõe-se de duas partes:

- o **labirinto ósseo**, que contém um líquido, a **perilinfa** e nela está o labirinto membranoso (que por sua vez contém um líquido chamado **endolinfa**);
- o **labirinto membranoso** que se compõe de três regiões: o **vestíbulo**, os **canais semicirculares e a cóclea**.

O vestíbulo e os canais semicirculares contêm os órgãos responsáveis pelo equilíbrio e não serão abordados aqui.

A cóclea é o órgão da audição. Ela é composta por cavidades enroladas em espiral em volta de um pilar ósseo. Ela contém o órgão de Corti, composto por uma membrana e por células sensoriais ciliadas, que são estimuladas pelas vibrações da membrana.

A matéria   p. 282

Gás e pressão   p. 284

Da pressão ao som   p. 286

Altura, intensidade e duração do som   p. 288

Timbre   p. 290

6
Alguns termos do campo da voz

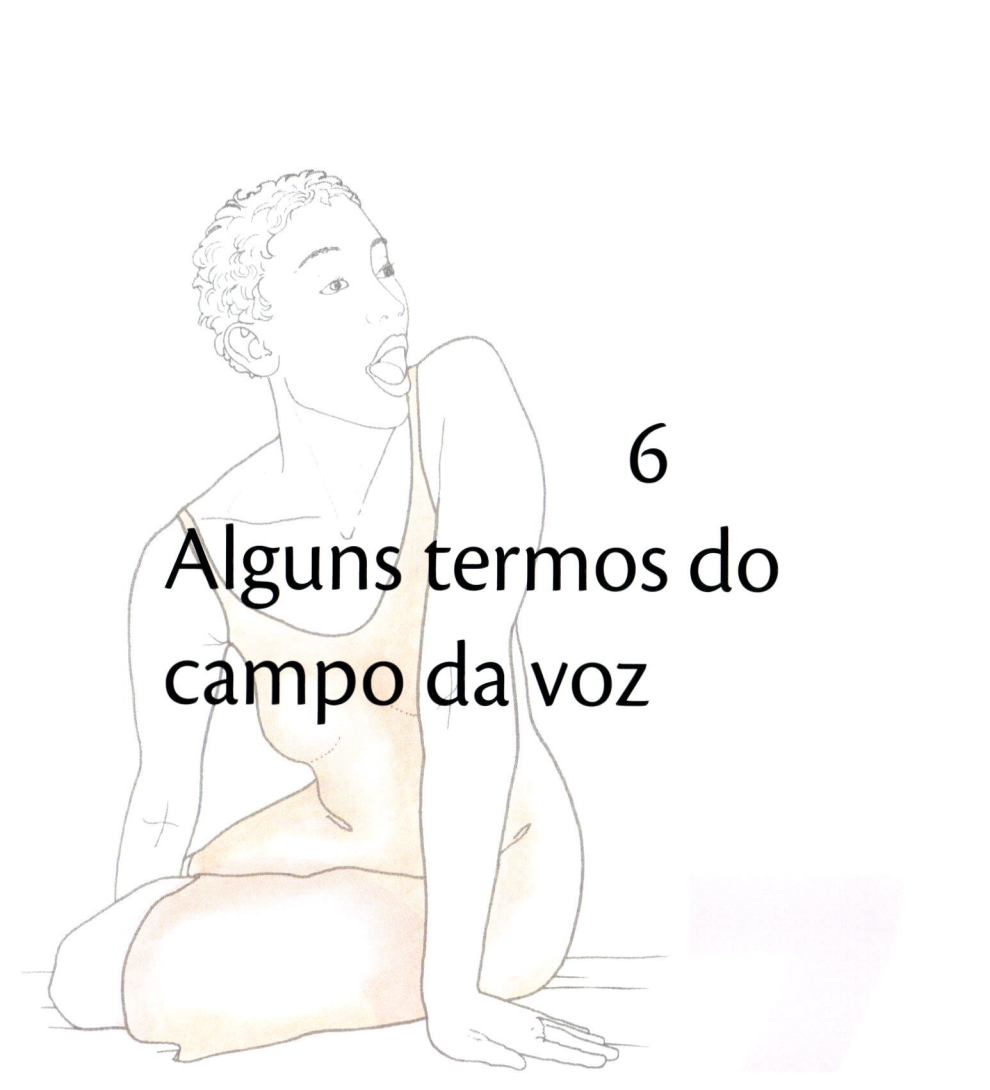

A matéria

Esse capítulo é dedicado à explicação simples e acessível de *certos termos* constantemente utilizados no estudo da voz (e, portanto, no restante do livro): o que é uma vibração, um harmônico, um formante etc. O capítulo visa principalmente a fazer a conexão entre esses termos, que vêm da física, com as estruturas anatômicas e seu funcionamento.

O que se denomina matéria?

Denomina-se **matéria** tudo aquilo que compõe os objetos concretos e tangíveis do mundo (o planeta, o ar, o corpo humano são, portanto, constituídos por matéria). De uma certa maneira, pode-se dizer que a matéria é o inverso do vácuo (quando há vácuo, não há matéria e quando há matéria, não há vácuo).

Do que é feita a matéria?

Os **átomos** são a base da matéria. Eles são entidades elementares que podem se ligar para formar **moléculas**, as quais, por sua vez, podem se agrupar para formar a matéria que podemos perceber.

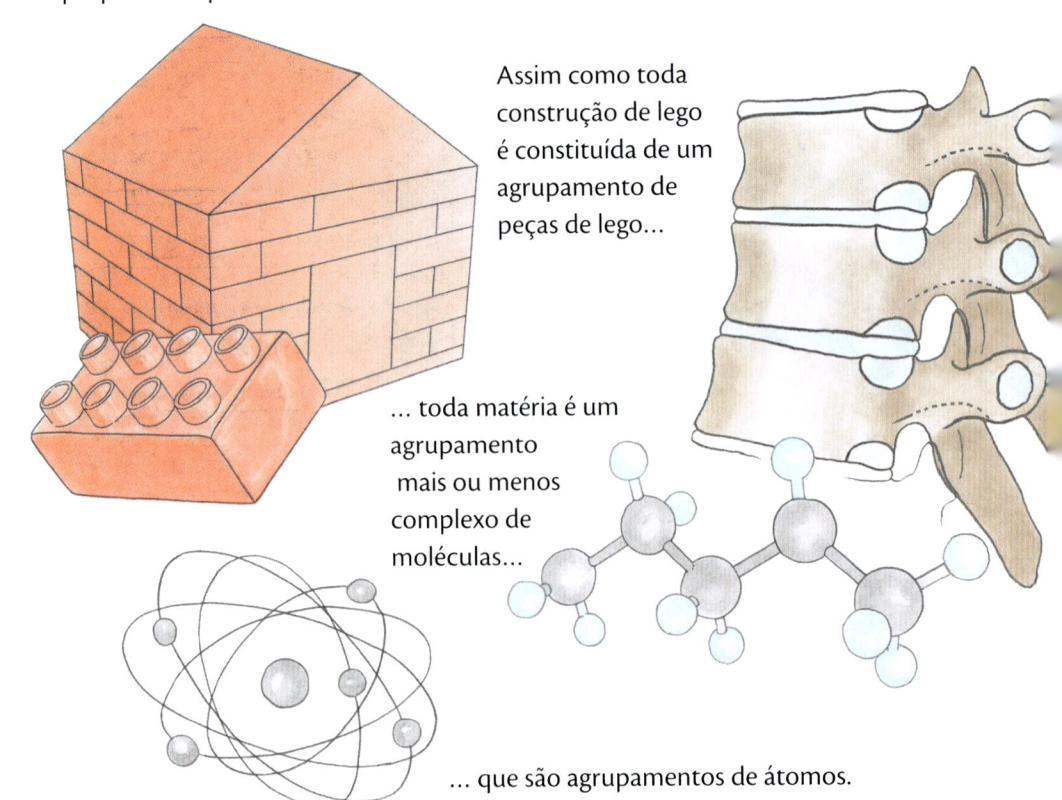

Assim como toda construção de lego é constituída de um agrupamento de peças de lego...

... toda matéria é um agrupamento mais ou menos complexo de moléculas...

... que são agrupamentos de átomos.

Os três estados da matéria

As moléculas podem se agrupar de diferentes maneiras. Há três tipos de agrupamentos diferentes chamados de *estados*.

Estado sólido

As moléculas estão unidas entre si por *ligações fortes* e se movimentam muito pouco uma em relação à outra.
O sólido tem:
- um *volume próprio*,
- uma *forma própria*.

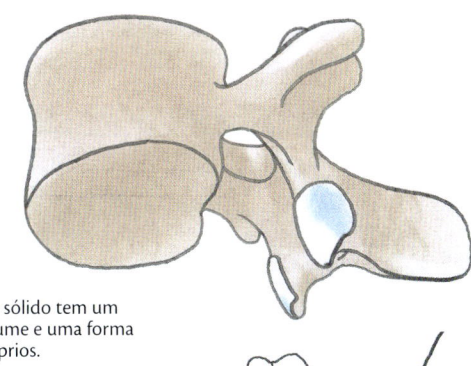

Um sólido tem um volume e uma forma próprios.

Estado líquido

As moléculas estão unidas entre si por *ligações fracas*. Nesse caso, as moléculas podem deslizar umas sobre as outras sem se desconectar.

O líquido tem um *volume próprio*, mas não uma forma própria.

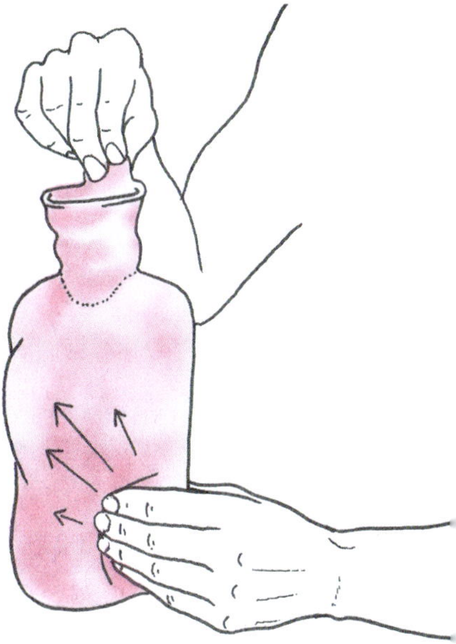

O volume do líquido permanece o mesmo, mas sua forma varia quando ele é manipulado.

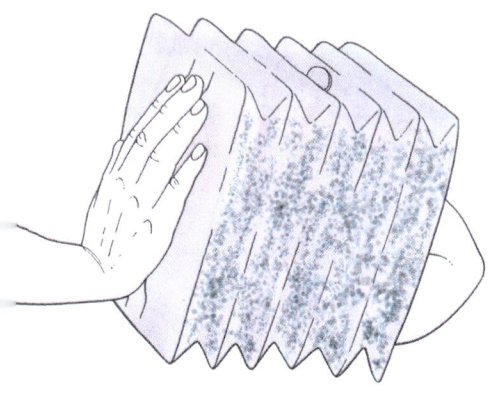

Estado gasoso

As moléculas são independentes (sem ligação entre si).
Como elas são livres, podem se mover, colidir com as moléculas vizinhas e as repelir: elas apresentam, assim, tendência a se distanciar umas das outras.
Por essa razão, diz-se que *um gás não tem nem volume, nem forma próprios*. Ele tende a ocupar todo o espaço que o contém.

Um gás tende a ocupar todo o espaço no qual está contido.

Gás e pressão

O que é a pressão?

A **pressão** é uma noção física que quantifica o fato de que, em um gás, as moléculas estão mais ou menos comprimidas e se repelem umas às outras.
Quanto mais comprimidas estão as moléculas, mais elas vão se repelir e maior será a pressão.
A pressão pode ser expressa em pascal ou em bar (1 bar equivale a 100.000 pascal).

O ar é um gás sob pressão

O ar é um gás constituído de moléculas de nitrogênio e de oxigênio mantidas próximas ao solo pela força da gravidade da Terra. Sua pressão média é de 1 bar.

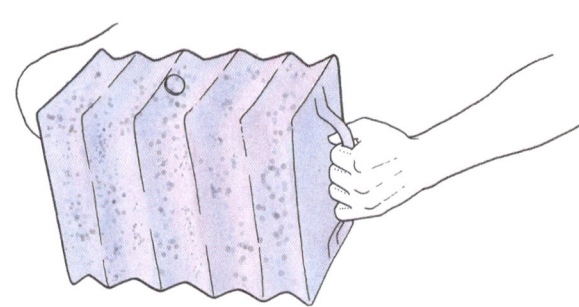

Pressão e volume

Para uma mesma quantidade de ar, quanto maior o volume de seu recipiente, menor a pressão e vice-versa.

A pressão pode gerar forças...

Quanto maior é a pressão, mais as moléculas se repelem.
Quando um gás está em um recipiente fechado (uma garrafa, um balão), as moléculas colidem com as suas paredes.
As forças assim criadas são denominadas *forças de pressão*.
São essas forças que enchem um balão ou um pneu de carro, por exemplo.

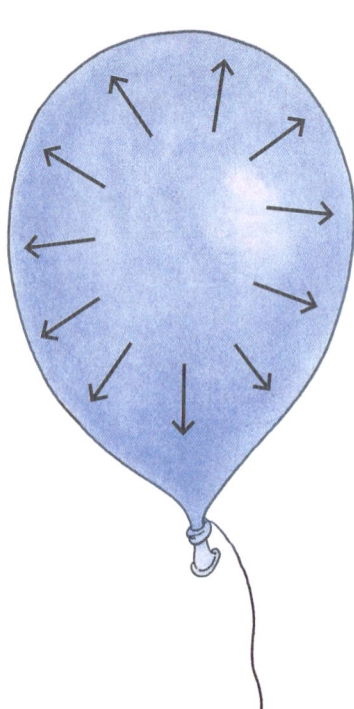

... forças por vezes colossais

Por exemplo, as forças geradas pela pressão do ar sobre uma vidraça de 1 m² são de aproximadamente 10 toneladas, ou seja, o peso de *dois elefantes africanos*.

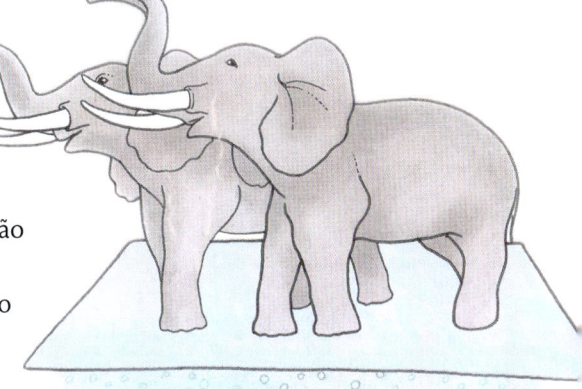

Nós vivemos em um mundo sob pressão

A vidraça só não se estilhaça, porque o ar do outro lado exerce uma força equivalente, porém em sentido oposto.
Portanto, os equilíbrios de pressão são muito comuns em nosso mundo.

A natureza tem pavor do vácuo

O vácuo "suga" porque o volume preenchido por ele é submetido a uma pressão do ar exterior que empurra suas paredes e que pode deformá-las (visto que o vácuo não exerce uma força no sentido contrário).
É isso que ocorre quando retiramos o ar de um pacote de café.

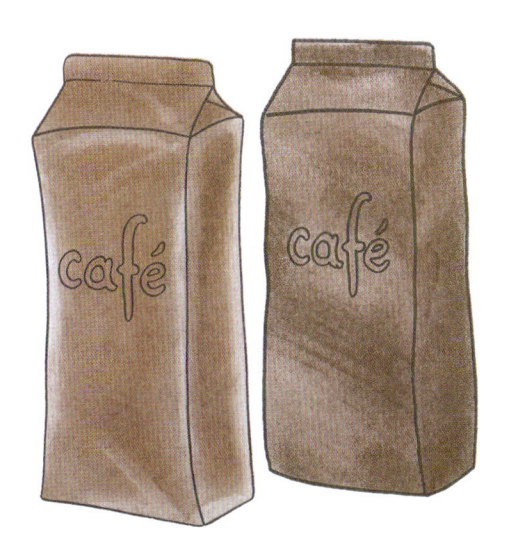

Da pressão ao som

Como visto anteriormente, o conjunto respiratório pode exercer pressão sobre a caixa torácica (ver p. 95) e uma parte desse ar pode escapar entre as pregas vocais (ver p. 150), criando uma área de sobrepressão local (pico de pressão).

Então, o seguinte fenômeno ocorrerá as moléculas do pico de pressão empurrarão as moléculas situadas ao seu redor, criando uma nova área de sobrepressão que vai, por sua vez, empurrar outras moléculas.

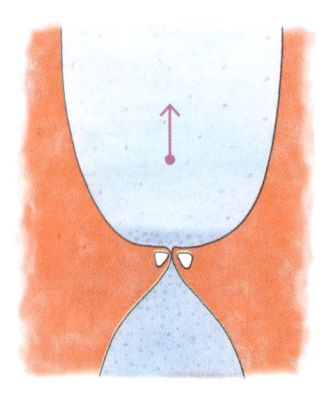

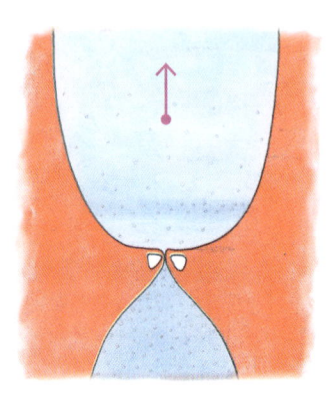

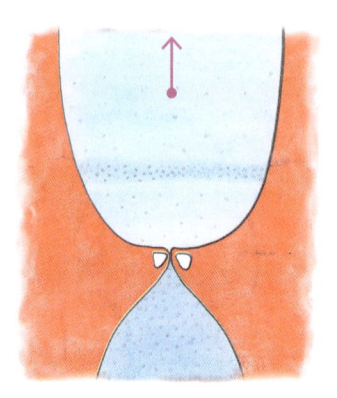

Dessa forma, o pico de pressão se desloca pouco a pouco sem deslocar matéria, fenômeno denominado **onda de pressão**.

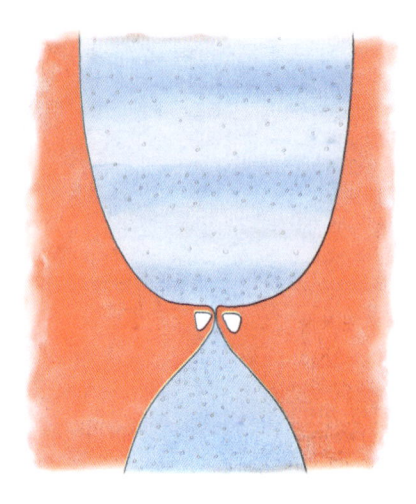

Nota-se que, em geral, um pico de pressão não é criado isoladamente, ou seja, é sempre uma *sucessão* de picos que ocorrem em um curtíssimo espaço de tempo (na voz, vários ciclos de abertura/fechamento das pregas vocais). Assim, fala-se em **onda sonora** para descrever um conjunto de picos.

Um som é, portanto, uma onda sonora. Ele é produzido por um **emissor** capaz de gerar um desequilíbrio de pressão e propaga-se pelo ar antes de ser captado por um **receptor** (orelha, microfone) capaz de interpretar essas variações de pressão.

Representação gráfica

Se for colocado um captador próximo à boca e registradas as variações de pressão, ao longo do tempo, a seguinte representação gráfica será gerada:

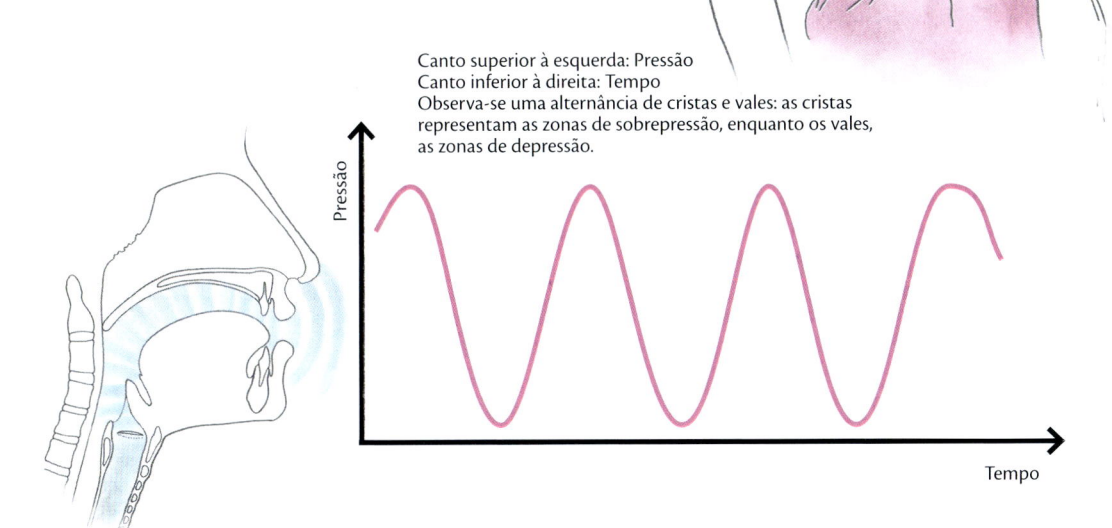

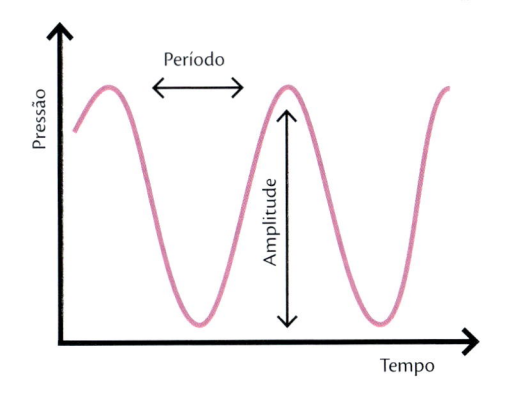

Canto superior à esquerda: Pressão
Canto inferior à direita: Tempo
Observa-se uma alternância de cristas e vales: as cristas representam as zonas de sobrepressão, enquanto os vales, as zonas de depressão.

Algumas grandezas importantes

Amplitude
É a diferença entre a pressão mais baixa e a pressão mais alta.

Período
É o tempo decorrido entre dois picos de pressão.

Frequência
É o número de picos identificados pelo captador em um segundo.

Altura, intensidade e duração do som

O que é um som puro?

Um som puro é um som *desprovido de harmônicos* (ver p. 290).
Trata-se de um som muito peculiar, próximo àquele produzido por um diapasão.
É um som muito fácil de ser estudado, pois ele apresenta apenas dois parâmetros: período (frequência) e amplitude.

O som puro apresenta a seguinte forma (chamada de "sinusoidal").

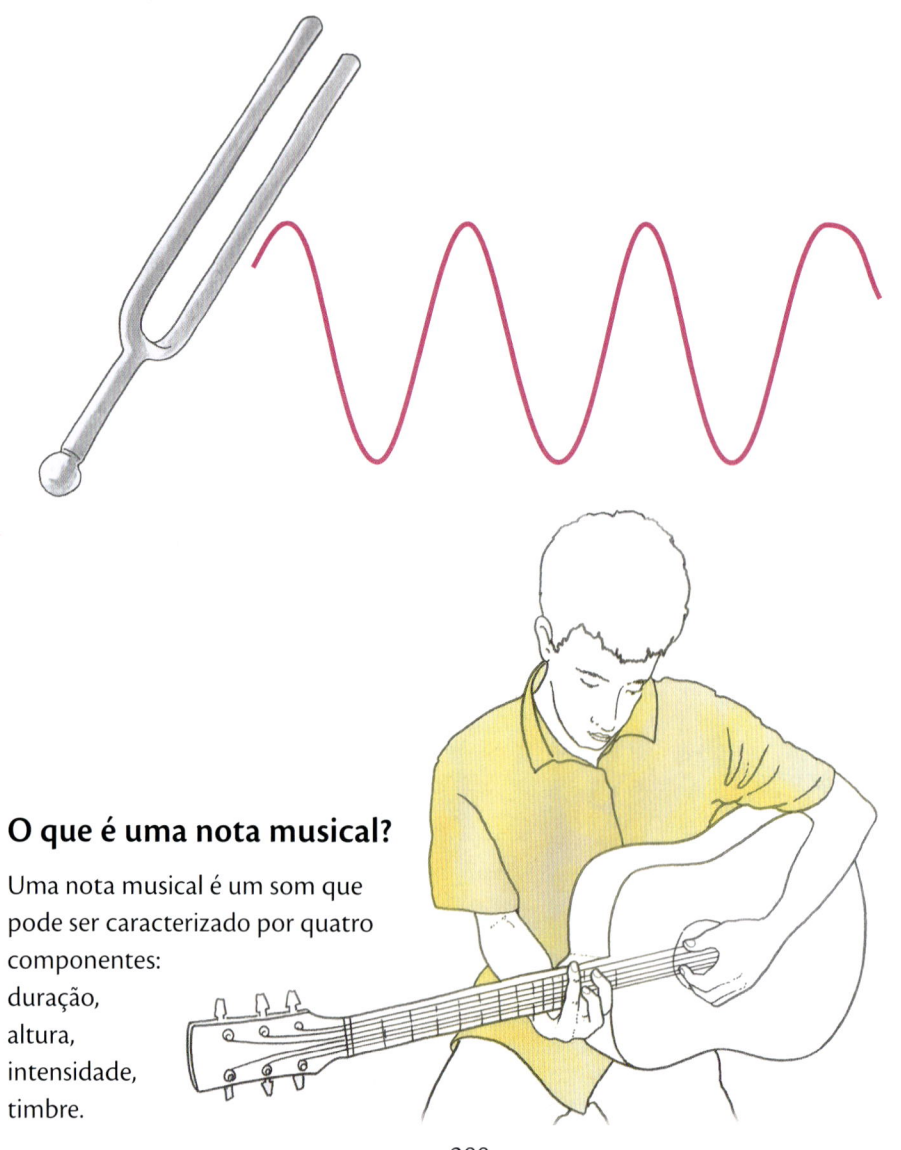

O que é uma nota musical?

Uma nota musical é um som que pode ser caracterizado por quatro componentes:
duração,
altura,
intensidade,
timbre.

Altura

A altura é, para um ouvinte, a sensação que permite identificar uma nota como grave (baixa) ou aguda (alta).

Diferentes escalas (ou intervalos) permitem classificar as notas de acordo com sua altura.

A mais utilizada no Ocidente é a escala temperada (divisão em oitava, divididas, por sua vez, em doze semitons).

A altura de uma nota é definida pela frequência de sua onda sonora: *quanto maior a frequência, mais alta a nota* (é por isso, por exemplo, que o som de uma gravação é mais agudo quando o aceleramos).

A frequência é expressa em Hertz (Hz).

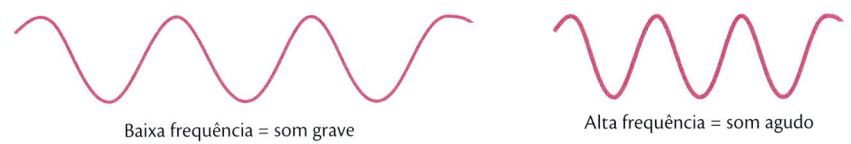

Baixa frequência = som grave

Alta frequência = som agudo

Duração

A duração é o lapso de tempo durante o qual uma nota pode ser percebida. Tal grandeza é definida quantitativamente pelo número de suas vibrações (número de picos): quanto mais numerosas elas forem, mais longa é a nota.

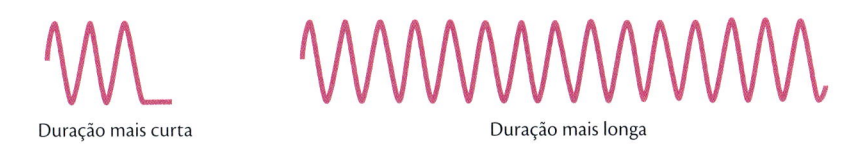

Duração mais curta

Duração mais longa

Intensidade

A intensidade é uma grandeza que possibilita descrever se a nota produzida é fraca ou forte.

Dessa forma, pode-se falar em *volume sonoro* ou em *nuance*.

A intensidade de uma nota é um fenômeno psicoacústico ligado à amplitude da onda de pressão a qual está associada.

Quanto maior a amplitude da onda, mais forte e barulhenta ela é.

A intensidade é expressa em decibéis.

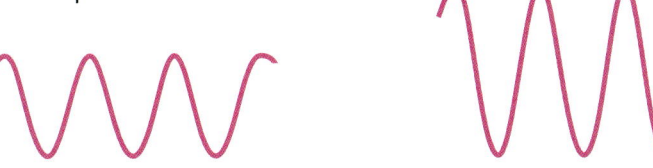

Amplitude pequena = intensidade fraca

Amplitude grande = intensidade forte

Timbre

O timbre é o que permite identificar um som de maneira única. As notas produzidas por dois instrumentos diferentes (um piano e um cravo, por exemplo) podem ter a mesma altura e a mesma intensidade, mas nunca o mesmo timbre.

Os sons reais não são puros

Na Natureza, os sons puros são muito raros. Altura (frequência) e intensidade não bastam para explicar a forma da onda de um som real, a qual pode variar muito de um instrumento para outro.

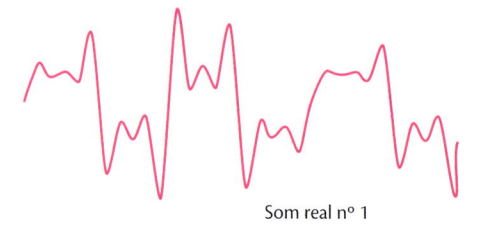

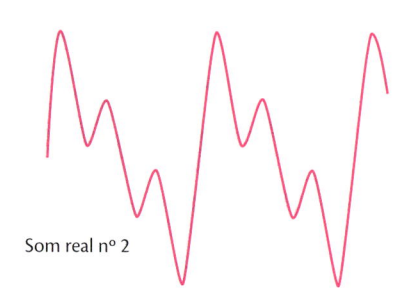

Som real nº 1

Som real nº 2

Um som real é uma soma de sons puros

Os trabalhos de Joseph Fourier (físico do século XIX) demonstraram que era possível decompor *qualquer som* em uma soma de sons puros denominados **harmônicos**:
- cada harmônico é definido pela sua frequência e sua intensidade;
- o harmônico de frequência mais baixa é denominado **fundamental**;
- a frequência de cada harmônico é um múltiplo inteiro (1, 2, 3…) da frequência do fundamental.

O fundamental é importante, pois é ele que define a altura do som reconstituído, por exemplo:
uma nota de 40 Hz tem um fundamental de 40 Hz e harmônicos de 80 Hz, 120 Hz e 160 Hz.

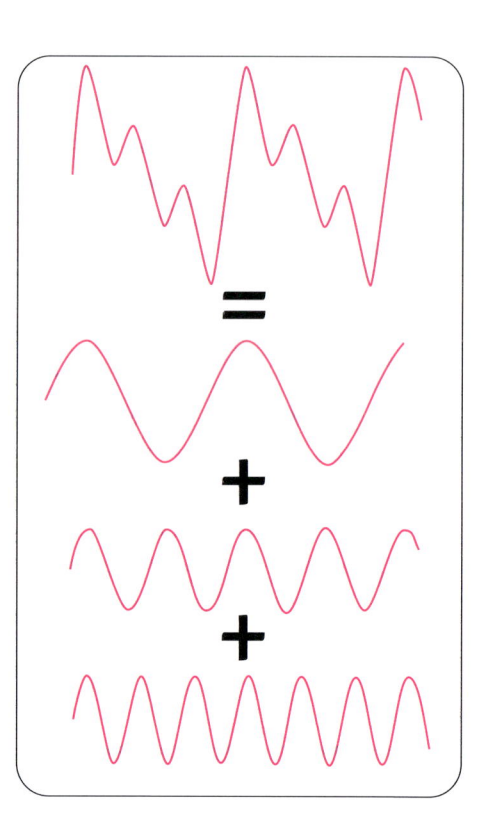

Representação gráfica (espectral)

Denomina-se **espectro** de um som o *conjunto dos harmônicos que o compõem*. Como os harmônicos dependem apenas da frequência e da amplitude, é conveniente representar o espectro somente a partir desses dois parâmetros (ver abaixo).

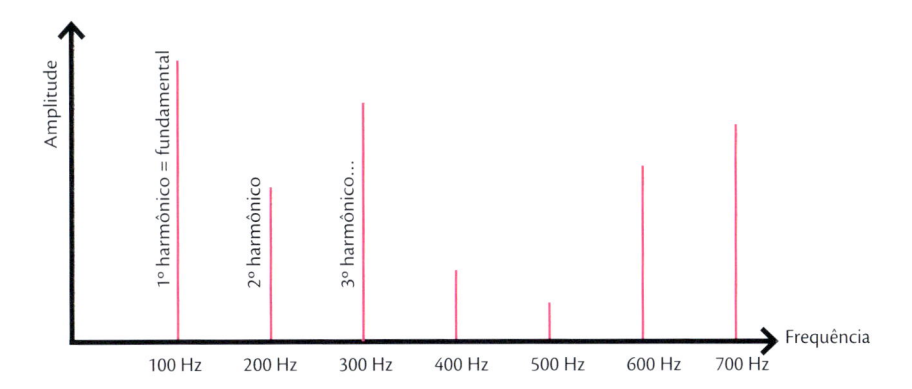

Acorde, consonância e harmonia

Um **acorde** é um conjunto de várias notas tocadas ao mesmo tempo. Dependendo das notas, o acorde poderá ser harmonioso, agradável para o ouvido (oitava, quinta) ou, ao contrário, dissonante (segunda, sétima).

Isso se deve ao fato de que cada nota tem seus harmônicos que podem ou não, sobrepor-se aos demais. Quanto mais sobrepostos eles forem, mais unificado e consonante é o som. Em caso contrário, cria-se um fenômeno de batimento que torna o som dissonante.

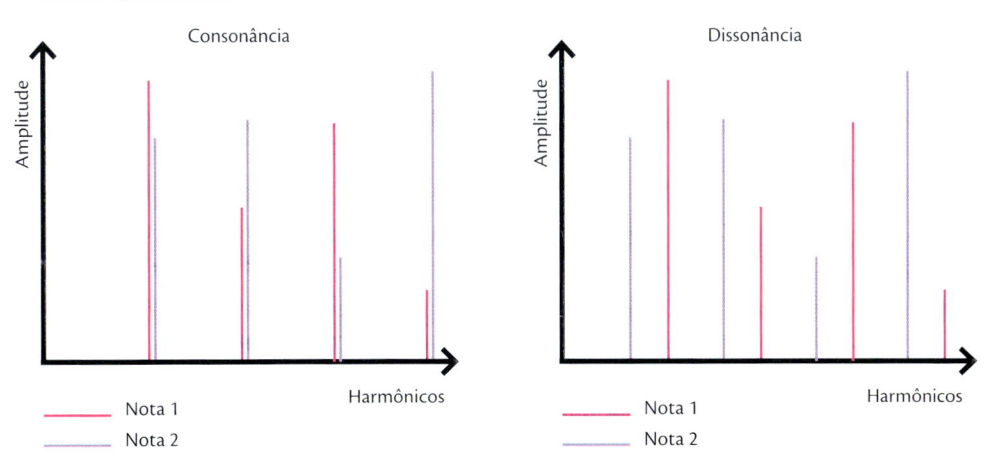

Anexos

Anatomia para a Voz também é um CICLO de formação em três etapas programadas regularmente na França:

1º etapa: "Movimento respiratório para a voz"
2º etapa: "A laringe e a relação sopro-laringe"
3º etapa: "A faringe e a boca: articulação e ressonância"

Neste livro, a voz é considerada como um movimento e é constantemente integrada ao corpo em movimento e à estática do corpo de pé.
A cada etapa, a informação sobre a estrutura está relacionada, especificamente, a como ela pode ser útil no trabalho vocal.
O objetivo é oferecer uma ferramenta de observação e de compreensão que torne possível agir de maneira adequada na prática vocal ou compreender o que torna certas práticas existentes eficazes.

Complementando esse ciclo de formação, existem também etapas mais temáticas:
Cinética da respiração
Véu palatino
Pressões e descompressões perineais e glóticas
Voz perineal

Anatomia para a Voz é um departamento de Anatomia para o Movimento criado desde 1980 por Blandine Calais-Germain.

Informações e inscrições
www.calais-germain.com

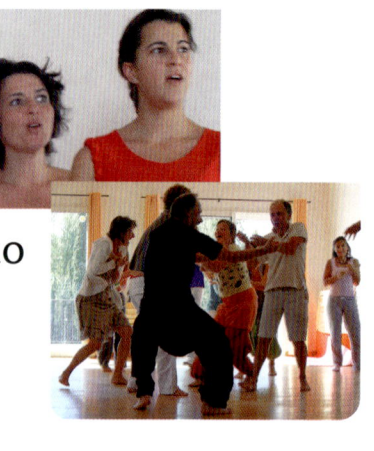

Índice remissivo

Os números indicados são os das páginas onde a palavra é citada ou explicada de forma principal.

A

Abdome
 músculos do, 103
  transverso, 103
   aponeurose do, 103

Abóbada
 craniana, 69, 70

Acetábulo, 45, 46

Amígdala
 faríngea, 216
 palatina, 217

Andar
 glótico, 170, 172, 173
 subglótico, 170, 171
 supraglótico, 165, 170, 178

Ângulo
 da boca, 264, 266, 268
  músculos do, 264, 266, 268
   abaixador, 268
   levantador, 264, 266, 268

Antagonista(s), 211, 263, 270

Anteversão, 31, 47

Ânus
 músculos do, 111
  elevador, 111

Aparelho
 fonador, 13, 14, 19, 90
 vocal, 9, 62

Apêndice
 xifoide, 115

Apneia, 18, 119, 163

Apófise(s)
 articulares, 28-30
 basilar, 64
 coracoide, 58, 122
 coronoide, 77, 225
 espinhosa, 28, 36, 129, 204, 205, 208, 209
 estiloide, 69, 185, 251
 frontal, 74
 gancho da, 238
 geniana, 76, 183, 184, 248
 mastoide, 68, 184, 202, 206, 208
 muscular 141, 158, 160, 163
 odontoide, 37, 40
 orbitária, 266
 pterigoide, 218, 226, 227, 238
 pterigóidea, 66, 67, 75, 234
 transversa, 28, 34, 36, 54, 55, 124, 126, 129, 130, 205, 206, 213

 tubária, 69
 unciforme, 71
 vocal, 141, 147, 148, 156, 158, 163, 175
 zigomática, 69, 74, 78, 224

Aponeurose
 do oblíquo, 104
  externo, 104
  interno, 104
 do transverso, 103
  do abdome, 103
 do véu palatino, 234
 palatina, 234, 236-239, 250

Arcada
 dentária 63, 74, 82, 245

Arco(s)
 anterior, 36, 210
  do atlas, 36, 210
 de Cupido, 261
 posterior, 28, 36, 41, 204
  do atlas, 36, 41, 204
  vertebral, 28
 supraciliares, 70
 zigomático, 69, 224

Artéria(s)
 carótidas, 135
 vertebral, 34

Articulação(ões)
 acromioclavicular, 58
 ATM, 69, 78, 197
 boca e, 292
 com a cartilagem cricóidea, 142
 com o osso hioide, 142
 costovertebral, 32, 54, 55
 coxofemoral, 46
 das consoantes, 231, 242, 258, 270
  lábios e, 270
  língua e, 258
  palato mole e, 242
 das vogais, 230, 241, 258, 270
  lábios e, 270
  língua e, 258
  palato e, 241
 do ombro, 49
 do quadril, 44, 46
 dos sons, 222, 244, 258, 272
 dupla, 39
  occipital-atlas, 39
 entre vértebras, 31, 35
  cervicais, 35
  lombares, 31

 esternoclavicular, 58
 faringe e, 292
 simétricas, 41
  atlas/áxis, 41
 vocal, 83, 260
  lábios na, 260

Asa
 do esfenoide, 225
  grande, 225
 do nariz, 266, 273
  músculo levantador, 266
  sulco da, 273

Atlas 33, 36, 38-41, 63, 196, 197, 200, 202

ATM (Articulação Temporomandibular), 69, 78, 197
 movimentos da, 80

Áxis, 33, 36, 37, 40, 41, 126, 196, 197, 200
 dente do, 37

B

Balanço
 cefálico, 201, 202

Banda(s)
 ventriculares, 165, 178
  músculos das, 165

Belting, 65, 149, 201

Bernoulli
 efeito, 168

Boca, 13, 80-82, 86, 222
 fechamento da, 224, 225
 músculos da, 262- 264, 266, 268, 269
  do ângulo, 264, 266, 268
   abaixador, 268
   levantador, 264, 266, 268
  orbicular, 262, 263, 269

Bochecha(s), 74, 82, 222, 224, 260, 265, 267, 273

Braço(s), 20, 58-61, 122, 123

Brônquio(s), 100

C

Cabeça
 do fêmur, 45
 reto posterior da, 204
  maior, 204
  menor, 204

293

Caixa
  torácica, 18, 32, 42, 48-54, 56-58, 60, 61, 92, 94, 98, 104, 106, 109, 114, 115, 120, 122, 123, 125, 129, 131, 188, 212, 286
Canal(is)
  alveolares 100
  raquidiano, 41, 65
Canino(s), 83
Cartilagem
  anéis de, 100
    da traqueia, 100
  aritenóidea, 147, 153, 158, 160, 163
  corniculada, 141
  costal, 49, 50, 52, 53
  cricóidea, 138, 139, 142, 143, 146, 147, 153, 154, 158, 162, 219
  do septo nasal, 72
  septal, 274
  tireoide, 84, 117, 138, 139, 142, 143, 144, 146-148, 152, 162, 186, 187, 190, 219, 237
Cavidade(s)
  abdominal, 91, 96, 111
  solidárias, 96
  torácica, 91, 96
Célula(s)
  de ar, 71
  etmoidais, 276
Centro
  de gravidade, 202, 207
  frênico, 115, 116
  tendíneo, 112
    do períneo, 112
  tendinoso, 115
Cérebro, 62
Cifose, 27, 51, 207
Cintura
  escapular, 58-60
Clavícula, 53, 58, 59, 122, 123, 125, 157, 182, 209, 212
Coana(s), 67, 274, 275
Cóccix, 26, 44, 45, 111, 112
Colo
  femoral, 46
Coluna
  cervical, 18, 33, 61, 201, 208-210, 213, 214, 220
  de ar, 110, 112, 113
  dorsal, 31, 32, 49, 51, 54
  em anteversão, 47
  em retroversão, 47
  lombar, 30, 31, 94, 131
    movimentos da, 31
  vertebral, 12, 20, 20, 25, 26, 28, 32, 43, 44, 54, 65, 91, 128, 129, 131
Comissura(s), 261, 262, 265-268, 270
Côndilo(s)
  da mandíbula, 69, 77, 78, 80, 227
  do maxilar, 79
  do temporal, 78, 80, 81
  mandibular, 78, 80
  occipitais, 38, 64, 202
Cone
  elástico, 147
Consoante(s), 265
  alveolares, 258
  anteriores, 256
  articulação das, 258, 270
  bilabial, 270
    nasal, 270
      sonora, 270
    oclusiva, 271
  fricativas, 231, 258, 259, 271
  nasais, 236, 237, 242, 258, 270, 272
  oclusivas, 231, 258, 259
  palatais, 259
  sonoras, 161, 177, 258
  surda, 161, 177
  velares, 259
  vibrante, 242
  vozeadas, 161
Cópula, 111
Corda(s)
  vocais, 160, 167, 173, 175
Corneto(s) 71, 277
  inferior, 73, 275
  médio, 73, 275, 276
  superior, 73, 275, 276
  supremo, 73
Corno(s)
  do osso hióideo, 84, 87, 185, 187
  maiores, 84, 87, 187
  menores, 84, 185
  maior, 84
    tubérculo do, 84
Corpo(s), 53, 76, 84, 201
  central, 18
  vertebral, 28, 30, 34, 36, 37, 54
  ossos do, 50
  vocal, 62
  do esfenoide, 64, 65, 72, 216, 238, 239, 274
  da mandíbula, 82
  do osso, 84, 86, 184, 185, 276
    hioide, 84, 184, 185
    maxilar, 276
  da língua, 246
  respiratório, 14, 15, 18-20, 97, 101
  postural, 14, 16, 31, 32, 43
  pneumático, 18, 20, 20
  fonador, 14, 15, 19, 20, 26, 101
  locomotor, 14-16, 20, 43
Costas
  músculos das, 130
    grandes, 130
Costela(s), 32, 49-52, 56, 57, 113, 120-127, 130, 207
  músculos das, 124
    levantadores, 124
Crânio, 43, 202
  base do, 62, 63, 196
    ossos da, 196
    vocal, 63
  face, 62
  vocal, 62
Cricoide
  lâmina da, 138
Crista(s)
  ilíaca, 45, 104, 105
  palatinas, 83
D
Deglutição, 145, 166, 185, 220
Dente(s), 83
  do áxis, 37
  língua e, 258
    contato entre, 258
Diafragma, 91, 96, 115-119, 190, 220
Dobra(s)
  vocais, 167
Dorso
  da língua, 245, 257-259
Dura-Máter, 65

E

Efeito
  Bernoulli, 168
  Venturi, 164, 168, 169
Elevação, 59, 80, 116, 183, 187, 229
Encéfalo, 34, 65
Epiglote, 87, 137, 143-147, 165, 166, 180, 181, 255
Escápula, 58, 60
  espinha da, 58
  glenoide da, 58, 60
Esfenoide
  grande asa do, 225
Esfíncter, 112, 166, 174, 263
Esôfago, 100, 117, 135, 214, 215, 217, 219, 220
Espaço
  ariepiglótico, 217
  de Reinke, 172
Espinha
  da escápula, 58
  da omoplata, 209
  ilíaca, 45, 47
Esqueleto
  da língua, 246
  da voz, 23
  laríngeo, 136
Esterno, 20, 25, 49, 51-53, 57, 58, 106, 123, 125, 142, 157, 182, 186, 188, 212
Eustáquio
  trompa de, 279
Expiração, 97, 99, 101-103, 105, 175, 177
Extensão, 12, 31, 35, 39, 44, 46, 65, 76, 81

F

Face(s)
  maxilar, 66
  orbitais, 66, 70
  temporal, 66
Faringe, 214-218, 265
  músculos da, 87, 100, 216, 218, 237, 252
    constritor, 87,100, 216, 237, 252
      inferior, 100, 237
      médio, 87, 252
      superior, 216, 252
Fáscia
  faringobasilar, 215, 216
Fauce(s), 233, 236, 237, 250
Fechamento
  da boca, 224, 225
  da glote, 173, 175
  da laringe, 166
  da mandíbula, 80, 229
Fêmur, 46, 131
  cabeça do, 45
Flexão, 12, 35, 39, 46, 65, 81, 229, 256
Fluxo
  da respiração, 159
  de ar, 93, 114, 120-126, 169, 243
    de saída, 93
    subglótico, 114, 120-126
  expiratório, 18, 174
  inspiratório, 18
Fonação, 19, 84, 101, 110, 161, 169, 173, 175, 177, 201, 220
Fonatório, 222, 272
Forame
  magno, 38, 64, 65, 68, 78
Fossa(s)
  digástrica, 184
  glenoide, 69, 78, 79
  nasal, 74, 75, 216, 272
  pterigomaxilar, 74, 226
  pterigopalatina, 66
Fóvea
  oblonga, 140, 147
Frequência, 287-291
  de ressonância, 198
  de vibração, 191
Fricativa(s)
  consoantes, 258, 259, 271
Função
  fonatória, 101

G

Garganta, 134, 173, 181, 220, 236, 240, 242, 265
  istmo da, 217, 222, 233
Glabela, 70
Glândula
  tireóidea, 135, 142

Glenoide
  da escápula, 58, 60
  fossa, 69, 78, 79
Glote, 90, 92, 93, 99, 102, 110
  fechamento da, 173, 175
Gônio(s), 76, 79, 224, 226

H

Hâmulo
  pterigóideo, 67, 238
Hérnia(s)
  nos músculos, 108
    abdominais, 108
Hióideo
  osso, 84, 87, 142, 185, 187
  cornos, 84, 87, 185, 187
    maiores, 84, 87, 187
    menores, 84, 185
  corpo do, 84, 185
Hipofaringe, 166, 215, 217

I

Incisão
  mandibular, 77
Incisura
  escapular, 58
Inspiração, 99, 101, 114, 116-123, 125-127
Invólucro, 271
Istmo
  da garganta, 217, 222, 233

L

Labial, 261, 271
Lábio(s), 222, 260, 262, 271
  comissuras, 261
  fenda, 261
  inferior 261, 268, 269
  músculos dos, 263, 266, 268, 270
    compressor, 263
    inferior, 268
    orbicular, 268, 270
    superior, 266, 268
      levantador, 266
      tracionam, 268
  superiores 261, 264, 266-268
Labirinto(s)
  etmoidais, 71
Lâmina
  cribriforme, 274
  cricóidea, 139, 140, 153, 158
  crivosa, 71
  da cricoide, 138

horizontal, 75
perpendicular, 71, 75, 274
vertical, 75
Laringe, 134, 136, 170, 181, 190
   fechamento da, 166
   músculos da, 125, 157, 176, 182, 191
      extrínsecos, 125, 157, 182
      intrínsecos, 157, 176, 182, 191
   papel esfincteriano da, 97
Laringofaringe, 217
Ligamento
   ariepiglóticos, 147
   cricocorniculado, 153
   cricotireóideo, 146, 147
      mediano, 147
   faringoepiglóticos, 146
   glossoepiglóticos, 146
   hioepiglótico, 87
   tireoepiglótico, 146
   vestibular, 140, 147, 167
   vocais, 147-149, 164, 172
Língua, 195, 200, 236, 244, 248, 250, 252
   ápice, 245
   base da, 245
   dorso da, 245, 257-259
   e dente, 258
      contato entre, 258
   músculos da, 246, 247, 254, 255
      longitudinal, 255
         inferior, 255
         superior, 255
      transverso, 247, 254
   septo da, 253
Linha(s)
   alba, 104
   curvas occipitais, 64, 204
   milo-hióidea 76, 183, 218
   nucais, 64
   oblíqua, 76
      externa, 76
Líquido
   sinovial, 29, 55
Lordose, 27, 31, 127, 206, 210, 213
M
Mandíbula, 80-82, 183, 228, 230, 268
   côndilo da, 69, 77, 78, 80, 227
   fechamento da, 80, 229
   incisão mandibular, 77

   músculos da, 224
   ramo ascendente da, 76, 77, 224, 226
Manúbrio
   esternal, 188
Massa(s)
   laterais, 36, 38, 41, 73
Matéria, 282, 283, 286
Meato(s), 275, 276
   acústico, 69, 278
   auditivo, 78, 80
Medula
   espinal, 36, 38, 40, 64, 65
Membrana
   cricotireóidea, 147
   do ventrículo laríngeo, 147
   glosso-hióidea, 86
   hioglosso, 246, 247
   quadrangular, 147
   sinovial, 79
   tíreo-hióidea, 85, 146
Meninge(s), 65
Menisco, 79
Molar(es), 67, 74, 83, 226, 257, 276
Molécula(s), 282-284, 286
Movimento(s)
   da coluna, 31
   lombar, 31
Mucosa
   da faringe, 167, 216
   da laringe, 167
   laríngea, 141
   nasal, 277
Músculo(s)
   abdominais, 47, 104-110
      hérnias nos, 108
      oblíquos, 104, 109
         externo, 104, 109
         interno, 104, 109
      transverso, 109
   antagonistas, 263
   ariepiglótico, 165
   aritenóideo, 161, 163
   bucinador, 218
   complexos, 206, 208, 210
   cricoaritenóideo, 140, 158, 163
      lateral, 139, 163
      posterior, 158
   cricotireóideo, 139, 164, 187
   da asa, 266
      do nariz, 266

      levantador, 266
   da boca, 262, 263, 269
      orbicular, 262, 263, 269
   da faringe, 87, 100, 216, 218, 237, 252
      constritor, 87, 100, 216, 237, 252
         inferior, 100, 237
         médio, 87, 252
         superior, 216, 252
   da laringe, 125, 157, 176, 182, 191
      extrínsecos, 125, 157, 182
      intrínsecos, 157, 176, 182, 191
   da língua, 246, 247, 254, 255
      longitudinal, 255
         inferior, 255
         superior, 255
      transverso, 247, 254
   da mandíbula, 224
   da omoplata, 207
      elevador, 207
   das bandas ventriculares, 165
   das costas, 130
      grandes, 130
   das costelas, 124
      levantadores, 124
   diafragma, 91, 96, 115-119, 190, 220
   do abdome, 103
      transverso, 103
   do ângulo, 264, 266, 268
      da boca, 264, 266, 268
         abaixador, 268
         levantador, 264, 266, 268
   do ânus, 111
      elevador, 111
   do palato mole, 67, 227
      tensor, 67, 216, 227, 238
   do véu palatino, 216, 236, 238, 239, 241, 243
      elevador, 216, 238
      levantador, 239, 241
      tensor, 216, 238
   dorsal, 129, 130
      longo, 130
   dos lábios, 263, 266, 268, 270
      compressor, 263
      inferior, 268
      orbicular, 268, 270
      superior, 266, 268
         levantador, 266
      tracionam, 268
   escalenos, 126, 127, 201, 213

espinais, 129
esplênios, 208
estiloglosso, 190, 247, 251
faringoestafilino, 234
faringoglosso, 218, 247, 252, 254
genioglosso, 218, 247-249, 253
glossoestafilino, 234
glossofaríngeo, 241, 242
hioglosso, 247, 253
iliocostal, 130
intercostais, 92, 120, 126
longo, 206, 208, 210, 216
   do pescoço, 206, 208, 210, 216
masseter, 224-226
mentual, 264, 268
palatofaríngeo, 236, 237
palatoglosso, 190, 236, 241, 242, 250
peitoral, 122, 123
   maior, 123
   menor, 122
posturais, 128, 131
   anteriores, 131
pré-cervicais, 131, 210
reto anterior, 211
   maior, 211
   menor, 211
SCOM, 125, 127, 212, 213
serrátil, 120, 207
   anterior, 120
   posterior, 207
   superior, 207
subcostais, 124
suboccipitais, 205, 211
temporal, 225
tireoaritenóideo, 165
trapézio, 209
vocal, 140, 149, 164, 165
zigomático, 264, 267
   maior, 264, 267
   menor, 264, 267

N

Narina(s), 181, 194, 195, 272-275
Nariz, 160, 195, 196, 200, 215, 220, 240, 242, 258, 260, 270, 272, 277
   asa do, 264, 266, 273
      músculo levantador, 264, 266
      sulco da, 273
   cavidades do, 232, 274
   ossos do, 70-73, 273
   raiz do, 273

Nasal
   cavidade, 71, 73-75, 274, 277
   consoante, 242, 258, 270
   espinha, 274
   fossa, 71, 74, 75, 274-277
   mucosa, 277
   osso, 70, 196, 274
   ressonância, 241, 242
   septo, 71, 72, 273
Nasofaringe, 64, 215, 216, 220, 240, 243, 265, 275, 279
Nota(s), 179, 187, 191, 288-291

O

Oblíquo
   aponeurose do, 104
      externo, 104
      interno, 104
Olfato, 272
Omoplata(s), 58, 122, 157, 207
   espinha da, 209
   músculo da, 207
      elevador, 207
Orelha
   externa, 278
   interna, 278
   média, 278
Orifício
   da boca, 260, 261
Orofaringe, 195, 215, 217, 220, 231, 240, 243, 265
Osso(s)
   do nariz, 70, 72
   esfenoide, 66
   etmoide, 70-73, 274, 276
   frontal, 70-73, 196, 225, 266, 273, 274, 276
   hioide, 84-87, 142, 144-146, 183-185, 187-189, 191, 219, 228, 245-248, 253, 255
   hióideo, 84, 87, 142, 185, 187
      cornos, 84, 87, 185, 187
         maiores, 84, 87, 187
         menores, 84, 185
      corpo do, 84, 185
   ilíacos, 44-46
   lacrimal, 70, 275
   malar, 69, 74, 224, 267
   maxila, 73-75, 274, 275
   maxilar, 76-79, 196, 276
   occipital, 33, 36-39, 63-65, 72, 125, 196, 202, 204-206, 209, 211, 212, 215, 216, 218
   óstio, 276
   palatino, 75
   temporais, 68, 69, 78, 184, 185, 196, 224, 251, 278, 279
   vômer, 72, 73, 196, 274

P

Palato
   duro, 63, 74, 75, 83, 183, 235, 257, 259
   mole, 67, 195, 211, 216, 227, 231-238, 240-243, 245, 250, 259, 270, 271
      músculos do, 67, 227
         tensor, 67, 216, 227, 238
Parto, 111
Pelve 31, 42-47, 94, 108, 110- 112
   endopélvica, 44
   exopélvica, 44
   maior, 44
   menor, 44, 110-112
Pênis, 112
Pericárdio, 53, 92, 96, 117, 119
Períneo, 97, 107, 110-113
Peritônio, 96, 119
Pescoço, 33
   músculo do, 206, 208, 210, 216
      longo, 206, 208, 210, 216
Pilar(es)
   do véu palatino, 217
Pleura(s), 92, 98-100, 117, 119
Pomo de Adão, 142
Porção
   do occipital, 64, 65, 215, 216, 218
      basilar, 64, 65, 215, 216, 218
      escamosa, 64
   orbitonasal, 70
   petrosa, 68, 279
   timpânica, 68, 69
Prega(s)
   ariepiglótica, 137, 144
   vestibulares, 147
   vocais, 134, 141, 148-152, 154-156, 158, 161, 164, 172, 178
Pressão(ões), 110, 113, 168, 284-287, 289
   subglótica, 90, 93, 96, 101, 103, 150, 151, 169, 171, 175, 179

Processo
  espinhoso, 28, 37
  pterigoide, 218, 275
  transverso, 28, 37, 129, 131, 207, 210, 211
  xifoide, 53
Propriocepção, 55
Propulsão, 81, 227
Protuberância
  occipital, 64
    externa, 64
Púbis, 45, 106, 111
Pulmão(ões), 92, 98-100, 116, 117, 125
Q
Queixo, 39, 77, 203, 206, 210, 260, 261, 268, 269
R
Rafe, 183, 218, 239
Ramo
  da mandíbula, 76, 77, 224, 226
    ascendente, 76, 77, 224, 226
Reflexo, 119, 220
Reinke
  espaço de, 172
Ressonador, 87, 198, 214, 271
Ressonância, 198, 199, 214, 220, 230-232, 241-243, 258-260, 270-272, 292
Reto
  abdominal, 106
  anterior, 211
    maior, 211
    menor, 211
  do abdome, 109
  posterior, 204
    da cabeça, 204
    maior, 204
    menor, 204
Retrognata, 229
Retropropulsão, 81
Retropulsão, 78
Retroversão, 31, 47
S
SCOM (Esternocleidomastóideo), 125, 127, 212, 213

Seio
  esfenoidal, 276
  etmoidal, 276
  frontal, 70, 276
  maxilar, 73, 74, 275, 276
Septo
  da língua, 253
  lingual, 86, 246, 251
Sinergia, 101, 103, 105, 106, 108, 115, 126, 252
Sínfise
  esfenobasilar, 216
  mentoniana, 76
Sistema
  audiofonatório, 278
Assoalho
  pélvico, 91, 94-96, 103, 105, 106, 110-113
Sulco
  da asa do nariz, 273
  mentoniano, 261
  subnasal, 261
T
Tecido
  conjuntivo, 99
Temporal
  côndilo do, 78, 80, 81
Teoria
  mioelástica, 150
Timbre, 243, 288, 290
  da voz, 165, 178, 232, 288
  laríngeo, 179
Tímpano, 278
Tireoide
  cartilagem, 84, 137, 142
    corno, 142
      inferior, 142
      superior, 142
Tonsila
  palatina, 236, 237, 250, 254
Transverso
  do abdome, 103
  aponeurose do, 103
Traqueia, 100, 117, 135, 138, 139, 146, 167, 171, 181, 228
Trato
  vocal, 63, 66, 177, 193, 194, 196, 197, 200, 211, 214, 220, 243, 260, 272

Trompa
  de Eustáquio, 279
Tuba
  auditiva, 69, 216, 232, 237-239, 279
Tubérculo
  costal, 50, 54, 55
  do corno maior, 84
U
Úvula, 232-235
V
Velar, 232, 259
Ventrículo
  laríngeo, 147, 149
Venturi
  efeito, 164, 168, 169
Vértebra(s), 28, 54, 209
  articulação entre, 31, 35
    cervicais, 35
    lombares, 31
  cervical, 33-37, 51, 135, 196, 197, 203
  lombar, 30, 103
  torácica, 131
Vestíbulo
  oral, 222
Véu Palatino, 39, 179, 195, 232
  aponeurose do, 234
  músculos do, 216, 236, 238, 239, 241, 243
    elevador, 216, 238
    levantador, 239, 241
    tensor, 216, 238
  pilares do, 217
Vibração, 172, 174, 179, 191, 220, 258, 259, 271, 282
Vogal(is), 199, 230, 242, 250, 251, 254, 255, 270, 271
Voz
  de cabeça, 149, 154, 162, 164, 179
  de peito, 149, 155
  timbre da, 165, 178, 232, 288
X
Xifoide
  apêndice, 115
  processo, 53
Z
Zigoma, 69, 224

Bibliografia

A. Bouchet – J. Cuilleret
" Anatomie topographique, descriptive et fonctionnelle ", *Simep, 1990*

A . Piron
" Techniques ostéopathiques appliquées à la phoniatrie ", *Lyon Symétrie, 2007*

B. Amy de La Bretèque
" À l'origine du son : le souffle ", *Solal, 2000*
" L'équilibre et le rayonnement de la voix ", *Solal, 1999*
" Le chant : contraintes et libertés ", *Fuzeau, 1991*

C. D. Clemente
" Anatomy ", *Urban § Schwarzenberg*

C. Dinville
" La voix chantée ", *Masson, 1982*

C. Fournier
" La voix, un art et un métier ", *Comp'act, 1999*

C. Stanislavski
" La formation de l'acteur ", *Payot, 1992*

F. Legent, L. Perlemuter, C . L. Van den Brouck
" Cahier d'anatomie O.R.L. ", *Masson, 1976*

F. Le Huche
" Anatomie et physiologie des organes de la voix et de la parole ", *Paris Masson 1984*

F. Netter
" Atlas d'anatomie humaine ", *Masson, 2005*

G. Cornut
" La mécanique respiratoire dans la parole et dans le chant ", *Paris PUF, 1959*
" La Voix ", *Paris PUF 1983*
" Moyens d'investigation et pédagogie de la voix chantée ", *Symétrie, 2001*

G. Habermann
" Stimme und spräche ", *Thieme, 1978*

Gray's
" Anatomie pour les étudiants ", *Elsevier Masson*

J. Brizon – J. Castaing
" Les feuillets d'anatomie ", *Maloine*

L. J. Rondeleux
" Trouver sa voix ", *Paris Seuil, 1977*

M. C. Pfauwadel
" Respirer, parler, chanter ", *le Hameau, 1981*

M. Feldenkrais
" La conscience du corps ", *Robert Laffont*

N. Scotto di Carlo
" L'arme secrète des chanteurs d'opéra ", *Revue La Recherche n°218, fév. 1990*

R. Miller
" La structure du chant ", *Paris IPMC 1990*

W. Kahle, H. Leonhard, W Platze
" Anatomie ", *Flammarion*

Y. Barthélémy
" La voix libérée ", *Robert Laffont, 1985*

Y. Ormezzano
" Le guide de la voix ", *Odile Jacob, 2000*

Y. Paire
" Ouf ! je respire… ", *Fleurus, 2012*